健康管理服务营销

主　编　陈　煜

副主编　张俊浦　付　非

西南交通大学出版社

·成　都·

图书在版编目（ＣＩＰ）数据

健康管理服务营销 / 陈煜主编. —成都：西南交
通大学出版社，2022.1（2024.12 重印）
ISBN 978-7-5643-8323-7

Ⅰ. ①健… Ⅱ. ①陈… Ⅲ. ①医疗保健事业 – 市场营
销学 – 高等学校 – 教材　Ⅳ. ①R19

中国版本图书馆 CIP 数据核字（2021）第 205485 号

Jiankang Guanli Fuwu Yingxiao

健康管理服务营销

主编　陈　煜

责任编辑　罗爱林
助理编辑　姜远平
封面设计　阎冰洁

出版发行　西南交通大学出版社
　　　　　（四川省成都市金牛区二环路北一段 111 号
　　　　　西南交通大学创新大厦 21 楼）
邮政编码　610031
营销部电话　028-87600564　028-87600533
网址　　　http://www.xnjdcbs.com
印刷　　　四川煤田地质制图印务有限责任公司

成品尺寸　　185 mm × 260 mm
印张　　　　20
字数　　　　447 千
版次　　　　2022 年 1 月第 1 版
印次　　　　2024 年 12 月第 4 次
定价　　　　48.00 元
书号　　　　ISBN 978-7-5643-8323-7

大 健 康 系 列 教 材
建设委员会

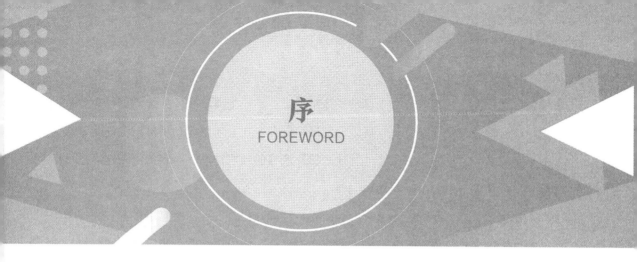

序
FOREWORD

党的十八大以来，以习近平同志为核心的党中央把维护人民健康摆在更加突出的位置。为推进健康中国建设，提高人民健康水平，2016年，中共中央、国务院印发并实施《"健康中国 2030"规划纲要》。2017年，党的十九大作出实施健康中国战略的重大决策部署。2019年6月，国务院相继印发《国务院关于实施健康中国行动的意见》及《关于促进健康服务业发展的若干意见》，指出人民健康是民族昌盛和国家富强的重要标志，为健康中国行动明确了具体目标，也为全民的健康服务事业发展提供了行动指南。

健康中国的内涵，不仅是确保人民身体健康，更涵盖全体人民健康环境、健康经济、健康社会在内的"大健康"。习近平总书记强调，"要倡导健康文明的生活方式，树立大卫生、大健康的观念，把以治病为中心转变为以人民健康为中心"。所谓大健康，就是围绕人的衣食住行、生老病死，对生命实施全程、全面、全要素呵护，不仅追求个体身体健康，也追求心理健康、精神健康。构建大健康体系、推进健康中国建设，需要在各个领域深化改革、守正创新。

2020年上半年，新冠肺炎疫情在全球范围暴发，使"健康"成为全球性议题，也使人们的健康理念发生深刻变化。这场疫情对健康管理服务体系和健康管理学科提出更多、更深层次的要求，也暴露出我们在很多问题上认识的不足，以及相关领域人才的匮乏。

面对疫情提出的新挑战、实施"健康中国"战略的新任务、世界医学发展的新要求，我国医学人才培养结构亟须优化，人才培养质量亟待提高。因此，高校医学类专业如何加快专业教育变革，立足学科体系建设，形成更高水平的人才培养体系，推动后疫情时代相关专业规范化、高质量发展，提升专业人才培养和精准服务能力，成为一个突出的、紧迫的课题。这也对健康教育教材的编写理念，内容的更新速度、全面性和生活性等方面提出了新的更高要求。

在此背景下，西南交通大学出版社立足西南高校，重点针对应用型本科高校学生的特点，以培养应用型、技术技能型人才为目标，适时组织策划了这套"大健康"系列教材。本套教材的编写适应时代要求，以推进"健康中国"建设为使命，符合我国高等医学教育改革和健康服务业发展趋势，突出内容上的两个特点：一是坚持"三基五性三特定"的基本原则，力求体现专业学科特点和"以学生为中心"的编撰理念。二是展现大健康体系建设的开创性与实用性，并按照"课程思政"教学体系改革的要求，体现了教材的"思政内涵"；丰富了教材的呈现方式，实现了数字技术与教材的深度融合，也体现了本套教材侧重应用型的编写初衷。

无论是常态化疫情防控，还是推进"健康中国"建设，都需要党和政府强力推进，更需要全社会普遍参与。把健康融入所有政策之中，将卫生健康事业从少数部门的业务工作变成全党全社会的大事，才能为提高人民健康奠定更广泛的社会基础。本套教材的出版，对推动建设具有中国特色的健康管理学科，培养复合应用型公共卫生与健康人才，构建大健康体系，助力"健康中国"战略实施，具有一定的推动作用。同时，本套教材可作为各地培养大健康产业发展急需专业人才的通用性系列教学用书，还可以满足广大读者对大健康产业发展知识与技能的自学之需，填补了目前国内这方面教材的短板与不足，实现了编写者们辛勤努力的共同愿景。

为此，特以作序。

海南医学院管理学院
海南南海健康产业研究院　　曾　渝
2021 年 5 月于海口

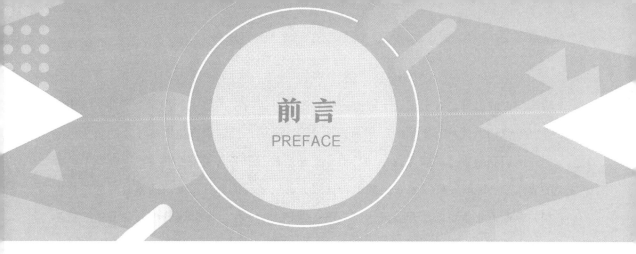

前言
PREFACE

　　服务营销诞生于 20 世纪 70 年代服务经济蓬勃发展的美国，之后得到了全球营销学界和企业界的高度重视。改革开放以来，服务营销在我国也得到广泛的应用与研究，现代服务业更需要通过服务营销及其品牌化策略，创造提升顾客价值，赢得竞争优势，同时非营利机构也可以利用服务营销来改善其组织绩效。

　　健康管理是 20 世纪 50 年代末最先在美国提出的概念（Managed Care），其核心内容是医疗保险机构通过对其医疗保险客户（包括疾病患者或高危人群）开展系统的健康管理，达到有效控制疾病的发生或发展，显著降低出险概率和实际医疗支出，从而减少医疗保险赔付损失的目的。随着实际业务内容的不断充实和发展，健康管理逐步发展成为一套专门的系统方案和营运业务，开始出现区别于医院等传统医疗机构的专业健康管理公司，并作为第三方服务机构与医疗保险机构或直接面向个体需求，提供系统专业的健康管理服务。时代的进步赋予现代健康管理服务新的内容。作为专业服务营销的一种，现代健康管理服务营销本质和核心为向他人提供有价值的能够改善个体或群体健康的服务，它不同于传统的货物营销，也不同于普通的服务营销，除了要考虑健康管理服务所具有的无形性、可变性、不可分割性等服务的共性特征外，还要考虑健康管理服务本身具有的更多的客户不确定性、服务质量管理、健康管理师和销售者身份界定等个性化难题。这些问题都使健康管理服务营销不得不与普通的企业服务营销区别开来，从目标客户确定、服务需求分析、确定服务产品价值等方面形成一套产业内独特的营销知识体系。

　　作为新兴健康产业中的核心主打产品，健康管理服务目前已经突破了服务企业的界限，延伸到了传统制造业领域。如何通过科学有效的服务营销来增加健康管理服务的附加价值是目前产业发展亟待破解的首要难题。大力发展现代服务业已成为国家现阶段的大政方针，对于正处于规模扩张和产业升级时期的健康管理服务产业，健康管理服务营销无疑具有广阔的应用前景。目前，最早一批健康产业资本注入的企业已经率先认识到健康管理服务营销的价值，并开始践行服务营销的经营理念，收到了显著的成效，已逐渐发展成为我国健康管理服务营销实践的标杆。国内的健康服务与管理相关专业近年来也纷纷开设健康管理服务营销课程，推进了健康管理服务营销的教学与研究工作。本书遵循服务企业的营销实践逻辑，通过健康管理服务营销核心概念，健康管理服务市场营销战略，健康管理服务购买行为，健康管理服务产品及品牌，健康管理服务定价、分销、促销，健康管理服务人才培养，健康管理服务过程，健康管理服务有形展示，健康服务质量管理等 12 个篇章构建健康管理服务营销的理论与方法、策略体系等以适应现代健康管理服务业的发展趋势。全书结构精炼，知识前沿，案例丰富生动，方法策略可行，极具实践性和可操作性。在各章节中尝试将思政元素进行了聚焦与融入，在明确各章节学习目标的基础上注重时代元素，案例均为当前社会典型企业发展过程，尽可能使授课内容更贴近实际，贴近生活，贴近学生。本书适用于健康服务与管理及相关专业的本科生、专科生的学习，也可作为 MBA 教学企业管理培训教材。

本书在编著过程中，参阅了大量论著、教材、文献等，参考和借鉴了国内外服务营销同仁的许多研究成果，并得到各位编者所在院校的支持与帮助，在此一并表示衷心感谢。

本书编写任务安排如下：

第一章，刘芳（成都医学院）；第二章，唐琳（吉林医药学院）；第三章，李亚群（成都医学院）；第四章，李扬萩（成都医学院）；第五章，马春燕（成都医学院）；第六章，周剑（四川文理学院）；第七章，赵彤（吉林医药学院）；第八章，赵寒（成都医学院）；第九章，张俊浦（四川文理学院）；第十章，刘孝英（四川文理学院）；第十一章，王健（成都医学院）；第十二章，叶盈（四川文理学院）。

此外，由于健康产业发展迅速，内容涉及面广，编者水平及时间有限，书中难免有纰漏与错误，恳请各位同行专家给予批评指正，以便我们今后进一步完善和修正。

陈 煜

2021 年 6 月

目 录
CONTENTS

第一章

健康管理服务营销导论

 学习目标

（1）掌握服务、健康管理服务、服务业、服务营销和健康管理服务营销组合的概念。

（2）掌握服务营销 7P 组合策略。

（3）了解服务的内涵及其特征。

（4）了解服务业及其分类。

（5）了解健康管理服务业的发展趋势。

案例 1-1

大健康浪潮汹涌而至

当前,健康产业已经成为全球财富涌流的新管道,正在深刻改写全球的经济版图、商业版图和区域竞争版图,影响乃至决定着人们的身心状态和生活品质。正如美国学者保罗·皮尔泽(Paul Pilzer)在《财富第五波》中预言,如果说蒸汽机引发的工业革命之后,人类先后经历了"机械化时代""电气化时代""计算机时代"和"信息网络时代",那么当前汹涌而至的则是一个更富人性、更具想象力的健康保健时代。

大健康市场开始成为全球经济新焦点、新爆发点。一场围绕大健康的造富活动已展开,而这一场造富活动本质上是一场造福活动,只有增进作为消费者生命个体的健康福祉,健康产品与服务的供给者才能获得财富上的回报。从古至今,健康品供给从来都不是冷冰冰的交易关系,而是带着温度的伟大事业。当然,这并不影响大家从营销的视角审视并走进这场激荡全球的大健康革命。

与之前基于土地革命、工业革命、商业革命、信息网络革命所催生的市场效应不同,大健康市场是天然的"以人为中心"的市场,直接满足人的身心需求,直接形塑人的身体机能,直接撬动人的潜藏能量,直接改变人的生活状态,直接决定人的生命质量。大健康市场蕴藏的无限商机、巨大能级,正在创造时代奇迹,开创新的营销天地。

问题讨论:

(1)你认为什么是大健康市场?

(2)服务营销在大健康市场中的作用是什么?

服务是具有无形特征却可给人带来某种利益或满足感的可供有偿转让的一种或一系列(劳务)活动。它是一种更高层次的人类需求。服务经济、现代服务业的发展是现代经济文明的标志,特别是随着健康管理服务业的发展,我国健康管理服务营销的研究有着更加广阔的应用前景。

第一节 健康管理服务及其基本特征

一、健康管理服务的概念

对于健康管理服务的研究最早开始于 20 世纪 60 年代的美国,而对服务的研究,最早发端于经济学领域,可追溯到亚当·斯密时代。1776 年,亚当·斯密出版了著名的《国富论》一书,在书中讨论了生产性和非生产性劳动成果问题。他认为,生产性劳动创造产品,生产后可以储存,然后进行交换以换取货币,可以创造财富;而非生产性劳动,尽管令人尊重、有用而且是必要的,但服务在市场交换过程中就消失了,因此,服务并不创造财富。法国经济学家让·巴蒂斯特·萨伊发明了一个新的术语"非物质产品"来形容服务。

　　市场营销学界对于服务的关注大致是从 20 世纪五六十年代开始的。与经济学界不同，市场营销学者往往把服务作为一种产品来研究。

　　1960 年，美国市场营销协会（AMA）最先给服务下了一个定义："服务是用于出售或者与产品连带出售的活动、利益或满足感。"这一定义在此后的很多年里一直被学者们广泛采用，但从严格意义上来讲，该定义并没有将有形产品与无形服务严格区分开来。

　　1963 年，威廉·J. 里甘把服务定义为"直接提供满足（交通、租房）或者与有形商品或其他服务一起提供满足的不可感知活动"；1974 年，威廉·J. 斯坦顿在此基础上，认为服务是"可被独立识别的不可感知活动，为消费者或工业用户提供满足感，但并非一定要与某个产品或服务连在一起出售"；1990 年，克里斯廷·格罗鲁斯在总结前人定义的基础上，把服务的定义概括为：服务是由一系列或多或少具有无形性的活动构成的过程，这种过程通常发生在顾客同服务的提供者及有形资源的互动关系中，这些有形资源（商品或系统）是作为顾客问题的解决方案提供给顾客的。1997 年，菲利普·科特勒将服务定义为："一方能够向另一方提供的基本上是无形的任何功能或利益，并且不会导致任何所有权的产生。它的生产可能与某些有形产品密切联系在一起，也可能毫无联系。"

　　瓦拉里·A. 泽丝曼尔和玛丽·J. 比特纳在其著作《服务营销》中提出：服务就是指某种能够使他人得到满足的行为、过程或表现。这种行为、过程或表现不仅存在于服务企业的活动之中，也存在于制造企业向市场提供的价值组合之中。泽丝曼尔等认为：服务是包括所有产出为非有形产品的全部经济活动，通常在生产时被消费，并以便捷、愉悦、省时、舒适或健康的形式提供附加价值。

　　克里斯托弗·洛夫洛克与约亨·沃兹在其所著《服务营销》中把服务定义为："服务是一方向另一方提供的经济活动。在特定时间内，服务的'演出'会给服务接受者（人、物或资产）带来预期的结果。顾客付出金钱、时间和精力，期望通过服务组织提供的货物、劳力、专业技能、网络和系统等获取到价值。但对于服务过程中所出现的任何有形要素，顾客通常都无法获取到其所有权。"

　　虽然不同的研究者和机构对服务的定义有所区别，但是从其本质上来看，都认为服务是以满足消费者的需要为目的、以人的活动为基础的为消费者提供满足的过程。

　　20 世纪 50 年代末，美国的保险业最先提出了健康管理的概念。此后，国内外学者也从不同的视角对健康管理服务进行了界定。主要的观点包括以下四类：

　　第一类以美国的弗洛普（2001）、中国的苏太洋（1994）为代表，把健康管理等同于公共健康服务，认为健康管理是"围绕旨在改善健康而制定、实施政策以及组织服务而展开的活动"，强调运用"有目的、有计划、有组织的管理手段"，达到"维护、巩固、促进群体和个体健康"目的，并没有涉及健康管理服务与医疗服务、健康服务的区别。

　　第二类以美国的查普曼（1999）、格林（2008）、亨特·布朗（2007）为代表，从维护健康的理念着手，强调生活方式转变、主动预防对维护、促进健康的重要作用，"要将科学的健康生活方式提供给健康需求者，变被动的护理健康为主动的健康管理，更加有效地保护和促进人类的健康"，以区别传统的疾病治疗为主的被动健康维护模式。

第三类主要以国内学者为代表，主要从预防医学的角度，把健康管理当作一种维护健康的技术手段。如陈君石等在《健康管理师》一书中提出，健康管理是"对个体或集体的健康进行全面监测、分析、评估，提供健康咨询和指导、对健康危险因素进行干预的全过程"，这是当前国内最普遍采用的定义。

第四类把健康管理作为特定的医疗卫生体制下的制度安排。如吉尔德认为，健康管理是"医保机构、医疗机构、患者和其他利益相关方之间形成的一系列用于控制医疗费用、提高医疗服务质量的契约安排和管理手段"。赵红征认为健康管理是"解决医疗服务市场中信息不对称、道德危害、卫生服务市场失灵等问题的策略"。黄奕祥从健康本身的投资属性出发，把健康管理作为对健康进行投资的一系列服务的总和。

在这种情况下，中华医学会健康管理学会在广泛征求意见的基础上，提出了一个针对健康管理服务较为权威的定义："以现代健康概念（生理、心理和社会适应能力）和新的医学模式（生理-心理-社会）以及中医'治未病'为指导，通过采用现代医学和现代管理学的理论、技术、方法和手段，对个体或群体整体健康状况及其影响健康的危险因素进行全面检测、评估、有效干预与连续跟踪服务的医学行为及过程。其目的是以最小的投入获取最大的健康效益。"以上研究为我们深化对健康管理服务的认识提供了坚实的基础。

二、健康管理服务的分类

（一）服务的分类

由于服务的内涵非常丰富，因此要对其进行准确的分类不是一件容易的事情。虽然不同的分类方案或多或少都有一定的局限性，但通过分类能够使我们更加充分地把握和理解服务的概念和内涵。在早期的服务营销著作中，有不少学者提出了多种分类方案。

美国亚利桑那大学教授理查德·蔡斯在1978年根据顾客对服务推广的参与程度将服务分为高接触度服务、中接触度服务和低接触度服务三类。所谓高接触度服务，是指顾客在服务推广过程中参与其中全部或大部分活动，如医疗、保健、公共交通、学校、电影院、娱乐场所等部门提供的服务；中接触度服务是指顾客只是部分地或在局部时间内参与其中的活动，如保险、银行、律师、房产经纪人等所提供的服务；低接触度服务是指在服务的提供的过程中顾客与服务的提供者接触很少，他们之间的交互主要是通过仪器设备进行的，如电子银行、电子商务、邮电业等所提供的服务。

林恩·肖斯塔克从实体产品与服务相结合的角度对服务进行分类，分为纯粹的实体产品、附带服务的实体产品、伴有产品的服务和纯粹的服务。纯粹的实体产品不附带明显的服务，如盐、牙膏等，其供给物是实体物品；附带服务的实体产品，如洗衣机、汽车等，但供给物依然是实体物品；伴有产品的服务是指所提供的服务附带有产品或者是服务和产品都有，如在医院做手术、广告、航空旅行等，其供给物是非实体性的；纯粹的服务，如信息服务，提供的就是一种纯粹的服务，供给物是非实体性项目。

菲利普·科特勒从服务的综合因素入手，分别从不同侧面对服务进行了分类。依据个人需要和企业需要的不同，分为针对个人需要的专一化服务和面对个人需要、企业需要的混合型服务；根据提供服务工具的不同，分为以人为基础的服务，包括技术性、非技术性和专业服务（如律师、会计师等）和以机器设备为基础的服务，如自动售货机、自动化洗车清洗等；依据顾客在服务现场出现必要性大小，分为必须要求顾客亲临现场的服务和不需要顾客亲临现场的服务；依据服务组织的目的，分为营利服务、非营利服务、私人服务和公共服务；依据服务内容、流程、稳定性和变动性，分为标准化的服务和定制化的服务。

芬兰瑞典经济与管理学院克里斯廷·格罗鲁斯在 2001 年按照服务能否在账面上体现，将服务分为显性服务和隐性服务，打破了认为只有那些能够在账面上体现出来的服务才称之为服务的传统观点。在服务性企业中，有些服务是显性的，如医疗、保健、运输、售后服务等，这些显性服务是可以在账面上体现出来的，但事实上，它们只是服务的一个组成部分。服务企业为顾客提供的远不止账面上反映出来的服务，还包括许多的隐性服务，比如结账、服务补救、抱怨处理、电子邮件收发、信守承诺、及时发货等。而这些隐性服务对于提高顾客忠诚度无疑具有十分重要的意义。所以，这些隐性服务也是企业建立竞争优势的最重要的途径。

美国服务营销学家克里斯托弗·H.洛夫洛克对服务的分类是目前学术界较为权威的观点。他从 5 个角度对服务进行了划分。

1. 根据服务活动本质及服务对象分类

服务与有形产品最重要的区别是服务在交易的过程中不涉及所有权的转移，而服务与服务之间的区别则在于服务对象是什么。在服务过程中，人、有形物和数据都可以是服务对象，服务的过程可能是有形的，也可能是无形的。作用于人的身体或物质财产上的服务过程是有形的，而作用于人的思想或针对无形资产的服务过程则是无形的。因此，可以将服务分为 4 类，即人体服务、所有物的服务、精神服务和信息服务（见表 1-1）。

表 1-1　根据服务活动本质及服务对象分类

服务活动本质	服务对象	
	人	物
有形活动	人体服务（针对人体的服务） ● 医疗服务 ● 旅客运输、住宿 ● 美容美发	所有物服务（针对拥有的实物的服务） ● 货物运输 ● 设备维修与保养 ● 熨烫与干洗服务
无形活动	精神服务（针对人的思想的服务） ● 教育 ● 广告或公共关系 ● 心理治疗	信息服务（针对无形资产的服务） ● 会计 ● 银行 ● 法律服务

2. 根据服务连续性及与顾客关系分类

根据服务组织同顾客之间的关系连续性和服务关系的类型，将服务划分为 4 类：连续的、会员关系的服务，连续的、非正式关系的服务，间断的、会员关系的服务以及间断的、非正式关系的服务（见表 1-2）。

表 1-2　根据服务连续性及与顾客关系分类

服务的连续性	服务组织与顾客之间的关系	
	会员关系	非正式关系
连续服务	• 银行 • 保险 • 汽车协会	• 广播电台 • 警察保护
间断服务	• 公园月票 • 健身、美容年卡	• 汽车租赁 • 邮寄服务 • 电影院 • 饭店

3. 根据服务标准化程度和顾客对服务方式的选择自由度分类

根据在服务过程中服务标准化的程度以及顾客对服务方式的选择自由度分为 4 类：标准化服务，选择自由度小，难以满足顾客的个性需求，如公共交通、快餐店、电影院等所提供的服务；服务标准化程度高，服务方式选择自由度大的服务，如宾馆、餐厅等；服务标准化程度低，选择自由度高的服务，如美容美发、医疗保健、律师等；服务标准化程度低，选择自由度低的服务，如教师授课等（见表 1-3）。

表 1-3　根据顾客对服务方式的选择自由度和服务标准化程度分类

选择自由度	服务的标准化程度	
	高	低
高	• 宾馆 • 餐厅 • 保险	• 美容美发 • 医疗保健 • 律师
低	• 警察保护 • 公共交通 • 快餐店	• 教育

4. 根据服务供求关系分类

根据服务供求关系可将服务业分成 4 类：需求波动较小，供应基本能跟上的服务，如保险、律师、银行服务等；需求波动较小但供应无法保证的服务，如养老、临终关怀服务等；需求波动较大但供应基本上能跟上的服务，如电力、天然气、电话等；需求波动大且可能会超过供应能力的服务，如交通运输、饭店和宾馆等（见表 1-4）。

表 1-4　根据服务供求关系分类

服务供应受限制程度	服务需求的波动程度	
	大	小
高	• 交通运输 • 宾馆 • 饭店	• 养老服务 • 临终关怀服务
低	• 电力 • 天然气 • 电话	• 保险 • 律师 • 银行服务

5. 根据服务推广方法分类

根据服务推广方法可分为：在单个地点顾客主动接触服务组织的服务；在单个地点服务组织主动接触顾客的服务；在单个地点顾客与服务组织远距离交易的服务；在多个地点顾客前往服务组织的服务；在多个地点服务组织主动接触顾客的服务；在多个地点顾客和服务组织远距离交易的服务（见表 1-5）。

表 1-5　根据服务推广方法分类

顾客与服务组织接触的形式	服务地点的数量	
	单个地点	多个地点
顾客前往服务组织	• 剧院 • 理发店	• 公交车服务 • 快餐连锁店
服务组织前往顾客处	• 草坪维护 • 出租车服务	• 邮政服务 • 应急修理
顾客与服务组织远距离交易	• 信用卡 • 地方电视台	• 广播网 • 电话公司

（二）健康管理服务的分类

健康管理服务是服务中的一个门类，其分类既可以按照服务的不同标准来划分，同时因为健康管理服务的特殊性，具体又可以按照以下标准对其进行分类。

1. 按疾病类别划分

根据疾病的种类不同，健康管理服务可分为糖尿病、冠心病、高血压、高脂血症（血脂异常）、肥胖、痛风、代谢综合征、脑卒中等疾病的健康管理服务。

2. 按健康危险因素程度划分

根据健康危险因素程度的不同，可分为低危险因素、中危险因素、高危险因素、极高危险因素的健康管理服务。

现代健康管理的思路和实践源于美国，由于传统以疾病为中心的诊疗模式满足不了人们对健康的需求，以群体和个人健康为中心的健康管理模式应运而生。其理论基础可以概括为：个体从健康到疾病要经历一个完整的发生和发展过程。一般来说，是从处于低危险状态到高危险状态，再到发生早期改变，出现临床症状。在被诊断为疾病（尤其是在慢性病）之前，往往需要几年甚至十几年，乃至几十年的时间。这期间的变化多数并不能轻易地被察觉，各阶段之间也并无截然的界线，通过有针对性的预防干预，有可能成功地阻断、延缓、甚至逆转疾病的发生和发展进程，从而实现维护健康的目的。健康危险因素评价是根据流行病学资料和人群死亡率资料等，运用数理统计方法，对个人或群体的行为生活方式等危险因素进行评价。它可以估计个人在一定时期内患病或死亡的危险性以及降低危险因素的潜在可能性，继而可估计不同危险因素在人群中的分布及其对人群的影响。例如中国高血压指南（2018 年修订版）对高血压合并其他危险因素和临床情况的危险进行了如下分层（表1-6），具体分层标准根据血压升高水平、其他心血管危险因素、糖尿病、靶器官损害以及并发症情况。高血压的预后不仅与血压升高的水平有关，而且与其他心血管危险因素存在以及靶器官损害程度等有关，低危、中危、高危和极高危分别表示 10 年内发生心脑血管病事件的概率分别为<15%、15% ~ 20%、20% ~ 30%和>30%。根据高血压的危险等级为下一步的治疗和治疗目标提供依据。

表 1-6　高血压患者心血管危险分层标准

其他危险因素 和疾病史	SBP 130-139 和/或 DBP 85-89	SBP 140-159 和/或 DBP 90-99	SBP 160-179 和/或 DBP 100-109	SBP≥180 和/或 DBP≥ 110
无其他危险因素	/	低危	中危	高危
1-2 个其他危险因素	低危	中危	中/高危	极高危
≥3 个其他危险因素靶器官损害， CKD 3 期， 无并发症的糖尿病	中/高危	高危	高危	极高危
有症状的 CVD， CKD 分期≥4 期， 或有并发症的糖尿病	高/极高危	极高危	极高危	极高危

3. 按不同职业人群划分

可分为教师、公务员、白领阶层、企业家、IT 人士、基金风险投资者、产业投融资者等职业人群的健康管理服务。

不同的职业人群面临的健康危险因素会有所不同，因此不同的职业群体健康管理服务的重点也会有所差异。比如教师的工作环境常常会受到粉尘的污染，同时由于长期站立和不良坐姿对腰椎、颈椎的影响，因此在健康体检时应着重胸部 X 光片、耳鼻喉科、腰（颈）椎正侧位 X 光片的检查；销售人员由于饮食常常不规律、饮酒量大，易造成消化道疾患，所以在健康体检时可加做上消化道内视镜（胃镜）、幽门螺杆菌等的检查；伏案工作的办公室一族应注意的是颈椎和腰椎；长时间坐或者站立的人群，还应注意代谢异常的情况，如血脂和血糖的检查。

4. 按付费主体不同进行划分

可分为自费、公费、第三方支付等。这里所说的公费付费是一个广义的概念，不须个人付费，由用人单位付费的都可算是公费付费。根据相关数据统计，近年来公费体检人数增加速度明显高于自费体检人数；同时，公费的平均费用低于自费。比如某健康管理公司会给予公司的客户一定的折扣优惠，以实现保量稳供。但过度倚重公费客户的最明显的弊端就是议价能力弱，产生路径依赖，市场竞争激烈。

除了上述分类外，健康管理服务的分类还可以按市场营销模式划分，可分为低端、中端、高端、VIP 等；按客户形态划分，可分为保险、企业、机关、事业单位等行业的健康管理服务；按客户属性划分，可分为个人、家庭、团体等；按功能属性划分，可分为体重管理、控烟管理、限酒管理、睡眠管理、压力管理、运动管理、慢病管理等；按不同生命时期划分，可分为围生期、新生儿期、婴儿期、幼儿期、儿童、青少年、青年、中年、老年等；按健康状态划分，可分为健康、亚健康、亚临床、疾病、特殊生理时期状态等的健康管理服务。

三、健康管理服务的特征

（一）服务的特征

20 世纪 70 年代末 80 年代初，许多学者对服务的特性做了深入的研究。格罗鲁斯、科特勒、佩恩、艾格里尔、兰吉尔德等都发表了不同的观点，但将无形性、差异性、不可分离性、不可储存性和所有权的非转移性等这些作为服务的特征，已经得到国内外学界的广泛认可（表 1-7）。

表 1-7　商品与服务不同的特征

商品	服务	服务的特殊性
有形	无形	服务不可储存 服务不能申请专利 服务不容易展示和沟通 难以定价
标准化	差异性	服务的提供与顾客的满意取决于员工的行动 服务质量的高低取决于许多不可控因素 无法确认提供的服务是否与推广相符
生产、传递与消费过程分离	生产、传递与消费过程同时发生	顾客参与并影响交易 顾客之间相互影响 员工影响服务的结果 难以进行大规模生产
可以储存	不可储存	服务的供应与需求难以同步 服务不能转售或退货
涉及所有权转移	不涉及所有权的转移	在服务的生产和消费过程中不涉及任何所有权的转移

本质上来看，健康管理服务首先是一种服务产品，具有健康服务的一般属性。

1. 无形性特征

无形性特征又称"不可感知性"，这是服务的最主要特征。与有形产品相比，服务表现为行为、过程和效果。服务是一种对顾客需求的满足，不能像有形产品那样人们可以直接看到、感觉或触摸到。顾客在购买之前，往往不能确定能得到什么样的服务。顾客即使在接受服务之后有时也很难立即察觉到利益所在。健康管理服务在提供之前，接受方只能信任提供者，无法看见、感受到服务效果，甚至在接受健康干预服务之后，效果也需要时间的检验。当然，说服务产品是无形的，并不是说服务提供过程中不存在任何有形的要素。事实上，就很多服务的提供来说，有形物体是不可缺少的要素或条件。在大多情况下，企业向市场提供的是有形物品和无形服务的结合。林恩·肖斯塔克指出，区分服务和有形产品的最好不用单一指标来衡量，而是将各类企业所生产的所有提供物置于一个连续序列中，进而观察到底是有形性还是无形性占主导地位，如果是前者，更趋近服务；如果是后者，则更趋近于有形产品（见图1-1）。

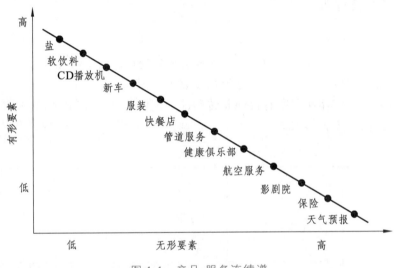

图 1-1 产品-服务连续谱

资料来源：洛夫洛克等.《服务营销：管理员工、技术、战略》，亚洲版. 2 版，中国人民大学出版社，2007.

2. 差异性特征

差异性又称可变性。服务是在一定环境中服务人员和顾客互动的过程，而互动的效果可能因人员不同、时间变化等而出现差异。不同服务人员的服务经验不同，同一服务人员在为不同对象服务以及在不同时间为同一对象服务时的心理情绪等也可能有很大差异，而不同顾客享用某种服务的经验及对服务的期望都可能不同，因而服务的提供过程、顾客对服务的评价等都可能会因为时间、空间等因素的变化而产生差异。与实物产品通过标准化的生产和流程控制、达到产品质量的标准化不同，服务质量很难用统一的标准来测量。健康管理服务由不同的服务提供者提供服务，以及面对不同的患者，健康服务效果则存在差异性。特别是随着医疗专业化分工的深入和医学技术的进步，健康管理服务产品的差异性还在不断扩大。

3. 不可分离性特征

不可分离性又称相连性。有形产品在从生产、流通到最终消费的过程，往往要经过一系列中间环节，生产与消费过程具有一定的时间间隔。而服务却不同，它具有不可分离的特征，生产过程与消费过程同时进行，顾客只有加入到服务的生产过程才能最终消费到服务。顾客的参与既可能会促进服务的进行也可能妨碍服务的进行，直接影响服务质量。健康管理服务是一个产品束或产品组合，健康干预的效果与服务人员专业水平、检查结果可靠性、服务供给隐私性等密不可分，也与消费者参与等多重因素相关。福克斯指出，在寻求健康的过程中，病人和医生之间的配合十分关键。卫生服务产品的生产，多数需要顾客，包括患者及其亲友等的参与和密切配合，如询问病史、体检、服药、手术等均需要患者及亲友的高度配合。如果顾客在回答病史时有所隐瞒、不按医嘱服药、不配合改变生活方式等，将严重影响医疗服务产品的生产，甚至无法进行。

4. 不可储存性特征

不可储存又称易逝性。它是指服务产品容易消逝、无法保留，不能像有形产品可以储存以备将来出售或消费。由于不可储存，也就无法预先储存服务以满足高峰时期顾客的服务需要，某一时段的服务如果未能及时利用，就会消失，无法再利用。服务产品的易逝性虽然可以为服务企业节省储存费用，但是如果服务不能及时被消费则会给企业带来巨大的浪费和经济损失。

5. 所有权的非转移性

所有权的非转移性是指在服务的生产和消费过程中不涉及任何东西的所有权转移。服务一旦交易结束，也就意味着服务消失，顾客并没有实质性地拥有服务产品，只是获得了对自身需求的满足。克里斯托弗·洛夫洛克和埃弗特·古姆森提出了这样的观点，顾客通过花费租金的方式来获取利益，顾客认为有价值而且愿意付钱购买的是他们期望得到的经历和解决方案。"租用"一词表示顾客付款后在一定时间内有条件地使用某样东西，而不是把这个东西买走。例如，患者在接受手术时，租用的是整个具有专业技能的团队和手术必需的设备，而并未取得他们的所有权。

(二) 健康管理服务的特征

健康管理服务作为服务的一种特殊形式，除了具有服务的一般特征外，同时也具有自身的特殊属性。健康管理服务以消费者的健康为核心，强调多方面因素影响的综合性、个性化健康干预效果。

1. 个体化

健康管理的目标是在了解病人的遗传因素和环境的前提下，通过帮助医生和病人选择疾病管理的方法以取得最佳的医疗成果。个性化医疗涉及系统使用患者个人信息，尤其是遗传和分子分析，优化治疗或预防疾病。一个高效的健康管理模式，核心是需要消费者积极参与、共同设定健康目标。服务提供的过程，就是针对家庭、企业、群体中的特殊个体，提供有针对性的健康状态监测、健康信息分析和评估，并采取个性化的干预措施，来促进和维持健康。要调动消费者的积极性实现最佳效果，就必须有个体化的风险评估和干预措施做保证。

2. 系统化

健康管理服务的效率建立在高效健康信息系统基础之上。以循证医学和循证公共卫生标准为指导，建立公认的预防和控制指南、服务规范，在此基础上，建立统一的标准化健康信息系统，为健康管理服务的实施提供可靠、及时、高效的信息支持服务。标准化的信息系统，通过多方合作提供服务，因此健康管理服务的提供，既要强调对个体的针对性、个性化，也要强调对群体服务的可重复性和有效性，从而保证有效性和规模化带来的效率提高。

3. 整体化

健康管理服务以整体健康为前提，强调的是一种有益身心健康的生活方式，强调心灵、身体和精神的联系，而不仅仅集中在疾病或身体的某些特定部位。整体健康的目标是获得最大的幸福，让个人为自己的健康水平承担责任。整体医学实践整合传统和补充疗法以达到最佳的健康水平，通过控制相关影响因素来预防和治疗疾病。健康管理服务致力于在整体医疗指导下，提供包括身体、思想、精神在内的完整的健康服务。

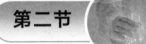

第二节　健康管理服务业与服务营销

一、服务经济时代背景下的服务业发展

维克多·富克斯是第一个提出"服务经济"的人，他在 1968 年出版的《服务经济》一书中采用实证的研究方法对战后美国服务业就业人数的增长状况、增长的原因、各服务行业之间在生产率变化方面的差异，以及工资、商业周期特点、行业组织和劳动力特征等方面进行了分析。"美国现在正在经济发展方面开创一个新时期。在第二次世界大战结束以后，这个国家已成为世界上第一个'服务经济'国家，即第一个一半以上就业人口不从事食物、衣着、房屋、汽车或其他实物生产的国家。"这种变化趋势使得美国的服务业就业人数占全社会就业人数的比重从 1929 年的约 40%增长到 1967 年的 55%，1929 年到 1965 年间，服务部门增加了约 1 300 万就业人数，而工业部门只增加了约 400 万，农业部门则减少约 300 万。在这里，富克斯所指的"服务经济"发展阶段是特定于美国的经济特点而言的。在美国的产业结构发展过程中，无论是产值结构还是就业结构，服务业一直是大于工业的，富克斯所言的服务经济阶段主要是从服务业的就业人数超过了工业和农业的总和从而占据整体一半以上的比重这一方面来定义的。

毫无疑问，这是判断"服务经济时代"最重要的一个指标。但是，对于我国这样大型经济体而言，仅有这个指标是不够的，用这一个指标过于单一，还要考虑服务业增加值占国民生产总值（GDP）的比重，服务消费比重，服务业开放度等指标。2018年，我国服务业劳动就业占比约为 46.3%，与富克斯说的判断标准还有一定差距，但是服务业增加值占比已超过 52%，服务业利用外资占比超过了 68%。居民消费方式的服务化趋势也很明显，新技术在服务业领域运用非常广泛，有些新技术的运用甚至发端于服务业领域。

所以，判断一个国家（经济体）是否是"服务型社会"或者是否处于"服务经济时代"，必须要综合考量，至少要综合考虑服务业增加值占 GDP 的比重和服务业从业人员占全部从业人员的比重这两个指标。

从全球经济结构的演进规律来看，服务业主导的经济结构转型和变革正在成为一种新的趋势。从世界范围内来看，农业、工业和制造业增加值在 GDP 中的占比下降和服务业增加值在 GDP 中的占比上升，正在成为一种不可逆转的潮流和趋势。

根据世界银行数据库数据，就全球 2010 年到 2017 年的对比来看，农业增加值在 GDP 中的占比基本保持不变，工业增加值占比从 2010 年的 27% 下降至 2017 年的 25%，制造业占比基本没有变化，服务业占比从 2010 年的 63.1% 上升至 2017 年的 64.9%。在东亚和太平洋地区，农业、工业和制造业占比的下降趋势同样明显，2017 年和 2010 年相比，全部都下降了 1 个百分点，而服务业占比虽然也有所下降，但下降幅度明显偏小，为 0.3 个百分点。再看欧洲和中亚地区，农业和制造业基本保持不变，工业下降明显，服务业从 2010 年的 64.1% 上升至 2017 年的 64.3%。北美地区走势也基本相同，农业和制造业基本保持不变，工业有所下降，服务业占比从 75% 上升至 76.7%。整体来看，全球范围内工业占比下降，服务业占比上升的趋势非常明显。

若按收入高低划分标准的数据来看，在此期间，除了全球低收入国家，工业占比从 2010 年的 23% 上升至 2017 年的 25%，服务业从 41.6% 下降至 40.2% 外，中低收入国家、中上收入国家和高收入国家，都无一例外地出现了农业和制造业占比基本保持不变或下降，工业占比明显下降和服务业占比明显上升的发展态势。

总体来看，在全球范围内，工业增加值占比的下降和服务业增加值占比的上升趋势非常明显。服务化正在成为世界经济的发展方向。

这一发展趋势同样可以从就业人员人数的行业分布来一窥端倪。根据世界银行数据库数据，1991—2018 年，在全球范围内，农业就业人数在总就业人数中的比例持续下降，工业基本保持稳中缓增的发展态势。相比之下，服务业就业人数在总就业人数中所占比重持续上升，在 1991 年，服务业吸纳了全球就业总人数的 34.58%，到了 2004 年，首次突破 40% 大关，当年共吸纳总就业人数的 40.67%。截至 2018 年，服务业吸纳全球总就业人数已高达 48.77%。服务业已毫无争议地成为吸纳劳动就业最大的部门，是劳动就业最主要的贡献者。

当前，我国迈向服务经济时代已是不争的事实。

一是服务业规模持续扩大，对 GDP 贡献率明显提高。伴随着工业化、城镇化、信息化的快速推进，企业、居民、政府对服务业需求日益旺盛，拉动了服务业增长；技术进步则极大地改善了服务供给质量和效率，增强了服务流动或交易的可能性。在多重因素推动下，服务业对经济增长的贡献率不断提升。1980—2018 年，中国服务业增加值年均增速超过 17%，增加值占 GDP 的比重从 22.3%上升到 52.2%，提升了 29.9 个百分点；服务业对 GDP 的贡献率也从 1980 年的 19.2%上升到 2018 年的 59.7%，提升了 40.5 个百分点，服务业已成为我国国民经济的支柱产业。

二是服务业就业增长显著，成为吸纳劳动就业的主渠道。劳动就业是最真实反映一个国家（地区）经济结构变化的指标，代表产业变化的规律和趋势。伴随着服务业的快速扩张，服务业已成为我国吸纳就业最多的产业，为缓解就业压力做出了重要贡献。2011 年，我国服务业就业比重首次超过第一产业，成为吸纳劳动就业最大的部门，此后的年份不断拉大与第二产业和第一产业的差距，服务业劳动就业的占比显著提升。国家统计局发布的新中国成立 70 周年经济社会发展成就报告显示，2018 年底，我国服务业就业人员达到 35 938 万人，比重达到 46.3%，成为我国吸纳就业最多的产业。1980—2018 年，我国服务业就业占全社会就业的比重从 13.1%上升到 46.3%，提升了 33.2 个百分点。

三是利用外资也进入了名副其实的"服务经济时代"。2001 年以前，外商投资基本聚焦在制造业；随着我国服务业对外资的限制进一步放开，以及外资对我国服务业市场前景的看好，外资投资于服务业的比例迅速攀升。国家统计局的数据显示，2005 年外商直接投资额中，服务业只占 24.7%，2011 年这一比例已经首次超过 50%，2018 年则攀升到 68.1%，服务业已经成为外商投资最为"青睐"的选择。

二、健康管理服务业在我国的发展

健康管理服务业与健康产业、医疗服务业密切相关。界定健康管理服务业的概念，首先要界定出健康管理服务业在健康产业中的位置。

贝恩德·艾贝勒曾经指出，健康的新趋势已经扩展到生活质量层面。在马蒂亚·霍克斯看来，"所谓健康是一种积极的生活方式"。因此，从广义上而言，只要是与健康相关，有利于建立健康的生活方式、促进身心健康的商品、服务、商业模式，都属于健康产业的范畴。《健康产业统计分类（2019）》首次明确了健康产业的定义："以医疗卫生和生物技术、生命科学为基础，以维护、改善和促进人民群众健康为目的，为社会公众提供与健康直接或密切相关的产品（货物和服务）的生产活动集合。"因此，健康产业不是一个单一的产业，而是一个多产业、多行业的集合概念。特别是在当前产业融合化发展的今天，出现了很多跨行业的新技术、新业态、新模式，很难用一个产业的形态和特征进行概括，所有与人的生理和心理健康有直接或间接关系的产业链和产业体系都属于健康产业范畴。

总的来说，健康产业包括促进和维持人们身心健康的各行各业，由于研究视角不同，学术界和政府文件对健康产业的构成及分类存在不同观点。

上海社会科学院《健康经济与上海的转型发展》（2015）一书，从产业链特征角度把健康产业分为"健康服务、健康制造、健康关联产业"三大产业群。陈建勋等（2006）从健康消费需求和服务模式角度，把健康产业分为医疗和非医疗性健康服务两大类，并形成四大基本产业群体：以医疗服务机构为主体的医疗产业；以药品、医疗器械以及其他医疗耗材为主体的医药产业；以保健食品、健康产品销售为主体的传统保健品产业；以个性化健康监测评估、咨询服务、调理康复和保健促进等为主体的健康管理服务产业。四大产业群之间既相互依赖，又各有侧重，医疗产业、医药产业偏重于治疗疾病，健康管理服务业偏重于疾病预防，保健品产业介于两者之间。健康产业四大产业群的观点得到了理论界的广泛认同。

2013 年，《国务院关于促进健康服务业发展的若干意见》（国发〔2013〕40 号）将健康服务业的表述和内容进一步明确为：健康服务业是以维护和促进人民群众身心健康为目标，主要包括医疗服务、健康管理与促进、健康保险以及相关服务，涉及药品、医疗器械、保健用品、保健食品、健身产品等支撑产业。并在发展目标一栏中，把"中医医疗保健、健康养老以及健康体检、咨询管理、体质测定、体育健身、医疗保健旅游等多样化健康服务"纳入健康管理与促进服务的范畴。与前述学者们的研究不同的是，该意见把健康保险明确纳入健康服务业的范畴，肯定了健康保险在支付能力上对健康服务的重要保障作用。并把健康管理的表述修改成"健康管理与促进"，但根据该意见中健康管理与促进的具体内容：中医医疗保健、健康养老、健康体检、咨询管理、体质测定、体育健身、医疗保健旅游等多样化健康服务，可以看出其与学术界普遍认同的"个性化健康监测评估、咨询服务、调理康复和保健促进等为主体的"健康管理服务产业外延并无本质上的差别。

《中国健康管理与健康产业发展报告（2020）》一书中，明确将健康产业范围划分为医疗卫生服务，健康人才教育与健康知识普及，健康环境管理与科研技术服务，健康促进服务，智慧健康技术服务，健康保障与金融服务，药品及其他健康产品流通服务，其他与健康相关服务，医药制造，医疗仪器设备及器械制造，健康用品、器材与智能设备制造，医疗卫生机构设施建设，中药材种植、养殖和采集等 13 个大类 58 个中类 92 个小类。涵盖第一、二、三产业，包括以中药材种植养殖为主体的健康农业、林业、牧业和渔业，以医药和医疗器械等生产制造为主体的健康相关产品制造业，以医疗卫生、健康保障、健康人才教育及健康促进服务为主体的健康服务业。

从以往研究对健康产业的分类可以看出，政府和学者无不承认健康管理服务业在健康产业中的重要地位，健康管理服务业"个性化健康监测评估、咨询服务、调理康复和保健促进"为主体的产业界定，也在较大范围内达成了共识。本书在对健康管理概念分析的基础上，从《国务院关于促进健康服务业发展的若干意见》中对健康管理服务业的表述为前提，认为健康管理服务业是基于全程干预的健康理念，围绕健康管理手段与生物医学技术、信息化管理技术、大数据利用等的应用创新，在个性化健康检测评估、咨询服务、调理康复、保障促进、健康保险等领域实现的商业模式、业态创新统称为健康管理服务业。当前，美国管理式健康保险式服务，前后向整合医疗机构、保健机构形成的综合性健康管理服务业态是健康管理服务产业化发展中最为成熟、成功的商业模式。

健康产业是全社会为维护健康和促进健康而从事产品生产经营、服务提供和信息传播等活动的经济领域。广义的健康产业是一个与健康直接或间接相关的产业链和产业体系，主要包括：以预防疾病、维持健康为目标的保健品、健康教育、健康管理、健康食品、安全饮用水、生态环境保护等行业；以治疗疾病、恢复健康为目标的医疗服务业和药品药械行业；以实现更高层次的健康促进为目标的体育健身、养生、美容业等；以促进健康的公平性和可及性为目标的健康保险业；以促进健康产业发展为目标的健康信息业、健康文化业、健康金融业等。

从健康产业结构看，可将健康产业分为健康服务业、健康制造业和健康相关支撑产业等三大产业集群。健康管理服务是健康服务业中惠及民生面最广、吸纳就业量最大、稳增长、效益最持久的支柱体系，是健康服务业增量的主体和新兴的服务业态。鉴于健康服务业的属性为现代服务业，范畴属于健康产业，故健康管理服务作为新兴的健康服务业态，其范畴仍属健康产业。

我国的健康产业萌芽于 20 世纪 80 年代中期，之后的发展一直较为缓慢。2009 年，中共中央、国务院发布了《关于深化医药卫生体制改革的意见》(中发〔2009〕6 号)，新医改立体化、系统化、全方位推进的"三医联动"供给侧改革，使我国健康产业格局进入全面重构的崭新发展阶段。2011 年国家发改委修订发布了《产业结构调整指导目录》，培育新兴产业和服务业成为我国产业结构调整的重点，而其中健康产业被纳入我国战略性新兴产业。2013 年，国务院出台《关于促进健康服务业发展的若干意见》(国发〔2013〕40 号)，明确提出到 2020 年健康服务业总规模要达到 8 万亿元以上。2016 年，国务院发布《"健康中国 2030"规划纲要》，再一次提出到 2020 年健康服务业总体规模要达到 8 万亿元以上，2030 年要达到 16 万亿元。2019 年国家统计局正式公布《健康产业统计分类（2019）》，经国家卫健委卫生发展研究中心初步核算，2018 年全国健康服务业总规模（健康产业增加值）为 6.4 万亿元，同比增长约 12.4%，占 GDP 的比重为 7.08%，显示其正向支柱产业迈进。根据国务院发展研究中心产业经济研究部预测，2020 年中国健康产业规模将超过 10 万亿元。

随着我国经济水平和人民生活水平的提高，人们的健康意识也在不断增强。作为健康管理服务业中的重要内容之一的健康体检服务，其业务量也呈现出平稳上升态势。健康体检总人数从 2008 年的 1.96 亿人次上升到 2018 年的 4.35 亿人次，年复合增长率达到 7.52%。除此以外，我国健康休闲产业总产值在 2017 年达到 1 500 亿元，近六年平均复合增长率达 7.7%。健康旅游也呈现出蓬勃发展的态势。全球健康研究所发布的一份报告显示，亚太地区的健康旅游在 2015—2017 年的两年中增长 33%，是增长最快的市场。其中，中国表现最为强劲，2015 年至 2017 年增加了约 2 200 万健康旅游人次。

三、健康管理服务营销的产生与发展

服务营销学于 20 世纪 60 年代兴起于西方营销界关于有形产品与服务产品的争论中。1966 年，美国的约翰·拉斯摩首次对无形服务与有形产品进行区分，提出要以创新的方法研究服务的市场营销问题。1974 年，由拉斯摩撰写的第一本论述服务营销的专著在美国出版，标志着服务营销学的诞生。70 年代中后期，美国及北欧陆续有学者开始展开对服务营销学理论的研究。以克里斯廷·格罗鲁斯和詹姆斯·L. 赫斯克特为代表的北欧学派，从服务的概念、分类等入手，注重从市场营销的视角来研究服务问题，提出了一系列有别于传统营销的新概念、新工具、新模型，构建了服务营销的理

论体系。北美以 PZB（Parasuraman，Zeithamal，Berry）为代表的北美学派注重营销理论体系的完整性，他们有关服务质量以及服务营销理论构成服务营销学的理论支柱，为该学科的发展起到了巨大的推进作用。

服务营销学脱胎于市场营销学。20 世纪 60 年代以来，服务营销学的发展大致经历了以下几个阶段：

第一阶段（20 世纪六七十年代）：服务营销学的脱胎阶段。这一阶段主要研究服务与有形产品的异同，服务的特征及对服务的界定，并提出了服务营销的基本架构和服务机构的整合营销。同时，新的营销观念——关系营销也开始在服务营销中被重视。

第二阶段（20 世纪 80 年代）：在前期研究的基础上，这一时期主要探讨服务的特征如何影响顾客的购买行为以及对营销战略的制定与实施可能产生的影响。同时，还有不少服务营销学者根据服务的特征将服务划分成不同的种类，为营销人员运用不同的营销战略提供了基础。比如，肖斯塔克根据产品从有形向无形的变化过程来区分服务，提出了有形—无形谱系图；蔡斯以介入服务生产过程的程度对服务进行分类；洛夫洛克分别从服务活动的本质、顾客与服务组织的联系状态及服务方式的不同角度，提出了多种区分服务的方法。80 年代后期，服务营销的重心开始转移到服务质量的测量上。其中，比较典型的代表就是应用最为广泛的差距服务质量模型和 SERVQUAL 测量体系。同时，也有学者强调服务接触是服务质量管理的核心，并提出了"真诚瞬间"的概念，关键实践法和服务蓝图法等工具也相继出现。

第三阶段（20 世纪 80 年代后期至今）：从 20 世纪 80 年代后期开始，越来越多的学者开始认识到有效的服务营销组合应包括 7 种变量，即在传统的产品、价格、分销和促销之外，又增加了有形展示、人和服务过程，从而形成 7P 组合。开始关注服务的生产或服务运营，强调服务价值以及对顾客价值的管理。其中，如顾客抱怨、顾客投诉处理、顾客参与、顾客便利、体验营销、内部营销、关系营销、服务承诺、服务补救、顾客关系管理和顾客创新管理等主题，也日益受到学界的重视。

（一）服务营销的内涵及特点

服务作为一种营销组合要素，真正引起人们重视是在 20 世纪 80 年代后期。在这一时期，一方面，科学技术进步和社会生产力显著提高，产业升级和生产力的专业化发展日益加速，使产品的服务含量日益增大；另一方面，随着服务经济的来临，服务作为核心的营销价值所在，而有形商品作为实现服务价值的一种工具将会越来越普遍。

服务营销是企业在充分了解顾客需求的前提下，为充分满足顾客服务需求而在营销过程中所采取的一系列活动；是企业在市场细分的基础上，根据顾客的需求来安排服务营销组合，向顾客输出非有形产品或者便捷、愉悦、省时、舒适或健康等形式的附加价值或利益，以满足每个顾客的特定需求的经济活动。随着社会分工的发展、科学技术的进步以及人们生活水平和生活质量的提高，服务营销在企业营销中的地位和作用日益凸显。

与传统市场营销相比较，服务营销具有以下几个方面的特点：

1. 研究对象不同

市场营销是以产品生产企业的整体营销战略分析、制定、实施和评估作为研究对象，服务营销则以服务企业的行为和产品营销中的服务环节作为研究对象，具有产品对象和营销行为的特殊性。

2. 质量管理存在差异

由于人是服务的一部分，服务的质量很难像有形产品那样用统一的标准来衡量。有形产品在到达顾客之前，员工可以根据质量标准对产品进行检验，但是服务在生产出来的同时就被消费了，顾客的参与又给服务增加了更大的可变性，服务质量的高低由服务双方、顾客体验和感知的价值共同决定。受这些不可控因素的影响，服务质量很难像有形产品那样用统一的标准来衡量，因此应着重研究服务质量的过程控制。

3. 服务营销强调对顾客的管理

服务过程是顾客同服务提供者广泛接触的过程，服务绩效的优劣不仅取决于服务提供者的素质，也与顾客的行为密切相关。因此服务营销必须把对顾客的管理纳入服务营销的管理范畴。

4. 消费者对服务的需求弹性大

根据马斯洛的需求层次理论，人们的基本物质需求是一种原发性需求。这类需求易产生共性，而人们对精神文化消费的需求属继发性需求，需求者会因各自所处的社会环境和各自具备的条件不同而形成较大的需求弹性。同时，服务需求受外界条件影响大，如季节的变化、气候的变化、科技的发展等会对信息服务、环保服务、旅游服务、网购服务、快递服务、航运服务的需求造成重大影响。需求弹性大是服务企业的经营者面临的最棘手的问题。

5. 服务营销突出强调人员和有形展示

服务的无形性以及生产与消费的同时性要求服务营销研究服务中的人员与有形展示问题。服务营销 7P 组合中，除了传统的产品、价格、分销渠道和促销，服务营销还重点突出了人员、过程和有形展示。

（二）健康管理服务 7P 组合策略

服务营销组合则是服务企业依据其营销战略对营销过程中的构成要素进行配置和系统化管理的过程。现有的市场营销理论和实践都是建立在制造业基础上的，但是服务区别于有形产品，有形产品营销战略制定的要素包括 4 个，即产品（Product）、价格（Price）、渠道（Place）和促销（Promotion），称为 4P 市场营销组合策略。但是基于服务与有形产品之间的巨大差异，传统的 4P 营销组合无法照搬应用于服务营销。布姆斯和比特纳在对传统的营销组合框架加以修改和扩充后，将服务营销组合修改和扩充成为 7 个要素，以适应企业开展服务营销的需要，如表 1-8 所示。

表 1-8　服务的 7P 营销组合内容

要素	内　涵
1. 产品	范围，质量，水准，品牌名称，服务项目，服务保证，售后服务
2. 定价	价格水平，折扣，折让，佣金，付款条件，顾客认知价值，质量/价格，差异化定价
3. 分销	所在地，可达性，分销渠道，地域范围
4. 促销	广告，推销，销售促进，宣传，公共关系
5. 人员	人力配备，包括训练、选用、投入、激励、外观、人际行为；态度；其他顾客，包括行为、参与程度、顾客互动
6. 有形展示	实体环境，包括装潢、色彩、陈设、音响、装备等有形产品
7. 过程	政策，手续，程序，机械化，员工裁量权，顾客参与度，顾客价值导向，活动流程

1. 服务产品

服务产品是指服务企业向目标顾客提供的有形与无形要素的结合体。尽管服务产品也包括有形要素，但无形要素主导了服务产品的价值创造。服务产品方面必须考虑提供服务的范围、服务质量和服务水准，同时还应注意的事项有品牌、服务保证以及售后服务等。

2. 服务定价

服务价格体现服务企业向消费者提供服务所获得的回报，也是消费者购买服务产品而支付的货币成本。服务价格方面要考虑的因素包括价格水平、折扣和折让、佣金、付款方式和信用等。在区别一项服务和另一项服务时，价格是一种识别方式。而价格与质量之间的相互关系，在许多服务价格的组合中是重要的考虑因素。

3. 服务分销

服务分销是服务产品价值传递的方式或过程。服务产品的分销可以通过传统的实体渠道，如直销、代理，也可以通过新兴的电子渠道或自助服务方式来完成。与有形商品的分销渠道相比，服务的分销渠道较短，服务组织可以直接将服务传递给顾客，也可以通过中间商向顾客提交服务。部分服务产品可以通过中间商分销，但需要加强对中间商的管理。

4. 服务促销

服务促销是服务企业传递服务产品或品牌并教育顾客的各种信息沟通活动。促销包括广告、推销、销售促进或其他沟通传播方式，如公共关系等。

5. 服务人员

在服务产品提供的过程中，人（服务企业的员工）是一个不可或缺的因素。虽然有些服务产品是由机器设备来提供的，如自动售货服务、自动提款服务等，但零售企业和银行的员工在这些服务的提供过程中仍起着十分重要的作用。而对于那些要依靠员工直接提供的服务，如餐饮服务、医疗服务等来说，人员因素更加重要。一方面，高素质、符合有关要求的员工的参与是服务提供必不可少的条件；另一方面，员工服务的态度和水平也是决定顾客对企业所提供服务的满意程度的关键因素之一。高素质的员工能够弥补因物质条件不足而使消费者产生的缺憾感，而素质较差的员工则不仅不能充分发挥企业拥有的物质设施上的优势，还可能成为顾客拒绝再消费企业服务的主要缘由。

在许多服务情境中，顾客本身也能影响服务的提供，从而影响服务质量和其对服务的满意度。比如，健康管理服务的顾客对服务提供者制定的健康方案的遵守与否也会严重影响他们所接受的健康管理服务的质量。此外，顾客不仅影响他们自身的服务产出，也会影响到其他顾客。因此，顾客之间的互动关系也应受到重视。

6. 有形展示

服务是无形的，在服务消费决策中，消费者往往根据其能够感知的有形因素来判断无形服务的质量，从而做出是否消费的决策。服务的有形展示包括服务的所有有形表现形式，如建筑物的外观、景观、设备、内部装修，员工的着装、标识，印刷宣传品及其他可视线索。它们对服务企业所提供的质量起到了佐证作用，并能引导顾客顺利完成服务流程。

7. 服务过程

人的行为在服务企业非常重要，而服务的递送过程也同样重要。在营销过程中，服务的提供者不仅要明确拟向哪些目标顾客提供服务、提供哪些服务，而且要明确怎样提供目标顾客所需要的服务，即合理设计服务提供的过程。如果服务过程设计出现问题，服务传递将是缓慢且毫无效率的，顾客得到的是损失和失望的服务经历。在服务流程的设计上，应尽量减少顾客服务过程的差异性，采取标准化的服务流程，严格监控服务质量，加强对员工的培训，围绕以尽可能低的成本向顾客提供尽可能大的价值这一基本宗旨，优化整个价值增值的过程，确立自身在市场竞争中的优势。

思考与练习

1. 思考题

（1）与有形产品相比服务具有哪些显著特征？

（2）请分析健康管理服务业的内涵及其发展趋势。

（3）健康管理服务营销组合相对于经典营销4P组合显示出哪些特点？

2. 训练设计

（1）在很多国家，律师事务所和会计师事务所等公司也开始做广告。寻找一些相关的广告并对下列问题进行分析：这些企业怎样解决它们服务的无形性问题？它们怎样才能做得更好？它们是怎样有效解决顾客服务质量感知和风险感知问题的？又是怎样提升营销水平的？

（2）请选择一家你熟悉的服务企业，探讨服务营销组合 7P 中的每个构成要素在特定的服务产品中是怎样应用的。

第二章

健康管理服务营销核心概念

 学习目标

（1）掌握健康、健康管理、健康管理循环、服务营销理论和服务营销实践的概念。

（2）掌握服务营销核心概念及应用。

（3）熟悉健康管理服务营销的过程与优化策略。

（4）了解健康管理服务产业的特点与产业链构成。

  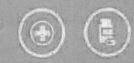

案例 2-1

某健康管理会所的发展历程

某市的一所健康管理会所的发展历程如下：

2013 年 8 月，整合资源，会所开始试运行。

2014 年 3 月，会所通过众筹模式成立，注册资金 500 万元，拥有会员 132 人。

2014 年 4 月，健康管理会所正式运作。

2014 年 5 月，会所正式开通了线上平台，为顾客提供健康解决方案和相关服务产品线上订购。

2014 年 6 月，会所正式开通了收费课程，为客户提供线上的健康管理教程与有偿服务。

2014 年 7 月，会所的健康咨询网站正式开通，提供线上咨询服务与客户间的交流平台。

2014 年 8 月，会所开始提供健康＋旅游、健康＋美食以及纤体的户外健康训练营等附加服务。

2014 年 10 月，会所真正实现了线上线下相结合的运作模式，且拥有会员 2 000 余人，通过调查可知，其中对会所提供的产品与服务信赖度较高的会员约 1 300 人。

问题讨论：

通过该健康管理会所的发展历程可知，历经一年多的时间，该健康管理会所提供的服务已经被大众所接受与信赖。请大家思考一下，为什么健康管理产业能够发展得如此迅速？在发展的过程中，有哪些因素促使其蓬勃发展？成立一个健康管理服务机构需要具备哪些因素？需要注意哪些问题？

人们关注的健康问题往往可以细分为身体健康与心理健康，而针对健康问题的管理也需要针对身体与心理，运用科学的方法与完善的健康管理体系，实现精准的健康管理服务。构建一个完善的健康管理服务体系，需要资源的整合、技术的完善以及人员的专业化等诸多要素。促进健康管理服务营销的发展，可以有效地解决社会中存在的与健康相关的诸多问题，也能够较有效地实现将人们的关注点从"治病"向"预防"的转化。因此，社会各界对健康管理服务机构的服务质量与服务模式创新提出了更高的要求。

第一节　健康与健康管理的核心概念

一、健康的核心概念

（一）健康的定义

健康是促进人的全面发展的必然要求。通常我们所说的健康，是指一种动态的平衡状态，即针对能量和物质实现均衡的输入和输出。而人类生来就有追求精神与物质两种兼得的生活方式的欲望，所以对健康的认知与要求是一个更复杂的概念。传统的健康观认为"无病即健康"，而现代人的健康观则是在此基础上有了更进一步的发展，形成了"整体健康"观念。

1946年，世界卫生组织（World Health Organization，WHO）基于医学、心理学和社会学等学科视角，给出了健康的定义："健康是一种生理、心理以及社会适应良好的完美状态，而不仅仅是没有疾病或身体虚弱。"1986年世界卫生组织又提出：健康是每天生活的资源，并非生活的目的。并且基于此制定了新的健康标准，即身体健康的"五快"和心理健康的"三良好"。"五快"指出了用以衡量机体健康的标准，包括：食得快、便得快、睡得快、说得快和行得快；而"三良好"则是用以衡量精神健康的标准，包括：良好的个性、良好的处世能力和良好的人际关系。这就是现代关于健康的较为完整的科学概念。因此，现代观念中的"整体健康"应包括：躯体健康、心理健康、心灵健康、社会健康、智力健康、道德健康、环境健康等。健康是人的基本权利，是人生的第一财富，更是一种心态。

（二）健康的层次

根据健康的定义可将健康总结为三个维度递进层次的状态（图2-1）。

第一层次：身体健康，又称生理健康或躯体健康（Physical Health），即躯体的结构完好、功能正常，躯体与环境之间保持相对的平衡。该层次可通过临床诊断予以确认。这一层次是健康最基本的层次，也是另外两层次的基础与保障。

第二层次：心理健康，又称精神健康（Mental Health），指人的心理处于完好状态，包括正确认识自我、环境和及时适应环境。该层次可通过专业的心理测试与诊断来确认。心理健康很大程度地影响第三层次的健康程度。

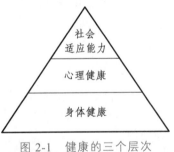

图 2-1　健康的三个层次

第三层次：社会适应能力良好（Social Well-being），是指个人的能力在社会系统内得到充分的发挥，个体能够有效地在社会生活与特定环境中扮演与其身份相适应的角色，个人的行为与社会规范一致，和谐融合。社会适应性同时取决于生理和心理的素质状况。该层次较难通过临床诊断及测试等方式予以确认，被认为是健康的最高层次。

对健康的判断不应只关注个体的身体健康，而是应结合健康的三个层次综合判断是否处于健康状态。

（三）健康的特性

针对健康的理解，首先要掌握健康的具体特性。结合其本身具备的特性与个体的作用关系，可以将健康的特性总结为以下几点。

1. 健康可以理解为耐用品

健康的特性与耐用品的特性相似，它可以被视为一种财富。在经济学中，产品是指能够增加人们效用水平的东西。而健康是人幸福的重要基础并能给人的生命增加效用水平。因此我们可以将健康理解为某种可存储，且不断消耗的产品。其数量表现为人生特定时点上的健康状况与健康水平，称之为健康存量（Stock of Health）。并且健康存量可以通过一些测量工具测量。经济学上常将健康看成是一种耐用品（Durable Good）或一种资本所提供的服务。格罗斯曼将一定健康存量所提供的健康服务视为流量，并在一个人的一生中不断地消费。健康的初始存量对于不同的人，不同的情况，而有所不同。有出生缺陷的婴儿，其健康存量在生命的起点就低于同龄人的平均水平。同时，由于人与人之间在年龄、身体素质、生活方式、环境因素和卫生服务享受数量等方面的不同，"健康折旧率"也大不相同。一位病患的健康折旧率很大程度上取决于该人医疗服务消费的数量、生活习惯优化的情况及其得到的社会理解与支持力度。而针对心理疾病病患，及时获得心理治疗，亲友与社会为其创造合适的治疗环境，能够降低此人健康折旧率。一个人的健康存量（H），与消费所有其他产品的集合（X），与此人的健康效用（U）的函数关系可以简单表示为：

$$U = （H, X）$$

当 X 为固定值时，一个人从健康这种耐用品中得到的效用将随着健康存量的增多而增加（如图 2-2）。但如果采用传统的无差异曲线来表示 H 和 X 之间的关系，如图 2-3，无差异曲线所示所有在线上的 H 和 X 的组合对应相同的效用水平，即对某个人而言，曲线 U 上任意两点 D 和 E 所表示的效用水平是一样的。但 $D（H_1, X_1）$，$E（H_2, X_2）$ 的产品组合是不同的。即这个人为获得 $X_1 - X_2$ 单位的其他产品而放弃了 $H_2 - H_1$ 单位的健康存量。该曲线也符合生活中常见的情况，即有些人为获得其他效用，而放弃健康目标，牺牲健康存量的情况。如不健康的生活方式等。

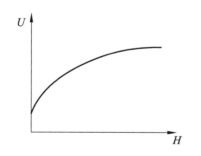

图 2-2　其他产品消费既定时，健康存量与效用的函数关系

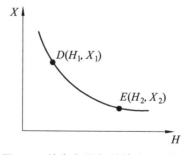

图 2-3　健康存量与其他产品之间的无差异曲线

由此可知，在人生的任何一个时点上的健康状况对其后来人生的健康都产生影响。如果通过某种有效措施干预，如医学治疗，可以使得人的健康状况改善或健康存量增加。

2. 健康生产投入的需求是引致需求

健康生产，是指将健康生产的投入转换为健康结构的过程，具体表现为健康存量的增加。卫生保健对公众的健康状况贡献、生产及分配卫生保健的最佳途径等都需要通过对健康生产过程与结果的观察与研究。而通过投入与产出之间的关系，观察卫生投入与健康状况之间的关系有助于明确健康生产中各投入要素的作用效率。

经济学家与医学史学者通过研究验证：在现代社会，卫生保健所做的总贡献相当可观，但其边际贡献却很小。进入 20 世纪后，医生提供的卫生保健对降低人口死亡率所起的作用几乎可以忽略不计。这已经显示现在所有的卫生服务模式或卫生保健提供方式，对于健康生产的作用正在减弱。影响健康状况的主要因素是患者的生活方式、环境和遗传等因素，而非医生。因此现代卫生保健的提供方式和服务模式需要进一步的更新，从患者的角度出发，开发适用于当今时代的卫生保健体系。

对健康生产投入的需求是因为生产健康结果而派生的需求（Derived Demand），等同于一般生产过程对生产要素的派生需求。虽然医疗服务处于健康服务产业链的下游，且对健康的贡献有限，但种种原因致使人们依然倚重于医疗服务消费，由此可认为医疗服务是由于对健康的需求而产生的引致需求。

3. 健康影响因素呈多元化趋势

20 世纪 70 年代，布鲁姆等指出：环境因素，特别是社会环境因素，对人们的身心健康、精神和体质发育有着重要的影响，并提出了环境、生物遗传、行为与生活方式及医疗卫生服务这四大类因素是影响健康的主要因素。在布鲁姆的模型中，环境对健康的影响最大，而医疗卫生的影响最小。1991 年，WHO 根据上面四项因素进行死因归类分析的结果显示，行为生活方式、环境因素、生物遗传因素和卫生服务因素分别占 60%、17%、15%和 8%，行为生活方式成为死亡的主要危险因素。再次说明在制定健康投资策略时，应该将重点放在改善生存环境、改变不良的行为生活方式等方面。

（1）行为生活方式。行为生活方式主要是指人们受文化、民族、经济、社会、风俗、家庭和同辈影响的生活习惯和行为，其中可能会包含危害健康的行为和不良生活方式，它是在一定的环境条件下形成的生活意识和生活行为习惯的统称。该项因素受环境影响较大，也随着个体的知识水平的增加而发生变化，从而改善个人日常行为与习惯性的生活方式。

（2）环境因素。环境因素包括自然环境与社会环境。环境因素能够较大地影响人的健康状况。人口上升、环境污染、贫困加剧，是当今世界面临的最严重的威胁生存和健康的三大基础因素。除此之外，居住环境、卫生设施、社交环境等都会不同程度地影响人们的健康。

（3）生物遗传因素。该因素是不可更改的因素。影响健康的生物因素包括由病原微生物引起的传染病和感染性疾病；某些遗传或非遗传的内在缺陷、变异、老化等。在社区人群中，特定的人群特征，如年龄、民族、婚姻、对某些疾病的易感染、遗传危险性等，也属于生物学因素。

（4）卫生服务因素。卫生服务因素可以看作一个国家的卫生服务范围、内容与质量，以及医疗卫生条件等。它直接关系到人的生、老、病、死以及由此产生的一系列健康问题。医疗资源的投入与分配能够极大程度地影响居民的健康状况。

4. 健康目标与社会生活选择时常存在冲突

一个人的生命周期，是一个典型的健康存量随时间变化的状况。出生时，婴儿的健康存量是一生健康的起点，其高低主要决定于服务的健康条件，因此避免婴儿出生有缺陷非常必要。在青少年时期的健康存量会逐渐增加，20~30岁时，人的身体机能完全发育成熟，健康存量达到顶峰，之后便开始减少，即进入衰老过程。在遭受到大的疾病或意外时，有些情况能够通过及时的救治与恢复，使健康折旧率维持在原有的水平上；若遭受较大的疾病与意外，且伤害为不可逆的情况时，健康存量会突然发生急剧的下降，当到达保持生命所必须的最低水平以下时，个体生命就会结束。

通过生命周期理论可知：健康维护，即保持健康正常折旧率或延缓健康折旧速度是特别重要的。但在现实生活中人们的行动却并非都能够与健康目标相一致。由于各种原因，人生中许多目标的实现，都无益于健康，甚至与健康相悖的情况常常存在。在社会生活选择过程中，如果对健康目标的追求高于对其他目标的追求，将会有助于人们保持正常的健康折旧率，且延缓健康折旧速度。

5. 健康价值难以估量且健康损害具有不可逆性

人类对于生命的长度和宽度，或生命的数量与质量有不同的追求。医学家提醒人们要重视生命质量，经济学家一直试图计算出生命的价值。"质量调整生存年"的引入使生命质量与生命数量的评价统一起来。它是通过把不正常功能状态下或疾病及伤残状态下的生存年数换算成等同于健康人的生存年数，用生命质量来调整期望寿命或生存年数而得到一个新的生命计量指标。但生命的价值因人而异，从人体器官来看，足球运动员的脚和腿、歌唱家的声带等对其本人的重要价值，要比一般人的相应部位高出很多倍。当人体健康受到不利且不可逆的影响时，有可能是无法挽回的。这将直接或间接地影响到人的健康的数量和质量，加快健康存量的折旧速度。可以将有些情况下健康损害无法挽回的现象称为"健康损失存在不可逆性"。正是因为对健康的维护直接关系到人的生命和生活质量，因此人们重视健康问题，且不断地探索更多的方法增加健康存量，减缓健康存量消耗速度。

健康概念下，针对健康可提供的服务范围已大大拓展，每个人的健康投资方式需要科学地选择。在现实生活中，有人重视生命数量，有人更看重生命质量，健康存量获得的手段和方法也多种多样。健康这一耐用品的生产与维护由于需求目的不同会因人、因时、因地而异。正确的认识其价值，明确其不可逆性，在社会生活选择中掌握正确的干预方式，将成为最有效的健康维护手段。而对健康管理及相关服务与影响的探讨，也成为近年来的热门话题。

二、健康管理的核心概念

（一）健康管理的价值

党的十九大报告中指出：随着人民生活水平从小康到富裕过渡以及健康意识的增强，人们更加追求生活质量、关注健康安全，不仅要求看得上病、看得好病，更希望不得病、少得病；完善国民健康政策，全方位、全周期维护人民健康；实现对生命全程的健康服务和健康保障，为居民提供一体化、连续性的健康管理和基本医疗服务。随着我国养老压力的逐渐增加，健康管理相关问题得到了相应的重视，相关研究和实践在全国范围内广泛开展。我国"十三五"之后提出"大健康"建设的目标规划，将提高全民健康管理水平提升到了国家战略高度。群众健康将从医疗转向以预防为主，不断提高民众的自我健康管理意识。目前我国出台了《关于促进健康服务业发展的若干意见》《"健康中国 2030"规划纲要》等文件，从政策上体现出对健康管理逐渐重视起来。

国际红十字会于 2000 年 10 月发表的一份报告指出：1999 年全世界约有 1 300 万人死于可预防疾病，而目前威胁人们健康的许多疾病，如心脑血管疾病、恶性肿瘤、代谢性疾病等，都与生活方式密切相关。据国家卫生健康委员会发布的报告指出：2018 年中国人均预期寿命 77 岁，健康预期寿命仅为 68.7 岁，居民大致有 8 年多时间带病生存，患有慢性病的老年人超过 1.8 亿，其中 75%患有一种及以上慢性病。失能、半失能老年人超过 4 000 万。预防和延缓失能失智和老年性疾病是老年健康管理的重中之重。这些疾病不仅对人民健康造成严重损害，同时也影响国民经济的顺利发展。慢性非传染性疾病的蔓延带来了全球范围内"第四医学"（健康保健医学）的兴起。它有别于"第一医学"（临床医学）、"第二医学"（预防医学）、"第三医学（康复医学）"，不再仅仅以病人为对象，达到消除疾病、挽救生命为目的，而是强调健康维护、健康管理，以提高生命质量、生活质量为目的，建立一套人性化的健康计划，达到健身祛病、推迟衰老、延年益寿的理想目标。健康管理的内容不仅涵盖"第一医学""第二医学""第三医学""第四医学"的全部内容，而且把重点放在"第四医学"上。而防治这些疾病最有效的措施是定期健康体检，及早干预，在疾病尚未发展到不可逆转之前时延缓或逆转其进程。

2003 年传染性非典型肺炎（又称为严重急性呼吸综合征，SARS）危机的出现和 2005 年健康管理师这一国家新职业的设立，有力地推动了健康管理在中国的发展。而伴随着我国社会经济的飞速发展和社会整体生活质量的提升，人们越来越重视健康质量的提高，健康维护和健康进步的理念越来越深入人心。为此，改变传统的以疾病治疗为中心的医疗模式，建立以人为中心，以健康为核心的"第四医学"模式，已成为当前医学发展的一个方向。健康管理不仅是一个概念，也是一种方法，更是一套完善、周密的服务程序，其目的在于使病人以及健康人群更好地恢复健康、维护健康、促进健康，并节约经费开支，有效降低医疗支出。党的十八大以来，以习近平同志为核心的党中央高度重视人民健康，亲自谋划、亲自部署，2016 年印发实施了《"健康中国 2030"规划纲要》，党的十九大报告进一步提出要"实施健康中国战略"，将"健康中国战略"正式确立为一项国家战略；2019 年，国务院印发《国务院关于实施健康中国行动的意见》，进一步明确了健康中国战略的"路线图"和"施工图"。

健康管理在我国仍处于发展与探索阶段，作为一个新兴产业，在社会的发展、人类文明的进步、医疗技术和现代医学模式的发展、人们物质生活水平不断提高等因素的加持下，随着人们对生存、生活、生命质量要求的不断提高，以及人类目前面临的生存环境、生存状况对健康的影响，健康管理行业将体现出强大的生命力和良好的发展前景。医疗重心将从疾病治疗逐渐转向预防保健，健康管理也将完成它由"配角"

到"主角"的历史转变。而从预防医学角度看，有 70%的疾病是可以通过预防而避免或降低风险的。这一切，为健康管理的发展提供了良好的契机。健康管理也逐渐向人们展示出了其在广阔的商业化管制的新型医疗市场下的前景。

（二）健康管理循环

健康管理的过程是具有一定的流程且不断循环的。健康管理的循环，首先是对健康危险因素的检查和检测，从中发现健康问题，然后根据所发现的健康问题展开评估，从而认识健康问题；当对健康问题有了较明确的认识后，就要实施干预，以解决健康问题，干预阶段也是完整的健康管理过程中的核心阶段；最后一个阶段是维护阶段，该阶段通过一系列科学手段调动被干预对象的主动性，从而对干预结果进行维护，维护过程是健康管理循环的最后一个阶段，却又是贯穿在整个健康管理循环中的，由此完成一个循环。当一个循环完成后，开始下一轮的再检测、再评估、再干预、再维护。因此健康管理的过程是不断地循环。

1. 检查与检测

健康检查是以健康为中心的检查，包括身体健康检查、心理健康检查。中华人民共和国卫生部 2009 年 8 月 5 日颁布的《健康体检管理暂行规定》（卫医政发〔2009〕77 号）提出"健康体检是指通过医学手段和方法对受检者进行身体检查，了解受检者健康状况、早期发现疾病线索和健康隐患的诊疗行为"。而心理健康体检就是使用科学的心理测量方法，对受检者的心理健康状况及心理素质进行评估的一种行为。随着我国物质文化生活的丰富和人民文化水平的普遍提高，越来越多的人们把精力放在了自身健康情况的预判断上。"有病早治、无病预防"的健康理念逐渐深入人心，逐步实现了从"患病求医"观念向"健康管理"观念的转变。同时如何提升健康管理质量，普及健康管理观念也成为 21 世纪世界医疗卫生体系的重点问题。因此，我国各地各层级医疗卫生机构相继推出以"健康为中心"的体检服务以满足人们的健康需求。健康体检机构主要为关注健康的人群提供体检服务，帮助人们提早确认健康是否存在问题，健康体检已成为全国健康管理体系的重要组成部分，对我国医疗卫生事业的发展做出了重要贡献。

2. 健康问题评估

健康问题评估，是在已通过健康检查与检测收集到相关健康信息的基础上，对健康信息进行系统、全面的科学分析，形成一份具指导意义、详细的健康测评报告。包含体质评估、心理分析评估、营养状况评估，以及对健康不利的因素分析、个体危险性分析、已有疾病的治疗和随访、应警惕的身体信号、定期检查计划、健康促进措施等。并且就个人进行微观局部的健康生理指数分析，形成宏观整体的健康系列分析报告，便于及时针对身体隐患采取合理措施。而实际上的健康问题评估的信息来源还有很多，其中主要来源是被评估者本人，一般来说该途径所获取的资料最多、最可靠；次要来源包括被评估者的家庭成员及其他关系密切者、相关事件目击者、其他卫生保健人员、目前或以往的健康记录或病例等。

3. 健康干预

健康干预是指对影响健康的不良行为、不良生活方式及习惯等危险因素以及导致的不良健康状态进行综合处置的医学措施和手段。包括健康咨询与健康教育、营养与运动干预、心理与精神干预、健康风险控制与管理以及就医指导等。健康干预的目的是调动干预对象的自觉性和主动性，有效地利用有限的资源来达到最大的健康改善效果，保护和促进人类的健康，达到预防、控制疾病的发生，提高生命质量、降低疾病负担的目的。对疾病的预防和早期干预是疾病控制最为有效和性价比最高的手段，因此通过健康干预可以降低疾病发生风险、控制疾病加重以及减少医疗费用。有效的健康干预是健康管理的重点和实现健康管理目标的重要手段。根据干预对象、干预手段和干预因素的不同，健康干预的形式多种多样，主要包括：个体干预、群体干预、临床干预、药物干预、行为干预、生活方式干预、心理干预以及综合干预。其中行为干预和生活方式干预对被干预对象的主动性要求较高，需被干预对象的积极配合才能够高效地实现。

4. 健康维护

积极维护身体健康是人的本质特征的体现，同时也体现了马克思对人的本质理论：一是"作为生命的自然存在物"，是指从人的生理机能来看，身体的健康是人的各种生理机能得以正常发展的基本需求；二是"通过劳动生产自己的生命"，是指维护身体健康的行为体现了人的本质与健康实现的客观规律；三是"一切社会关系的总和"，是指身体健康是人进行社会交往和创造文明的前提。

对健康的维护包括身体健康的维护与心理健康的维护。要科学地维护健康，首先要明确影响身体健康与心理健康的因素。身体健康与心理健康是相互影响的。情绪是人的心理特征的重要表现，对人的身体健康有着重要的影响。人的情绪是疾病的重要诱发因素，情绪的过度变化会引起身体的一些如阴阳失调、气血不和、气机紊乱等不良反应。而一些身体机能缺陷也会造成人在心理上的不自信。因此对健康的维护需要通过身体健康与心理健康的相互维护来实现。纠正性格中的不良因素，有利于身体健康的维护；而心理健康的发展，也需要以正常健康的身体，尤其是以正常健康发展的神经系统和大脑为物质基础。

（三）健康管理的范畴

国内学者林晓嵩（2006）曾对健康管理的范畴做过归纳，认为健康管理范畴主要可分为三类：

1. 周期性健康检查

健康管理主体根据被管理人年龄段、性别和生活环境等的不同，确定可能影响其健康状况的危险因素，并根据不同个体健康危险因素和易患疾病的差异，设计有针对性的、个性化的健康检查项目和复查周期，为被管理人提供体检方案。与目前一般的笼统性体检相比，这种健康检查由于具有更强的针对性，能够大大节省体检费用和提高检出率，并能够有效提高医疗资源的利用效率。

2. 健康危险因素评估

根据周期性健康检查中发现的健康危险因素（如体质指数、血压、血糖、血脂、遗传因素等健康信息以及多吃、少动、吸烟、嗜酒、心理障碍等不良生活方式和行为习惯），对患高血压、糖尿病、心脑血管疾病等慢性生活方式疾病的危险度和患冠心病、脑卒中等大病的危险度进行分级评价，为健康危险因素干预和健康诊疗管理提供基础和依据。

3. 健康诊疗管理

在危险因素评估的基础上，针对被管理人个体的生活方式（核心是膳食和运动习惯）进行干预和管理，通过对被管理人饮食和运动的量化管理，实现其日常生活的能量平衡和有效运动。将对人类健康"四大基石"（合理膳食、适量运动、戒烟限酒、心理平衡）的管理，从一般简单定性提高到科学量化管理，为健康、亚健康群体提供科学的个性化指导。对慢性生活方式疾病患者群体，则在此基础上辅以动态、同步的合理用药指导，帮助被管理人形成良好的生活习惯和生活方式，消除影响健康的危险因素，最终达到被管理人自我管理、改善健康、预防疾病的目的。

（四）健康教育

健康教育是指通过有计划、有组织、有系统的社会教育活动，促使个人和群体采取有益于健康的行为与生活方式，消除或减轻影响健康的危险因素，从而达到预防疾病、增进健康的目的。2018 年 11 月 12 日，国家卫生健康委员会新闻发言人宋树立在解读《贫困地区健康促进三年攻坚行动方案》时指出，到 2020 年我国将实现贫困地区居民健康教育全覆盖。因此，健康教育应该从小学教育做起，不同学段开设不同深度的健康教育课程，帮助不同阶段的人们形成身体健康、人格健全、心理健康的完整社会人。健康教育的目的主要在于：

（1）提升人们的健康水平，追求并实现个人和群体的健康。

（2）帮助教育对象形成健康维护的观念，主动接受健康管理。

（3）通过健康管理的途径预防非正常死亡、疾病和残疾的发生。

（4）改善人际关系，增强人们的自我保健能力，使其破除迷信，摒弃陋习，养成良好的卫生习惯，倡导文明、健康、科学的生活方式，掌握科学的健康管理技巧。

（5）增强健康理念，从而理解、支持和倡导健康政策、健康环境。

（五）健康管理师

健康管理师是 2005 年 10 月劳动和社会保障部第四批正式发布的 11 个新职业之一。健康管理师可以从事相关医疗机构、疾病预防机构的社区健康管理、健康监测、健康评估、健康维护等相关工作。健康管理师是负责健康和疾病的监测、分析、评估以及健康维护和健康促进的专业人员，与营养师、医生存在较大的区别。营养师的工作重点是作为从事营养咨询工作的专业人员，综合了厨师、保健师、医务、中医、心理师、营销员、管理员等职业的特点于一身。我们可以将健康管理师视为营养师、心理咨询师、体检医生、预防医学医生、健康教育专家、医学信息管理人员的综合体，从事的是以建立服务对象的健康档案为基础的个性化健康事务管理。健康管理师的职业要求其从社会、心理及身体的角度对服务对象进行全方面的健康保健服务，并协助服务对象正视自身健康问题，有效地把握与维护自身的健康。

由此可知，健康管理师属于卫生行业特职范围。其职责可以总结为：采集和管理个人或群体的健康信息、评估个人或群体的健康和疾病危险性、进行个人或群体健康咨询与指导、制定个人或群体的健康促进计划、对个人或群体进行健康维护、健康教育和推广、进行健康管理技术的研究与开发、应用的成效评估等。从健康管理师的工作内容可以看出，健康管理师和全科医生是国民健康管理的两支主力军，目标一致，协同作战，互补长短。首先，在社区卫生服务上，全科医师是骨干，融预防、医疗、保健、康复、健康教育、计划生育技术服务六位为一体，旨在提供有效、经济、方便、综合连续的基层卫生服务。健康管理师则可以在以下几个方面配合全科医师工作：识别、控制健康危险因素，实施个性化健康教育；指导医疗需求和医疗服务，辅助临床决策；实现全程健康信息管理。其次，健康管理师不涉及疾病的诊断和治疗过程，其服务重点是进行个体疾病危险因素控制，致力于改善其健康状况、减少医药花费。由于目前国内体制和机制上的限制，健康管理师的积极性要比社区医师更容易调动起来。

自国家正式确定健康管理师为新的职业以来，国内以"健康管理"命名的机构与公司如雨后春笋般诞生，健康管理师人才也一时间供不应求。随着人们对健康管理业务的需求日益增加，对健康管理师的数量与质量的需求也逐渐增加。健康管理公司、健康咨询中心、药店、养生会所或保健中心、养老院（或老年公寓）、社区卫生服务中心、医疗服务机构、健康体检中心等机构都对健康管理师有一定的需求。因此，健康管理作为一个新时代的新兴产业，在保障健康管理师的数量的同时，也需要对质量作进一步的提升，从而综合提升人们科学的健康管理理念与方法。

第二节　健康管理服务营销的核心概念

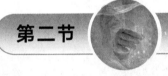

一、健康管理服务概述

（一）健康管理服务的层次

健康管理服务是指以现代健康概念和中医"治未病"思想为指导，运用医学、管理学等相关学科的理论、技术和方法，对个体或群体健康状况及影响健康的危险因素进行全面连续的检测、评估和干预，实现以促进人人健康为目标的新型医学服务过程。健康管理服务可以通过如下三个层次实现。

1. 核心层

核心层是指健康管理服务给消费者提供的基本效用和利益，是消费者需求的中心内容。消费者通过健康管理服务能够为其带来的实际利益，辨识与评价健康管理服务的质量，是指在不考虑其他因素的基础上，只考虑健康管理带给消费者本身的实际效用。作为健康管理服务机构，需要不断地提升服务的技术性与服务质量，才能够保障消费者对核心层价值的评价。该层次也是较为理性的消费者考察与判断健康管理服务机构的最主要的指标。

2. 感知层

健康管理的核心服务必须以某种可以感知的基本形式提供给消费者，如人员、设备、场地等。人员的服务素质与基本技能、设备的先进性与使用体验、场地的环境与氛围等都能够影响消费者对健康管理服务项目的体验。作为健康管理服务机构在保障高质量的核心服务的同时，需要设计如何能够提升消费者的实际体验。可通过培训提升员工的业务能力，包含技术培训、能力培训与态度培训等，设计出一套合理的考核制度，促使服务人员能够带给消费者较高的感知价值。还需要紧跟科学技术的发展，适时地投入资金更新设备，保证服务过程的顺利进行，提升健康管理服务的感知价值。舒适的环境能够提升消费者的感知价值，通过保证环境的清洁度、提高服务体验过程中的舒适感、舒适的氛围营造等方式，可以使消费者体验到附加价值。因此通过感知层的价值提升，可以为健康管理服务机构带来更大的经济利益与更好的社会评价，同时也能够从消费者的感性面入手，吸引消费者体验健康管理服务。

3. 扩增层

扩增层是指健康管理机构向消费者提供的超出正常服务以外的额外服务和利益，如免费咨询、分期付款等。健康管理机构在服务的过程中需要时刻关注消费者的需求，从产品层面与促销手段层面开发出能够满足消费者需求的产品与业务。除此之外，需要对健康管理服务机构的性质有明确的认识，不仅要关注经济利益，同时要关注服务对象的感受与效用，提供更多的附加价值。

（二）健康管理服务的原则

从微观操作层面探讨健康管理模式和方法，可将健康管理的原则归纳为"三化"与"三性"。健康管理需遵循该原则才能够有序地进行，并顺利达到健康管理的目标。

1. 人性化

在健康管理服务中，强调的是对人们个体健康情况的检测、评估、干预与维护，是一种在疾病来临之前的预判断，在此过程中对于疾病的诊治不再是关注的焦点，更多体现的是对于"人"的关注，进而回归到对于"健康实质的诉求"。因而提供人性化的健康管理服务，遵循人性化的原则，是健康管理的宗旨。

2. 个性化

现如今，随着物质文明的逐渐丰富，人们对获得的服务类型不再只满足于基础需求，而是不断地产生个性化定制需求。健康管理服务实现的过程需要技术和服务的完美结合，而这种完美结合的重要标志就是要实现和满足服务对象个性化的需求，强调自我健康管理。针对不同的服务对象的健康需求与身体状况提供不同的服务，从而做到精准服务。

3. 专业化

健康管理的内容与宗旨使其服务过程对专业化要求较高。专业化主要体现在专业风险评估和在专业指导下的健康干预，而专业化的标志在于是否有标准、是否可评价、是否可复制。健康管理的专业化程度直接影响健康管理服务质量，从而决定健康管理是否能够达成目标，并达到被服务对象的实际需求与心理期待。

4. 系统性

健康管理的系统性体现为健康管理服务过程中，作为服务对象的个体，始终是循环服务的主导，自发性地对健康的追求与主动地接受健康管理服务，使得健康管理的循环在服务对象的主导下完成。而传统的极具针对性的"头痛医头、脚痛医脚"，却无法达到服务对象健康状况的综合考量，也无法形成对服务对象的健康管理。

5. 连续性

连续性体现出健康管理中"关爱一生"的核心理念和追求，通过建立个体的健康档案（记录服务对象的基本信息、家庭情况、病史等）、追踪健康状况变化（通过对健康状况的评估与健康档案中的记录对服务对象健康状况进行判断）、提供健康预警（警示服务对象目前的健康问题以及未来可能面对的健康问题）、及时更新健康档案（根据健康状况的变化，随时对健康档案进行更新）等服务来体现。

6. 可及性

健康管理服务的特性要求其做到对服务对象的生活进行全覆盖，即走进社区、走进家庭、走进个人的生活，将健康管理的意识融入观念、融入工作、融入生活。如今，通过技术可以有效地解决健康管理服务主体与服务对象之间的沟通问题，手机短信、互联网、远程医疗、新闻媒体、面谈沟通等，均可为实现个人健康的自我控制和管理提供有效的途径与手段。

（三）健康管理服务的性质

1. 健康管理服务属于对人提供的有形服务和无形服务的统一

健康管理服务中包括人体处理，属于有形服务。人们对食、住、行、医疗康复或美容服务等以其自身为服务对象的服务方式较为重视。该服务模式要求服务对象本人不能远隔一定距离与服务的提供者进行互动，而是必须进入服务系统配合服务的开展。服务对象需付出一定的时间和精力完成服务体验。在健康管理服务中需要服务对象参与的环节，包括健康体检、健康信息的收集等。

健康管理服务中还包括针对服务对象的精神服务，属于无形服务。通过触动服务对象的思想和观念，改变人的态度，影响人的行为，从而引导服务对象接受健康管理服务，接受健康生活知识（包括如何进行合理膳食、如何进行合理运动方面的知识、养生保健方面的知识、如何利用疗养的时间来调整自己的身体等），促使其处于一种良好状态。健康管理服务机构通过这些方面知识的传达，促使服务对象的思想产生积极变化，进而影响其改变错误的饮食、运动等习惯，养成健康科学的习惯。

2. 健康管理服务应侧重于非赢利性服务

健康管理服务的主要任务可以归纳为三点：一是帮助全体人民建立正确的健康理念、良好的生活习惯、摆脱亚健康状态；二是帮助人们及时地了解自己的健康状况和可能导致慢性疾病与恶性疾病的危险因素与概率；三是帮助个人建立降低疾病与亚健康状态发生的健康管理目标，属于国家的公共卫生保障范畴，本质上属于非赢利性服务。但是，现在也存在健康管理服务作为盈利性业务进行商业化运营。更多的是秉持非盈利原则按照企业化方式运营，实行收入与支出相抵的财务管理原则。

（四）健康管理的基本模式

健康管理服务的基本模式一般包括三个部分：

1. 个人健康信息管理

收集和管理将用于健康及疾病危险性评价、跟踪、健康行为指导的个人健康信息。如个人健康信息调查表、日常生活行为、病史、家族中的健康危险因素、生活和工作环境、体检结果等，建立个人健康档案。一般情况下可通过多种方法全方位对服务对象的个人健康信息进行收集，如问卷调查法、观察法、访谈法、360度考核法等方式。根据信息内容的可获取途径不同，选择合适的收集方法。同时在收集过程中要避免形式化记录，确保信息的准确性、及时性、精确性、可用性，以方便后续用于对服务对象的健康状况进行准确的评估。

2. 个人健康与疾病危险性评估

在完成个人健康信息收集基础上，通过疾病危险性评价模型分析计算，评估疾病危险性程度。该部分需要信息评估机构具有较专业的分析水平，能够对顾客的信息进行精准的分析，并针对分析结果进行多次论证与确认。避免因为分析结果错误导致服务对象得不到及时的治疗或引起不必要的恐慌。该阶段要求评估机构对服务对象的整体健康状况进行分析，而不仅仅针对疾病患处。这也是健康管理服务机构与医疗机构最本质的区别。

3. 个人健康计划及改善的指导

在明确了个人疾病的危险性及疾病危险因素的分布之后，健康管理服务机构需要量身定制个人健康改善行动计划及指南，提供对存在的危险因素干预的健康指导和健康处方，使人们采取有利于健康的生活行为方式。指导过程中需要考虑服务对象的知识有限性和理解能力，并注重服务人员的沟通能力培养，避免由于沟通不畅或服务对象未能全面理解指导建议，使服务对象以错误的方式执行改善计划。

二、服务营销的基本理论

（一）顾客导向的 4C 理论

4Cs 营销理论（The Marketing Theory of 4Cs），也称"4C 营销理论"。步入现代社会后，随着营销理论的不断发展与社会需求的不断升级，4C 营销理论逐渐取代了传统的营销 4P 理论。1990 年，罗伯特·劳特朋向 4P 理论发起挑战，他认为在开展营销活动时需持有的理念应是"请注意消费者",而不是传统的"消费者请注意",因此研究开发出 4C 理论。该理论以消费者需求为导向,重新设定了市场营销组合的四个基本要素:消费者(Consumer)、成本(Cost)、便利(Convenience)和沟通(Communication)(图 2-4)。以顾客为导向的 4C 理论强调企业首先应该把追求顾客满意放在第一位,其次是努力降低顾客的购买成本,然后要充分注意到顾客购买过程中的便利性,而不是从企业的角度来决定销售渠道策略,最后还应以消费者为中心实施有效的营销沟通。因此,企业开展营销活动不仅要从传统的产品、价格、渠道和促销入手,更应该注意以下四个方面。

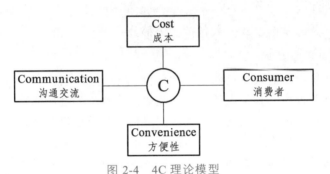

图 2-4   4C 理论模型

1. 瞄准消费者需求(Consumer's need)

顾客需求,有显性需求和潜在需求之分。显性需求的满足是迎合市场,潜在需求的满足是引导市场。企业在制定营销计划,开展营销活动前,首先要通过充分的市场调查,了解、研究、分析消费者的需要与欲望,而不应仅仅站在企业的角度先考虑企业能生产什么产品。企业应从观念上改变传统的以企业生产与技术资源为导向的营销活动,将重心移至消费者需求。企业的首要功课是要研究客户需求,发现其真实需求,再来制定相应的需求战略,以影响企业的生产过程。根据马斯洛的需求层次理论,顾客需求从基本的产品需求向更高的心理需求满足的层次发展。顾客需求层次也是进行市场细分的依据之一,满足何种需求层次,直接决定了目标市场定位抉择。对于零售企业,经营性质为直接面向顾客,因而更应该考虑顾客的需求和欲望,建立以顾客为中心的营销观念。企业应站在顾客的立场上,帮助顾客组织挑选商品货源,按照顾客的需要及购买行为的要求,组织商品销售;研究顾客的购买行为,更好地满足顾客的需要;更注重对顾客提供优质的服务。

2. 消费者所愿意支付的成本(Cost)

4C 理论提出,企业首先应了解消费者满足需要与欲求愿意付出多少成本,而不是先给产品定价。顾客成本是指顾客购买和使用产品所发生的所有费用的总和。价格制定是单纯的产品导向,而顾客成本则除了产品价格之外,还包括购买和熟练使用产品所发生的时间成本、学习成本、机会成本、使用转换成本、购买额外配件或相关产品的成本付出的总和。也就是说,顾客购买成本不仅包括其货币支出,还包括其为此耗费的时间、体力和精力消耗,以及购买风险等。对于这些成本的综合考虑,更有利于依据目标客户群的特征进行相关的产品设计和满足顾客的真实需要。

由于顾客在购买商品时，总希望把有关成本包括货币、时间、精神和体力等降到最低限度，以使自己得到最大限度的满足。因此，零售企业必须考虑顾客为满足需求而愿意支付的"顾客总成本"。努力降低顾客购买的总成本，如降低商品进价成本和市场营销费用从而降低商品价格，以减少顾客的货币成本；努力提高工作效率，尽可能减少顾客的时间支出，节约顾客的购买时间；通过多种渠道向顾客提供详尽的信息、为顾客提供良好的售后服务，减少顾客精神和体力的耗费等。

3. 消费者的便利性（Convenience）

4C 理论中的 Convenience（便利），即所谓为顾客提供最大的购物和使用便利，是指产品的设计与开发应充分考虑到如何方便消费者使用。该理论强调企业在制定分销策略时，要更多地考虑顾客的方便，而不是企业自身的便利。要通过优质的售前、售中和售后服务让顾客在购物的同时，也享受到便利。购买与使用的便利是客户价值中不可或缺的一部分。

最大限度地方便消费者，是目前处于过度竞争状况的企业应该认真思考的问题。企业在选择地理位置时，应考虑地区抉择、区域抉择、地点抉择等因素，尤其应考虑"消费者的易接近性"，使消费者容易到达商店，实现购买。同时，在商店的设计和布局上要考虑方便消费者进出、上下，方便消费者参观、浏览、挑选，方便消费者付款结算等。为顾客提供便利的目标是通过缩短顾客与产品的物理距离和心理距离，提升产品被选择的概率。

4. 与消费者沟通（Communication）

Communication（沟通）被用以取代 4P 理论中对应的 Promotion（促销）。4C 营销理论认为，企业应通过同消费者进行积极有效的双向沟通，建立基于共同利益的新型企业/消费者关系。这不再是企业单向的促销和劝导消费者，而是在双方的沟通中找到能同时实现各自目标的通途。以消费者为中心实施营销沟通是十分重要的，通过互动、沟通等方式，将企业内外营销不断进行整合，把消费者和企业双方的利益无形地整合在一起。企业为了创立竞争优势，必须不断地与消费者沟通。与消费者沟通包括向消费者提供有关商店地点、商品、服务、价格等方面的信息；影响消费者的态度与偏好，说服消费者光顾商店、购买商品；在消费者的心目中树立良好的企业形象等。在当今竞争激烈的零售市场环境中，零售企业的管理者应该认识到与消费者沟通比选择适当的商品、价格、地点、促销更为重要，更有利于企业的长期发展。与消费者的沟通首先应明确企业传播推广策略是以消费者为导向而非企业导向或竞争导向。消费者导向才更能使企业实现竞争的差异性和培养企业的核心竞争能力。与消费者的沟通也更强调消费者在整个过程中的参与和互动，并在参与互动的过程中，实现信息的传递以及情感的联络。一方面，沟通要选择目标客户经常接触的媒介管道，另一方面，由于社会信息过于丰富，消费者每天所接触的信息来源非常广泛，因而单向的信息传递会由于消费者的信息接收过滤而造成传播效率低下。而沟通所强调的客户参与，则使顾客在互动的过程中对于信息充分接收并产生记忆。

（二）服务营销的三角理论

服务的过程体现了公司、雇员和顾客三者之间的相互作用关系。服务营销三角形理论是由国际营销专家克里斯琴·格罗路斯提出的，揭示了服务营销的三个关键参与者：企业（战略业务单位、部门、管理者）、顾客、提供者（服务人员）之间的关系（图2-5）。该三角形模型指出内部营销、外部营销和互动营销，是企业营销战略整体内在的组成部分，从三者的功能来看，内部营销是企业要保证员工有履行承诺的能力，保证员工能够按照外部营销做出的承诺提供服务或产品；外部营销是企业对所传递服务或产品设定顾客期望，并向顾客做出承诺；互动营销是指顾客与组织相互作用，以及服务被生产和消费的一瞬间，企业员工必须信守承诺。

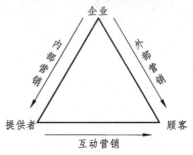

图 2-5　服务营销的三角理论

1. 内部营销

三角形的左边代表内部营销，在服务中扮演关键角色。内部营销旨在使员工有能力向顾客提供所承诺的服务。在内部营销活动中，管理者将通过招聘、培训、激励、薪酬、提供技术支持等一系列流程帮助提供者提高传递所承诺服务的能力。为此，服务机构必须向员工在服务过程中的表现有各种奖惩手段进行激励。除非员工有能力并且愿意提供所承诺的服务，否则服务机构将不可能实现其承诺，服务营销三角形将崩溃。内部营销提供了一种发展服务导向和促进员工对顾客和营销产生兴趣的新方法。内部营销起源于这样一个观念：把员工看作是企业最初的内部市场，如果产品、服务和沟通行动在针对内部目标群体时不能很好地市场化，那么最终针对外部不可知的营销活动也不可能取得成功。内部营销是一项管理策略，其核心是开发员工的顾客意识。内部营销鼓励高效的市场营销行为，鼓励建立这样一个营销组织，其成员能够而且愿意为公司创造"真正的顾客"。内部营销的最终目的是把员工培养成"真正的顾客"。现如今内部营销已被当做外部营销成功执行的先决条件。

2. 外部营销

三角形的右边代表外部营销，旨在使服务机构了解顾客的期望并向顾客提出服务承诺，以迎合某一目标顾客的需要和愿望，甚至影响顾客对服务组织的期望和偏好水平。在服务开始之前与顾客的任何沟通都可以列入外部营销职能的范畴。企业根据目标市场的需求，设计使顾客满意的产品或服务，通过一系列的营销手段，以达到提高顾客的满意度和忠诚度的目的。

3. 互动营销

三角形的底部代表互动营销，或称"实时营销"。指的是当服务发生时，员工与顾客直接的互动过程。在互动营销中，员工是关键。如果没能信守对顾客的承诺，顾客会感到不满，最终将会流失。此时，互动营销旨在检验服务承诺与实际服务之间的差距，并做出修正。

（三）服务利润链理论

服务利润链理论是表明利润、顾客、员工、企业四者之间关系并由若干链环组成的理论。服务利润链理论起源于 1994 年由詹姆斯·赫斯克特教授等五位哈佛商学院教授提出的"服务价值链"模型。他们认为：服务利润链可以形象地理解为一条将"盈利能力、客户忠诚度、员工满意度和忠诚度与生产力"之间联系起来的纽带，它是一条循环作用的闭合链，其中每一个环节的实施质量都将直接影响其后的环节，最终目标是实现企业的盈利。简单地讲，服务利润链告诉我们，利润是由客户的忠诚度决定的，客户忠诚度是靠客户满意度取得的，忠诚的客户给企业带来超常的利润空间。企业提供的服务价值决定了客户满意度；企业内部员工的满意度和忠诚度决定了服务价值。简言之，客户的满意度最终是由员工的满意度决定的。服务利润链的核心内容是顾客价值等式，而与顾客价值等式直接相关的是顾客忠诚循环和员工能力循环。在服务过程中，他们之间的关系是自我增强的，即顾客满意和员工满意是相互作用的。服务利润链的思想认为：利润、增长、顾客忠诚度、顾客满意度、顾客所获得的产品及服务的价值，员工的能力、满意度、忠诚度、劳动生产率之间存在着直接、牢固的关系，这些都是和服务的利润以及利润的增长有着直接的联系。服务利润链理论中各要素之间的关系如图 2-6 所示。

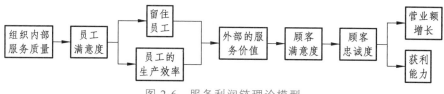

图 2-6 服务利润链理论模型

从该模型我们可以发现，服务利润链由以下几个循环构成：员工能力循环、员工满意度循环、顾客忠诚度循环和企业盈利循环。以企业盈利循环为主线，四个循环之间又相互作用，可以发现以下逻辑：内部高质量的服务，可以产生满意、忠诚的员工；员工通过对外提供高质量的服务，为客户提供了较大的服务价值；接受服务的客户由于满意而保持忠诚；忠诚的客户带来了健康的服务利润。服务利润链体现了其中关系，分别是：① 利润增长与顾客忠诚度相关联；② 顾客忠诚度与顾客满意度相关联；③ 顾客满意度与服务价值相关联；④ 服务价值与员工生产率相关联；⑤ 员工生产率与员工忠诚度相关联；⑥ 员工忠诚度与员工满意度相关联；⑦ 员工满意度与工作的内在质量相关联。服务利润链模型的评价工具往往是采用平衡计分卡，对每个元素进行记录和评价，再形成一个整体的评价，特别注意的是局部和整体的控制和协调。

（四）顾客满意、顾客忠诚和顾客价值

1. 顾客满意度

"营销学之父"菲利普·科特勒认为，顾客满意度是指"一个人通过对一个产品的可感知效果与他的期望值相比较后，所形成的愉悦或失望的感觉状态"。美国消费者行为学家亨利·阿塞尔也认为，当商品的实际消费效果达到消费者的预期时，顾客就会感到满意，否则，则会导致顾客不满意。满意水平是可感知效果或测量分析后效果和期望值之间的差异函数。如果效果低于期望，顾客就会不满意；如果效果与期望相匹配，顾客就满意；如果效果超过期望，顾客就会高度满意、高兴或欣喜，从而提升满意度。一般而言，顾客满意是顾客对企业和员工提供的产品和服务的直接性综合评价，是顾客对企业、产品、服务和员工的认可。

顾客满意包括产品满意、服务满意和社会满意三个层次。"产品满意"是指企业产品带给顾客的满足状态，包括产品的内在质量、价格、设计、包装、时效等方面的满意。产品的质量满意是构成顾客满意的基础因素。"服务满意"是指产品售前、售中、售后以及产品生命周期的不同阶段采取的服务措施令顾客感到满意。这主要是在服务过程的每一个环节上都要能设身处地地为顾客着想，做到有利于顾客、方便顾客。"社会满意"是指顾客在对企业产品和服务的消费过程中所体验到的对社会利益的维护，主要指顾客整体社会满意，它要求企业的经营活动要有利于社会文明进步。

一般情况下，顾客根据他们的价值判断来评价产品和服务，因此，菲利普·科特勒认为"满意是一种人的感觉状态的水平，它来源于对一件产品所设想的绩效或产出与人们的期望所进行的比较"。从企业的角度来说，顾客服务的目标并不只是使顾客满意，使顾客感到满意只是营销管理的第一步。在企业与顾客建立长期的伙伴关系的过程中，企业向顾客提供超过其期望的"顾客价值"，使顾客在每一次的购买过程和购后体验中都能获得满意。每一次的满意都会增强顾客对企业的信任，从而使企业能够获得长期的盈利与发展。从已有研究来看，顾客满意度具有四方面的特性：① 顾客满意的主观性；② 顾客满意的层次性；③ 顾客满意的相对性；④ 顾客满意的阶段性。

2. 顾客忠诚度

在营销实践中，顾客忠诚度被定义为顾客购买行为的连续性。它是指客户对企业产品或服务的依赖和认可、坚持长期购买和使用该企业产品或服务所表现出的在思想和情感上的一种高度信任和忠诚的程度，是客户对企业产品在长期竞争中所表现出的优势的综合评价，是一个量化概念。顾客忠诚度受质量、价格、服务等诸多因素的影响，促使顾客对某一企业的产品或服务产生感情，最终形成偏爱并长期重复购买该企业产品或服务。通常可以将顾客忠诚度划分成四个层次（图2-7）：最底层是顾客对企业没有丝毫忠诚感，他们对企业漠不关心，仅凭价格、方便性等因素购买。第二层次是顾客对企业的产品或服务感到满意或是习惯，他们的购买行为是受到习惯力量的驱使。一方面，他们不愿耗费时间和精力去选择其他企业的产品或服务；另一方面，转换企业可能会使他们付出转移成本。第三层次是顾客对某一企业产生了偏好情绪，这种偏好是建立在与其他竞争企业相比较的基础之上的。这种偏好的产生与企业形象、

企业产品和服务体现的高质量以及顾客的消费经验等因素相关，从而使顾客与企业之间有了感情联系。最高层次是顾客忠诚度的最高级阶段。顾客对企业的产品或服务忠贞不二，并持有强烈的偏好与情感寄托。顾客对企业的这种高度忠诚感，成为企业利润的真正源泉。

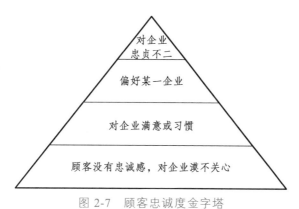

图 2-7 顾客忠诚度金字塔

随着市场竞争的日益加剧，顾客忠诚度已成为影响企业长期利润高低的决定性因素。企业管理者将营销管理的重点转向提高顾客忠诚度方面来，以使企业在激烈的竞争中获得关键性的竞争优势。

3. 顾客价值

顾客价值是指顾客对于公司绩效在整个业界的竞争地位的相对性评估。顾客价值可分为"心中价值"和"价格价值"这两种不同的意义。① 心中价值：顾客以自身从产品或服务中所获得的核心利益来定义价值，即顾客以自己从产品或服务中获得的满足感大小，主观地判别其价值高低；② 价格价值：用"价格"来认定他们所获得的价值，顾客认为可以用较低的价格买到相同的产品，所获得的价值较高。

我国学者对顾客价值的研究起步较晚，大部分研究是在西方学者顾客价值理论的基础上进行分析与整理的。西方学者对顾客价值理论的研究中，我们可以看出顾客价值内涵的丰富性，但是他们的定义中也存在一些共同点，包括：① 在定义中都直接或间接区分了顾客价值与个人或组织价值的区别。顾客价值与顾客对满意的理解一样，是人们对事物比较的一种反应，这种比较是自发的。② 顾客价值是顾客对产品服务的一种感知效用，这种效用产生于顾客的判断，而不是由企业决定的。③ 顾客感知价值的核心是顾客所获得的感知利益如收益、效用等于因获得和享用该产品或服务而付出的感知代价，如支付的价格或其他机会成本之间的权衡。④ 顾客价值是内在的，或是与产品的使用相关联的。

三、健康管理服务营销的实践

健康管理服务营销的过程，需针对健康管理产业的特点，并遵循服务营销的规律，从而通过高效率的营销过程促进健康产业的发展。

（一）服务营销的管理与促进

为了有效地利用服务营销实现企业竞争的目的，企业应针对自己固有的特点注重服务市场的细分、服务差异化、有形化、标准化以及服务品牌、公关等问题的研究，以制定和实施科学的服务营销战略，保证企业竞争目标的实现。为此，企业在开展服务营销活动时应注意以下问题：

1. 服务市场的细分

任何一种服务市场都有为数众多、分布广泛的服务需求者，由于影响人们需求的因素是多种多样的，服务需求具有明显的个性化和多样化特征。企业无法全面满足不同市场服务需求，且无法对所有的服务购买者提供有效的服务。因此，企业在实施其服务营销战略时，需要对服务市场和服务对象进行细分，在市场细分的基础上选定自己服务的目标市场，有针对性地开展营销组合策略。

2. 服务的差异化

服务差异化是指企业在市场竞争中，在服务内容、服务渠道和服务形象等方面采取有别于竞争对手而又突出自己的特征，以战胜竞争对手的一种方法。实行服务差异化可从三方面实现：一是调查、了解和分清服务市场上现有的服务种类，自身和竞争对手相比较的优劣势，有针对性、创造性地开发服务项目，满足目标顾客的需要；二是采取有别于他人的传递手段，迅速而有效地把企业的服务运送给服务接受者；三是注意运用象征物或特殊的符号、名称或标志来树立企业的独特形象。

3. 服务的有形化

服务有形化是指企业借助服务过程中的各种有形要素，将服务产品尽可能地实体化、有形化，让消费者感知到服务产品的存在、提高享用服务产品的利益的过程。服务有形化包括三个方面的内容：一是服务产品有形化，即通过服务设施等硬件技术来实现服务自动化和规范化，保证服务行业的前后一致和服务质量的始终如一，如自动对讲、自动洗车、自动售货、自动取款等。二是服务环境的有形化。服务环境是企业提供服务和消费者享受服务的具体场所和氛围，它虽不构成服务产品的核心内容，但它能给企业带来"先入为主"的效应，是服务产品存在的不可缺少的条件。三是服务提供者的"有形化"。服务提供者是指直接与消费者接触的企业员工，其所具备的服务素质、性格、言行以及与消费者接触的方式、方法、态度等，会直接影响到服务营销的实现。为了保证服务营销的有效性，企业应对员工进行服务标准化的培训，让他们了解企业所提供的服务内容和要求，掌握进行服务的必备技术和技巧，以保证他们所提供的服务与企业的服务目标相一致。

4. 服务的标准化

由于服务产品不仅仅是靠服务人员，往往还要借助一定的技术设施和技术条件，因此为企业服务质量管理和服务的标准化生产提供了条件。企业应尽可能地把这部分技术性的常规工作标准化，以有效地促进企业服务质量的提高，具体做法可以从下面五个方面考虑：一是从方便消费者出发，改进设计质量，使服务程序合理化；二是制定要求消费者遵守的内容合理、语言文明的规章制度，以诱导、规范消费者接受服务的行为，使之与企业服务生产的规范相吻合；三是改善服务设施，美化服务环境，为消费者等待和接受服务提供良好条件；四是使用价格杠杆，明码实价地标明不同档次、不同质量的服务水平，满足不同层次的消费者的需求；五是规范服务提供者的言行举止，营造宾至如归的服务环境和气氛，使服务生产和消费能够在轻松、愉快的环境中完成。

5. 服务品牌

服务品牌是指企业用来区别于其他企业服务产品的名称、符号、象征或设计，它由服务品牌名称和展示品牌的标识语、颜色、图案、符号、制服、设备等可见性要素构成。创服务名牌，是服务企业提高规模经济效益的一项重要措施。因而，企业应注意服务品牌的研究，通过打造名牌形象来树立自己独特的形象，以建立和巩固企业特殊的市场地位，在竞争中保持领先。

6. 服务公关

服务公关是指企业为改善与社会公众的联系状况，增进公众对企业的认识、理解和支持，树立良好的企业形象而进行的一系列服务营销活动，其目的是要促进服务产品的销售，提高服务企业的市场竞争力。通过服务公关活动，沟通与消费者的联系，影响消费者对企业服务的预期愿望，尽可能地与企业提供的实际服务相一致，保证企业服务需求的稳定发展。

服务营销的发展有利于丰富市场营销的核心，即充分满足消费者需要的内涵；有利于增强企业的竞争能力；有利于提高产品的附加价值。服务营销的兴起，对增强企业的营销优势，丰富企业营销活动内涵有着重要的意义。服务营销是企业营销管理深化的内在要求，也是企业在新的市场形势下竞争优势的新要素。服务营销的运用不仅丰富了市场营销的内涵，而且也提高了面对市场经济的综合素质。针对企业竞争的新特点，注重产品服务市场细分，服务差异化、有形化、标准化以及服务品牌、公关等问题的研究，是当前企业竞争制胜的重要保证。

（二）健康管理服务营销过程

1. 确定目标客户

健康管理服务目标客户的确定，最主要的途径是通过健康体检，客户一旦通过健康体检发现危险因素，个人会产生如何干预风险的个体需求，主动参与健康管理过程，从潜在消费者转变为现实消费者。该阶段需要通过健康问卷、健康体检与历史数据对客户的状况与需求进行判断。

2. 分析评价需求

该阶段主要通过医院体检中心对顾客的健康管理需求进行评价，评价结果可以体现出顾客目前的健康状况，正确地引导顾客产生健康管理欲望。通过分析评价区分客户目前所处的状态：疾病、亚健康、健康。如若客户处于疾病的状态，应为其提供导医服务与疾病康复方案；处于亚健康状态的客户则需要为其提供综合评估报告，并制定个性化的干预方案，从营养、心理、生活方式、运动等方面对其健康状态进行正向的干预；处于健康状态的客户，需要制定健康维护方案，通过健康教育与行为生活方式的指导，帮助其更好地维持健康的状态，并提出风险评估报告，告知其未来可能存在的风险。

3. 选择和利用资源

当顾客需求被明确，健康管理师或者服务机构需要选择与配置资源，帮助顾客选择正确的健康管理方式，制定合理的健康管理计划。

4. 确定产品价值

所谓产品价值，就是能够给消费者带来健康收益的价值。在健康管理服务产品价值的确定时，需要考虑产品本身的价值、感知价值、附加价值等。综合各项因素，合理定价。

5. 促进客户购买

可通过各种方式的产品组合、促销策略等帮助客户对健康管理服务产生消费欲望。

6. 实现客户价值

健康管理客户价值的体现不仅仅是服务提供方的努力，还与客户的自身努力分不开。因此应明确在健康管理服务过程中客户的角色，引导客户参与其中。

（三）健康管理服务营销优化策略

1. 树立正确的健康管理服务营销理念

如今的消费市场中，消费者可以凭借自身的需求以及喜好自由地获取各种个性化、多样化的服务，消费者逐渐特别关注产品的功能性、送货服务、售后服务等服务水平，并希望企业能够开发相关业务，进一步满足这些特殊需求。随着个性化时代的来临，消费者们的目光更加偏向于"与众不同"，单纯地利用市场将客户划分为固定需求的做法已经无法满足客户们的特殊需求，所以商家的服务需要更加注重"以人为本"，尤其是健康管理服务产业中，在市场划分的基础上还应根据不同的消费者特性来提供不同的健康管理服务，做到服务的个性化与精准化。因此，需要细致分析客户的心理需求，掌握客户的消费偏好和行为习惯等，并通过区别化的服务手段对消费者进行定位，以此来突显自身的服务水平和服务特殊性，提升健康管理服务型企业的形象，提高竞争力。获取更多的客户信息则是保证个性化服务质量以及保证服务全面性的重要基础条件，所以需要构建客户信息管理系统，即为客户建立个人健康档案，通过技术化手段来获取客户信息，以及将信息进行整合、存储、分析，进而更加准确地记录以及预估客户的健康需求，提供更加个性化以及特殊化的服务。

2. 构建健康管理企业文化和制度

企业文化是渗透于企业各个部门、各个环节的一种理念，加强健康管理服务营销企业文化建设可以实现健康管理企业自内向外的服务营销优化，并且帮助客户建立更加正确的健康管理理念，进一步提高客户的服务感知体验，从而全面提升客户对健康管理服务的满意度。企业需要在服务营销理念的引导之下构建健康管理服务营销体系，并通过不断地实践对现有企业文化进行革新。提高健康管理企业服务营销职能，深层次地开发服务营销战略，并在此条件下构建健康管理企业的各方面责任体系、服务章程和服务承诺制度等。划分职工的职责，进一步实现人员行为的标准化和规范化尤为重要，进而保证健康管理服务质量和服务水平，为客户提供更加优质的服务体验。

3. 提高人员培训力度

健康管理企业需提高企业人员培训力度，使员工能够在掌握健康管理相关知识的同时，提高服务水平以及服务意识。除此之外，还需要关注员工沟通能力的培养。由于健康管理服务提供的过程中，员工在与客户交流时，常常会遇到一些沟通不畅的问题，同时也会面临很多需要通过沟通来解决的实际问题。因此在服务培训方面，沟通技巧也需要重点关注。培训过程中可采用实际案例与情景模拟，供服务人员实际操作或提出解决方案；还可以将创新技巧以及客户要求或冲突模拟来当作培训活动进行开展。健康管理服务机构的服务人员的服务水平以及服务意识直接决定了为客户带来的服务体验，所以重点提高人员培训力度是保障服务质量的关键，同时还可以进一步提高员工的综合素质，为优化服务营销提供极大的便利。

思考与练习

1. 思考题

（1）如何定义健康？它具有哪些特性？

（2）请问健康管理循环包括哪些环节？它们是如何运作的？

（3）健康管理服务型企业应如何应用服务营销的基本理论，开展服务营销？

2. 训练设计

（1）健康管理服务型企业的规模与经营项目各异。请你对我国现有健康管理服务型企业的规模与特点展开调查，并将企业按照规模与特点进行细分，分析不同类型的企业应该从哪些方面入手，开展服务营销，提升服务质量。

（2）请针对本地居民的健康管理需求开展调查，并结合本地现有较具有代表性的健康管理服务企业的服务项目来分析是否存在服务缺口。并针对居民需求提出改善策略。

第三章

健康管理服务市场营销战略

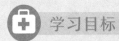 学习目标

（1）掌握 STP 战略、健康管理服务市场细分、健康管理服务目标市场、无差异营销策略、差异化营销策略、集中化营销策略、健康管理服务市场定位等概念。

（2）掌握健康管理服务市场的三种营销策略。

（3）了解健康管理服务市场细分的标准和方法。

（4）了解健康管理服务市场定位的含义、原则、层次和步骤。

案例 3-1

TK 保险公司打造高端养老社区

2015 年 6 月 26 日,一座建筑面积达 30 万平方米、各类居家养老设施完备、服务理念高端的养老社区落户北京昌平,吸引了许多京城百姓前往实地踏访考察。该养老社区被命名为"TK 之家",是国内某知名保险公司(TK 保险公司)涉足养老社区的第一个试点单位,该公司拟投资千亿元,打造出全国布局、连锁经营、品质保障、服务创新、专属理财的中高端养老社区。

截至 2020 年,该公司已完成北京、上海、广州、成都、苏州、武汉、三亚、杭州、南昌、厦门、沈阳、长沙、南宁、宁波、合肥等 22 个核心城市医养社区布局,全面覆盖京津冀、长三角、珠三角、华中、西南、东北区域,成为全国最大的高品质连锁养老集团之一。

不同于传统的养老院,"TK 之家"以"活力养老、文化养老、健康养老、科技养老"为核心特色,以满足老人"社交、运动、美食、文化、健康、财务管理和心灵的归属"七大核心需求。

精确的市场细分为"TK 之家"构建发展格局。TK 公司布局的全国 22 个养老地产项目选取城市布局定位:以北上广为起点,开拓长三角经济发达区域,占据国内一二线中心城市。养老地产项目首批选择城市:北京、上海、广州等,均属于经济较为发达,且养老地产最具发展潜力的城市。第二批发展城市:成都、武汉、杭州、苏州这一类区域性大型城市,相对来说经济较为发达或者人口基数大,存在较大的养老需求。第三批城市:经济发达,老龄化程度较高的城市,如济南、沈阳等。

精细的市场区分为"TK 之家"树立品牌形象。在品牌和形象定位方面,"TK 之家"一直强调自身高端品牌并弱化其开发商的角色,树立其养老服务专家的良好形象。同时每个养老地产项目均由 TK 冠名,让公司整体集团形象助力养老社区事业发展,让"大健康"理念深入人心。

精准的市场定位为"TK 之家"抢占高端群体。"TK 之家"养老社区产品定位于中高端老年市场,主要目标客户群集中定位在 65 岁以上具备良好经济基础、可独立支配收入的老年人,他们主要居住在经济较为发达的区域和城市,"TK 之家"为这类人群提供了全年龄段的持续照料模式,并配备专业的康复护理医院和养老照料体系。养老项目由全球领先的养老社区建筑团队联袂打造,设计建造时借鉴国外经验,引入"适老化"设施配套,并融入现代化的智能养老、求救等系统,打造安全、高效、专业的居住环境。

问题讨论:

如何解析"TK 之家"的 STP 战略?

健康管理服务市场营销战略是指健康服务机构在细分市场上,结合自身的资源和优势,选择其中最有吸引力和最有把握的细分市场作为目标市场,并且设计与目标市场需求特点相匹配的营销战略。主要包括三个步骤:市场细分(Segmenting)—目标市场选择(Targeting)—市场定位(Positioning),所以又被称为 STP 战略。

第一节　健康管理服务市场细分

一、健康管理服务市场细分的概念与作用

（一）健康管理服务市场细分的概念

美国市场营销学家温德尔·史密斯于 20 世纪 50 年代提出了"市场细分"（Market Segmentation）的概念。所谓市场细分，是指营销者通过市场调研，依据消费者的需要和欲望、购买行为和购买习惯等方面的差异性特征，把某一产品的市场整体划分为若干消费者群的市场分类过程。每一个消费者群就是一个细分市场，每一个细分市场都是由具有类似需求倾向的消费者构成的群体。因此，在细分后的若干细分市场中，同一细分市场具有共性需求，不同细分市场具有差异化需求。

健康管理服务市场同样需要细分。健康管理服务市场细分又称为健康管理服务市场分割，是指健康管理服务机构根据消费者的购买行为与购买习惯的差异性，将某一特定的健康管理服务市场分割为若干个有相似健康服务需求和欲望的消费者群体的行为过程。

健康管理服务市场细分具有以下几个方面的含义：

（1）健康管理服务市场细分是以市场需求的差异性和相似性为客观基础。同一细分市场的消费者具有某些共同的特点，他们对某一特定产品或服务的需求差异较小，而在各个不同的细分市场上，消费者的需求则存在较大差异。

（2）健康管理服务机构进行市场细分是以不同消费者的需求特征、购买动机、购买行为等消费特征为标准，并依据消费者的消费特征制定合理有效的营销策略。

（3）健康管理服务市场细分的最终目的是使健康管理服务机构现有的产品供应、服务水平等能最大限度地满足消费者的需求，维持和扩大市场占有率，以此实现健康管理服务机构的经营目标。

对健康管理服务市场进行细分是非常必要的。虽然健康管理服务行业是一个新兴的、发展中的产业，机会无处不在，但竞争也异常激烈，由于人力、物力和财力等方面的局限性，任何一家健康管理服务机构都很难同时满足所有类型消费者不同的健康服务需求。因此，有必要将健康管理服务市场按不同消费者特点细分为几个群体，把需求基本相同的群体看成是一个细分市场，并推出最能适应细分市场的健康管理服务，以此在竞争中赢得自身的立足之地。

（二）健康管理服务市场细分的作用

市场细分对指导健康管理服务机构制定营销策略、实施营销方案、实现营销目标有着极其重要的意义。

1. 有利于发掘市场机会，开拓新市场

通过健康管理服务市场细分，可以划分出不同的细分市场，通过对各细分市场购买潜力、需求满足度、竞争情况等进行评估，从而发现那些需要没有得到满足或没有充分满足的顾客群，这便是最好的市场机会，因为市场机会就是未满足或未完全满足的市场需求。

2. 有利于选择目标市场和合理的营销策略

市场细分能够帮助健康管理服务机构发现和深入分析细分市场的不同需求，掌握细分市场的变化及趋势，再根据自身的经营思想、方针及服务水平和营销力量，确定自己的服务对象，即目标市场。同时，在市场细分基础上，健康管理服务机构对细分市场需求的认识和把握会更加清楚、准确，有利于提供更有针对性的产品和服务，制定更适合的营销组合策略。

3. 有利于集中人力、物力投入目标市场

任何一个健康管理服务机构的人力、物力、财力等资源都是有限的。通过市场细分，可以选择适合自己的目标市场，然后集中人、财、物等资源去争取局部市场上理想的利益回报。

4. 有利于健康管理服务机构提高效益

健康管理服务机构通过市场细分，面对自己选择的目标市场，可以提供适销对路的产品或服务，既能满足市场需求，降低营销成本，又可以提高服务质量，增加收入，从而全面提高健康管理服务机构的经济效益和社会效益。

（三）健康管理服务市场细分的原则

健康管理服务机构进行市场细分的目的是通过顾客需求差异予以定位，来获得较大的效益。在进行市场细分时，为保证市场细分的有效性和科学性，必须遵循以下几个原则：

1. 可衡量性

可衡量性是指各个健康管理服务细分市场的规模、购买能力和市场的基本情况是可以被衡量的。不过，对市场进行量化是一个极其复杂的过程，需要运用科学的市场调研方法。

2. 可进入性

可进入性是指健康管理服务机构确定的细分市场是可以进入的，能够通过良好的市场营销策略在细分市场实现销量的提升，而那些无法进入的细分市场对其没有意义。

3. 可营利性

可营利性是指细分的市场不但要有一定的市场容量和发展潜力，而且有可拓展的潜力，以保证健康管理服务机构能获得理想的经济效益和社会效益。

4. 可区分性

可区分性是指在不同的细分市场之间，在概念上可以清晰地加以区分。细分市场是否在概念上可以区分，对不同的营销促销策略的反应是不同的。

二、健康管理服务市场细分的标准

健康管理服务市场要进行细分，首先要选择细分的标准。健康管理服务市场的细分标准又称为健康管理服务市场的细分变量，是指消费者在受到某些因素的影响或作用后，会在消费欲望和消费需求等方面产生明显的差异。一般而言，只要是能导致健康管理服务市场需求差异的任何因素都可作为市场细分的标准。常见的细分标准是从地理因素、人口因素、心理因素和行为因素四个方面加以区分的，每个方面又分别包含一系列细分变量。具体如表 3-1 所示。

表 3-1　市场细分标准

细分标准	具体细分因素
地理标准	地区、地形、地貌、气候、城市规模、人口密度等
人口标准	年龄、性别、家庭规模、家庭生命周期、收入、职业、教育状况、宗教信仰、民族等
心理标准	社会阶层、生活方式、个性特征等
行为标准	购买场合、追求利益、购买方式、购买频率、购买行为、购买时机等

（一）地理变量细分

地理变量细分就是按消费者所在的地理位置、自然环境、气候条件等变量将整个健康管理服务市场分割成几个细分市场。因为各地的文化习俗各异，人们的体质、饮食习惯不同，流行病学等方面的特征也不同，因此，处在不同地理环境下的消费者，往往会有不同的需求与偏好，他们对营销策略与措施会有不同的反应。例如，城乡差异会影响人们的体检观念，城市老人每年体检的想法比较普遍，而农村老人的体检思想还不是很普及；地域的不同也会影响人们的养生方式，北方相对更多的是球类运动，而南方相对更多的是游泳等水上运动，健身中心、中医保健和足疗按摩等则是全国人民都喜爱的养生方式，无明显的地域差异性。

地理细分变量具体包括地理位置、地理环境因素和人口密度等，如表 3-2 所示。

表 3-2　地理变量细分

划分标准	典型分类
地理位置	地区：东部、北部、西部、南部
	城市规模：特大城市、超大城市、大城市、中等城市、小城市等
	城乡：城市、农村（远郊、近郊、山区）
	地形地貌：平原、高原、盆地、山地、丘陵等
地理环境因素	气候：寒带、温带、热带/海洋性、大陆性等
人口密度	单位面积土地上居住的人口数

1. 地理位置

根据地理位置，可以将健康管理服务市场细分为南部市场、北部市场、东部市场和西部市场，不同地理环境下的消费者的需求会存在差异。一般来说，我国东部地区较西部地区发达，营养保健滋补类用品、新药特药的需求在东部地区较大，而西部地区尤其是西部农村地区对普药、中草药的需求相对较大。

2. 地理环境因素

由于气候、环境、文化、习俗和生活习惯等因素的影响，不同地理环境中的人口的疾病具有不同的地理特征，一些地方病、传染病及突发性疾病与气候条件密切相关。如我国东南部地区湿热潮湿，而北方相对比较寒冷干燥，一些皮肤病的发病率南方就要高于北方地区，皮肤病用药销量较大。

3. 人口密度

人口密度高低与市场规模直接相关，结合其他变量，可以作为鉴别市场容量的因素。例如，老年人密度可以评估保健品市场容量的大小。

地理标准容易识别，也容易取得认识上的一致。但这类细分变量属于静态变量，处在同一地理位置的消费者的需求还会受到诸如年龄、性别、收入、受教育程度、生活方式等因素的影响。比如，近年来，随着中国改革开放与经济的快速发展，社会结构、收入结构以及人们的生活方式都发生了一系列的变化。人们的健康意识，特别是城镇居民的健康意识正在发生着巨大的变化，健康的消费需求已由简单、单一的医疗治疗型，向疾病预防型、保健型和健康促进型转变。预防性医疗服务市场逐渐兴起，且发展前景广阔，已成为了健康管理机构竞相争夺的"香馍馍"。可见，健康管理服务机构在进行市场细分时，不能简单地以某一地理特征来区分市场，还需结合其他细分变量予以综合考虑。

（二）人口变量细分

所谓人口变量细分，就是根据人口的各种变量，如年龄、性别、收入、职业、宗教、种族、国籍、教育程度等把健康管理服务市场划分为不同的细分群体。对于健康管理服务市场而言，人口因素是最重要的市场细分变量，其在很大程度上决定了顾客的消费需求以及偏好。此外，由于人口统计因素特征明显，又比其他变量更容易衡量，且适用范围较广，因此企业经常以它作为市场细分的依据。其具体细分变量因素见表3-3。

表 3-3　人口变量细分

人口因素	具体人口因素市场细分
年龄	婴儿、学龄前儿童、少年、青年、中年、老年等
性别	男、女
民族	汉、满、维、回、蒙、藏等
职业	职员、教师、科研人员、文艺工作者、企业管理人员、私营企业主、工人、学生、家庭主妇、离退休人员、失业者等

人口因素	具体人口因素市场细分
家庭收入（年）	1 000 元以下、1 000～10 000 元、10 000～20 000 元、20 000～30 000 元、30 000～50 000 元、50 000 元以上等
家庭人口	1～2 人、3～4 人、5 人以上等
家庭生命周期	年轻单身、年轻已婚无小孩、年轻已婚小孩六岁以下、年轻已婚小孩六岁以上、已婚且子女 18 岁以下、中年夫妇、老年夫妇、老年单身等
宗教	佛教、道教、基督教、天主教、伊斯兰教等
种族	白色人种、黑色人种、黄色人种、棕色人种
国籍	中国、美国、英国、加拿大等

1. 年　龄

由于在不同的年龄段里，疾病的发生率会有所不同，因此，消费者对于健康服务的需求和欲望会随着年龄的变化而变化。年龄变化是细分健康管理服务市场最主要的变量之一。按照人口年龄段，健康管理服务市场通常可以细分为老年人、中年人、青年人、儿童等四个细分市场，如儿童医药市场、青少年医药市场、成人医药市场和老年人医药市场等。

但是即使是同一年龄段的人群也存在需求差异，比如同是 70 岁的老人，有的坐在轮椅上，有的却在全世界到处旅游；40 多岁的夫妻，有的已经实现财务自由，踏上了享受人生之旅，有的却还在为房贷车贷等疲于奔波。因此，仅用年龄来预测一个人的健康、工作、家庭状况和购买力等并不都是准确的。

2. 性　别

由于生理上的差别，男性与女性在许多产品和服务需求与偏好上存在差异。性别细分很早是在服装、美发、化妆品和杂志市场细分中加以利用，现在在健康管理服务市场同样适用。例如，女性相对男性更关心美容、减肥、保健等方面，针对女性这一特点，市场上便出现了太太口服液、中华乌鸡精口服液、美媛春口服液、曲美等产品。

3. 收　入

收入水平的高低会直接影响人们的消费结构、消费习惯和消费观念。例如，高收入消费者与低收入消费者在服务选择、休闲时间安排、社会交际与交往等方面会有所不同。如在选择休闲活动时，高收入者可能会选择打高尔夫球，低收入者可能会选择在家附近的公园散步。

4. 家庭生命周期

处于不同生命周期阶段的家庭，消费结构和消费需求会存在差异。由于各阶段的家庭的经济负担不同，因而对健康产品的需求也呈现差异。例如，有老年人的家庭对智能腕表的需求会高于没有老年人的家庭。

5. 职业与教育程度

按消费者职业的不同、所受教育的不同以及由此引起的需求差别细分市场。不同的职业，其闲暇时间、经济收入等都会不同，相应的健康管理需求也不同；受教育程度会影响到人们的健康管理服务意识，一般情况下，受教育程度越高，获取药品知识的能力越强，购买时的理性程度也越高，自我保健意识越强。

除了上述方面，经常用于市场细分的人口变量还有民族、种族、宗教等。为避免单一因素的片面性，健康管理服务机构可以采用两个或两个以上人口统计变量来细分市场。

（三）心理变量细分

心理变量细分就是将消费者按其社会阶层、生活方式、个性等心理变量细分为不同的群体。处在同一人口、地理因素群体中的人群，可能具有不同的心理特征，而具有不同心理特征和消费心态的群体往往又会有不同的服务需求。运用心理因素这一变量细分市场是一项非常复杂的工作，按照心理变量进行市场细分的具体标准见表3-4。

表3-4　心理变量细分

心理因素	具体心理因素市场细分
社会阶层	上上层、上中层、上下层；中上层、中层、中下层；下上层、下层、下下层等
生活方式	享乐主义者、实用主义者、紧跟潮流者、因循守旧者等
个性	外向型或内向型、理智型或冲动型、积极型或保守型、独立型或依赖型等

1. 社会阶层

社会阶层直接影响人们看问题的角度和思路，同一阶层的成员承担的社会义务和扮演的社会角色类似，因而具有的价值观、兴趣爱好和行为方式也比较类似，而不同阶层的成员则在上述方面存在较大的差异。因此，健康管理服务机构的市场营销人员应根据不同社会阶层的需求特点，提供符合其要求的产品和服务。

2. 生活方式

生活方式是指消费者对待生活、工作、娱乐的态度和行为。据此，通常可将消费者划分为享乐主义者、实用主义者、紧跟潮流者、因循守旧者等不同类型。健康管理服务机构的营销人员需要根据消费者的生活方式来细分市场，特别是紧跟潮流者可能更容易接受健康管理这种新兴产业。因此，营销人员可将这类人员作为重点目标客户予以开发。

3. 个　性

个性是决定一个人生活方式的基础性因素。消费者通常会选购一些能表现自己个性的服务或产品。通常，个性会通过自信、自主、支配、顺从、保守、适应等性格特征表现出来。因此，个性可以按这些性格特征分类，从而为健康管理服务机构细分市场提供依据。

由于人们的心理状况复杂多变，较难把握。因此，心理标准是细分市场中比较复杂的标准，健康管理服务机构必须对消费者的不同心理状况进行市场调研，获得可靠的信息，才能较为准确地确定自己的目标市场。

（四）行为变量细分

行为变量细分就是按照消费者对产品或服务的了解程度、态度、购买及使用情况及反映等将他们划分成不同的群体。这一变量能够更直接地反映消费者的需求差异，是市场细分的最佳起点。具体细分标准见表 3-5。

表 3-5　行为变量细分

行为因素	具体行为因素市场细分
购买时机	常规购买、特别购买、节日购买、规则购买、不规则购买等
追求利益	质量、服务、经济、便捷、速度等
使用者情况	从未使用者、曾经使用者、潜在使用者、初次使用者、经常使用者等
使用频率	不使用、少量使用、中量使用、大量使用
忠诚度	完全忠诚者、适度忠诚者、低度忠诚者、无品牌忠诚者
对产品和服务的态度	热心、肯定、不关心、否定、敌视等

1. 购买时机

依据消费者打算购买、实际购买和使用产品的不同时机，将他们划分为不同的群体。比如，有些企业会根据顾客的购买需要，在节日推出特别广告，像母亲节、父亲节等节日，会进行相应的促销活动，以促进产品销售。

2. 追求利益

追求利益是指消费者对所购买的产品或服务能带给自己的好处有不同的要求。如对正在选择养老机构的老年人群进行分析后发现，他们考虑的主要因素有：规模性质、医疗条件、居住条件、地理位置、收费、伙食等。因此，经营者应了解消费者在购买健康产品和选择健康服务时所重视的主要利益是什么，进而使自己的产品突出这些利益要求，从而吸引消费者的兴趣。

3. 使用者情况

根据是否使用和使用程度细分市场，消费者通常可被分为从未使用者、曾经使用者、潜在使用者、初次使用者、经常使用者等。一般而言，实力雄厚的大企业，特别注重吸引潜在的购买者，使他们成为产品的初次购买者，进而成为经常购买者，以扩大市场范围；而小企业资源有限，无力开展大规模的促销活动，只能以吸引、保持住一部分经常购买者为主。

4. 使用频率

根据使用频率，消费者可以被分为不使用者、少量使用者、中量使用者和大量使用者。例如，健身俱乐部大多选择大量使用者作为自己的目标顾客，通过研究这些顾客的特征，就可以制定出适合的营销策略。

5. 忠诚度

健康管理服务机构可以根据消费者对产品和服务的忠诚度细分市场。有些消费者在较长时间内完全专注于购买某一品牌或某几个品牌，另外一些消费者则经常变换品牌。分析产品或服务的忠诚模式，有利于健康管理服务机构了解为什么有些消费者忠诚于本企业提供的产品或服务，而另外一些消费者为什么忠诚于竞争对手提供的产品和服务，以便于调整自己的营销策略。

6. 态　度

消费者对产品和服务的常见态度有五种：热心、肯定、不关心、否定、敌视等。对待不同态度的消费群，企业应采取差别对待原则，制定不同的市场营销组合策略，以获得更多消费者的认可。

案例 3-2

猴姑饼干——实至名归的销售冠军

猴姑饼干，是某集团于 2013 年 9 月推出的一款添加猴头菇原料的饼干，这也是市场上第一款主打"养胃"功效的饼干。猴头菇有增进食欲、增强胃黏膜屏障机能，以及提高淋巴细胞转化率等作用，对消化道溃疡等有良好的辅助治疗效果。由于差异的产品定位与大规模的市场推广，猴姑饼干产品一经面世，就在各大商超终端和电商热卖，尤其是在天猫，其销售额长期占据了饼干品类第一。这只"猴"能从众多品类中脱颖而出，成为"猴王"，其中的一个关键是细分了一个全新的目标市场，正确定位了自己的品牌观念。

首先，从目标市场容量来看，猴姑饼干选定胃不好的人群作为市场目标。有数据显示，我国胃病人群多达 1.5 亿人，超过六成的胃病人群有常吃饼干缓解胃病不适的习惯。猴姑饼干创造了一个全新的细分市场——养胃。正如广告所诉求的："胃不好，总不舒服，猴姑饼干，猴头菇制成，养胃。上午吃一点，下午吃一点。"

其次，从产品认知上看，众所周知，在几千年前，中医早已肯定了猴头菇的养胃价值。《中华本草》记载：猴头菇"健脾养胃，安神，抗癌"。在现行的《中华人民共和国卫生部药品标准》中明确记载："猴菇片为猴头菇经加工制成，具有养胃和中的功效，用于胃、十二指肠溃疡及慢性胃炎的治疗。"因此，猴姑饼干以其自身的护胃实用价值，正在悄然改变着人们传统的养胃护胃思想，充当着国人的"养胃护胃使者"。

最后，该集团为猴姑饼干量身打造了营销方案。从功能诉求上定位：降血压、提高免疫力、养胃护胃、美容养颜、抗衰老、含丰富的微量元素、休闲食品。消费群体定位：除了适合养胃人群的食用外，可以有效降低胆固醇含量，非常适合高血压等心脑血管疾病患者食用。同时，猴姑饼干还可以提高人体免疫力，增强体质，起到养身保健的功效，中老年、青年人群皆可食用。产品策略定位：有机、绿色无公害品牌形象。销售渠道策略：除了超市等实体店铺销售外，大力开拓电商销售模式（如天猫）。促销策略：综合运用网络商铺、电视广告和广播宣传；报纸软文、平面广告；专家解说促销及常规促销活动；终端促销（如降价、礼品赠送等）。

（案例来源：李伟，孔祥金.《医药市场营销》，北京：科学出版社，2017. 有修改）

这里需要说明的是，不管采用什么标准进行市场细分，都应考虑细分的有效性或效益性，防止过度细分。同时，市场细分标准也不是一成不变的，而是随着社会生产力的进步，市场状况的改变而不断变化着的。因此，健康管理服务机构要据此调节适合自身发展的细分标准，审视原有的目标市场定位是否准确，从而调整营销战略。

三、健康管理服务市场细分的基本步骤

美国市场营销学家伊·杰·麦卡锡提出了一套"七步细分法"，即选定、调查、初分、筛选、命名、复核和确定七步，简便易行，健康管理服务机构在进行市场细分时可以借鉴。

1. 选定市场范围

健康管理服务机构可以在战略目标的指引下，对市场环境和自身资源进行充分调查之后，从市场需求出发选定一个可能的市场范围，了解消费者的需求和爱好，以及对该市场范围内的产品类别的态度，并以此作为制定市场开拓战略的依据。

2. 调查、评估潜在顾客的基本需求

可从地理、人口、心理和购买行为等方面去估计潜在客户的基本需求。

3. 初步分析潜在顾客的不同需求

对不同的潜在消费者进行抽样调查，了解他们的需求差异，以及差异的侧重点，找出最迫切的需求，初步形成几个消费需求相同或相近的细分市场。

4. 筛选潜在消费者的共同需求

对初步形成的几个细分市场之间潜在消费者的共同需求加以剔除，找到各个细分市场之间潜在的差异性，以及它们之间需求的差异性，加以分析组合作为细分市场的基础，筛选出最能发挥企业优势的细分市场。

5. 确定细分市场的名称

根据潜在消费者基本需求的差异特征，对于符合需求的细分市场，给予一个形象化的命名。

6. 复核各细分市场的特点，做进一步的细分和合并

对已细分的市场需求特点和消费者购买行为重新进行分析、考察、评估，在此基础上进行再整合和再细分。

7. 确定细分市场

运用市场调研和预测评估工具，对每一个可能的细分市场容量及盈利能力进行预估，找准对企业最有利可图的细分市场，并制定相应的营销策略。

四、健康管理服务市场细分的方法

（一）单一因素法

单一因素法是指健康管理服务机构根据影响消费者需求的某一个重要因素进行市

场细分。例如，英国最大、最受欢迎的保健品品牌 Holland&Barrett（IIB，中文"荷柏瑞"或"和百瑞"），已有近百年的历史，一直以来，HB 都致力于为消费者提供高质量、纯天然的健康食品、营养保健品和天然护肤产品，其中，营养保健品尤为出名。HB 的女性营养保健品主要以消费者的年龄分类，针对不同年龄阶段的女性提供不同类型的保健品，产品覆盖面广，选择面宽。

（二）综合因素法

综合因素法是指健康管理服务机构根据影响消费者需求的两种或两种以上的因素进行市场细分。例如，根据消费者年龄和收入来细分某一市场，可得到 12 个细分市场，如图 3-1 所示。

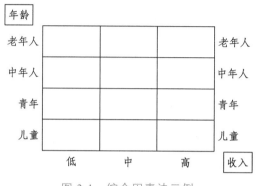

图 3-1　综合因素法示例

（三）系列因素法

系列因素法是指健康管理服务机构选择多个细分依据，按照由小到大、由粗到细的顺序，逐步进行市场细分的方法。例如，对养身保健市场采取性别、年龄、地区和收入 4 个因素进行如图 3-2 所示的市场细分。

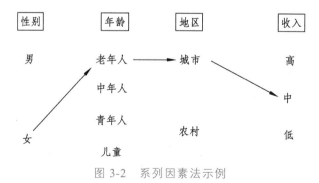

图 3-2　系列因素法示例

这种细分方法可使目标市场更加明确而具体，有利于健康服务机构更好地制定相应的市场营销策略。不过在用此方法进行市场细分时，要注意把握各变量之间在内涵上的从属关系并合理排序，否则会造成细分工作的混乱，增加成本。

第二节 健康管理服务目标市场选择

健康管理服务机构进行市场细分的目的就是要选择目标市场，使健康管理服务机构清楚为之服务的是哪一个或哪一些消费群体，从而为营销战略的制定提供依据。目标市场就是企业在市场细分的基础上，综合考虑细分市场的竞争状况、市场规模和发展潜力，及企业自身资源与发展目标等因素的前提下所选择的企业能为之有效地提供产品或服务的一个或几个目标市场。

健康管理服务是一个新兴的服务行业，它的目标市场是健康人群的疾病预防需求。而健康管理服务目标市场选择，就是健康管理服务机构选择要进入的细分市场，这是健康管理服务机构的营销对象，也是市场机会。

选择目标市场是一项错综复杂的工作，通常情况下，健康管理服务机构可以按照以下步骤来进行目标市场的选择。

一、细分市场的评估

由于资源有限，面对经过市场细分活动划分出的细分市场，健康管理服务机构必须要理性判断，将有限的资源用在那些最有吸引力、企业有能力为之服务的细分市场上。在对不同的细分市场进行评估时，一般考虑以下三个因素：细分市场的吸引力、细分市场的规模和发展前景，以及企业的目标和资源。

（一）细分市场的吸引力

决定市场吸引力的主要因素包括市场规模大小、市场成长性、市场竞争结构、市场进入难度、市场透明度、市场生命周期、市场经验曲线、关键经营因素与本企业优势的相关性，以及企业保持差异化优势的能力等。其中前三个因素对市场吸引力的作用最大，因而往往被大多数企业所关注。

（二）细分市场的规模和发展前景

选定的目标市场必须具有一定的规模和发展前景，才能保证企业获得预期利润。大企业通常重视销量大的细分市场，而小企业则较多选择看起来不太具有吸引力的小市场，因为这样的市场竞争者较少，小企业更具备提供服务的能力。同时，在考虑细分市场的发展前景过程中，企业需要充分考虑社会科技发展的影响。

（三）企业目标和资源

即使某个细分市场具有一定规模和发展特征，并且其组织结构也有吸引力，企业也不能盲目进行投资，仍需将其本身的目标和资源与其所在细分市场的情况结合在一起考虑，判断自身是否能驾驭这些市场。即使这个细分市场符合企业目标，企业也必须考虑本企业是否具备在该细分市场取胜所必须的技术和资源。企业资源能力分析可以从战略资源、产品技术资源、产品原材料资源、营销渠道资源、品牌资源等方面进行。

二、目标市场覆盖模式

健康管理服务机构在选择目标市场时，有五种可供考虑的目标市场覆盖模式，即市场集中化、产品专门化、市场专门化、选择专门化和市场全面化，如图 3-3 所示，其中 M 表示市场，P 表示产品或服务。

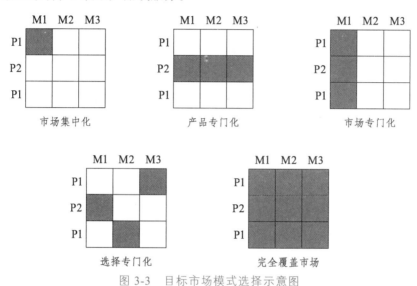

图 3-3　目标市场模式选择示意图

1. 市场集中化

市场集中化是指健康管理服务机构只选择一个细分市场，用单一的产品满足这个细分市场的需求，即健康管理服务机构只为这一个细分市场提供一类产品或服务，供应单一的顾客群，进行集中化营销。这是一种最简单的目标市场模式。

选择市场集中化一般基于以下情况：限于资金能力，只能经营一个细分市场；企业具备在该细分市场中从事专业化经营或取胜的优势条件；该细分市场中没有竞争对手；准备以该细分市场为出发点，时机成熟后向更多的细分市场扩展。

2. 产品专门化

产品专门化是指健康管理服务机构集中生产一类产品，并向各地区各类顾客销售这种产品。例如，日本的尼西奇公司只生产尿布，产品销往世界 70 多个国家和地区。

产品专门化模式能有效地发挥企业在某一方面的优势，迅速将产品推向市场，并增加产品特色，是一些势单力薄的中小企业与大企业竞争，并在市场空隙中获得生存和发展机会的有力武器。但是如果产品被替代品替代，就可能发生危机。

3. 市场专门化

市场专门化是指健康管理服务机构专门经营满足某特定顾客群体需要的各种产品或服务。比如，成都德亲生物科技有限公司就是一家专门为中老年人提供专业化健康咨询服务、针对性健康解决方案及高品质健康产品的健康服务企业。企业专为某一类群体提供服务，能建立良好的声誉，但如果这类顾客的需求发生变化，企业也会面临经营风险。

4. 选择专门化

选择专门化是指健康管理服务机构选取若干个具有良好的盈利潜力且与企业的经营目标和资源情况相匹配的细分市场作为目标市场，针对每一个细分市场的特点提供与之相适应的产品或服务，并制定恰当的市场营销组合策略。这种模式能分散企业经营风险，即使其中某个细分市场盈利不佳，企业还能在其他细分市场盈利。不过采用选择专业化模式的企业应具有较丰富的资源和较强的经营实力。

5. 完全覆盖市场

完全覆盖市场是指健康管理服务机构面向所有的市场，生产多种产品或提供多种服务去满足各种顾客群体的需求，即把所有的细分市场作为目标市场。一般来说，这种模式对企业的资源与能力有较高的要求。满足各种顾客的需要，在实际中很难实现，通常只有实力强大的大企业才能采用这种策略。

案例 3-3

日本尼西奇公司的产品——市场集中化策略

日本尼西奇公司起初是一个生产雨衣、尿布、游泳帽、卫生带等多种橡胶制品的小厂，由于订货不足，面临破产。总经理多川博在一个偶然的机会，从一份人口普查表中发现，日本每年约出生 250 万个婴儿，如果每个婴儿用两条尿布，一年就需要 500 万条，这是一个相当广阔的尿布市场。于是，多川博决定放弃尿布以外的其他产品，集中力量大力进行婴儿尿布的生产，还聘请专业研究人员研究各种花色品种，不断选择新材料，开发新品种，不仅垄断了日本尿布市场，还远销世界 70 多个国家和地区，成为闻名于世的"尿布大王"。

（资料来源：改编自百度文库"日本尼西奇公司发展的秘诀"https：//wenku.baidu. com/view/e71f5bae05a1b0717fd5360cba1aa81145318f12.html.）

三、目标市场营销策略

在目标市场确定以后，健康管理服务机构应接着为目标市场选择营销战略，确定目标市场的营销活动如何组织和开展。有三种目标市场营销战略可供选择，即无差异营销策略、差异化营销策略和集中化营销策略。

1. 无差异营销策略

无差异营销策略也称整体目标市场营销策略，是指把整个健康管理服务市场看作一个大的目标市场，不进行细分，用一种产品或服务、统一的市场营销组合对待整体市场，如图 3-4 所示。当健康管理服务机构判定各细分市场之间差异很小时可考虑采用这种市场营销策略。这种目标市场策略在同质市场上被广泛采用，因为这些市场的需求本身不存在实质性差异，或者即使买方需求存在差异，但企业认为它们有足够的相似之处，可以作为同质市场对待。例如，血压计，不管男性、女性，也不论老、幼，只有一种规格。

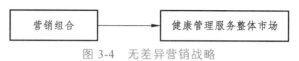

图 3-4　无差异营销战略

这种策略的核心是不必关注消费者需求的差异性。主要的优点包括：第一，规模效应明显。企业只需要开发单一的产品和服务，实行单一的营销组合策略。从而可以降低服务成本、调研成本、促销成本以及培训成本。第二，由于广告、物流等资源配置都集中于一种产品上，也有利于强化品牌形象。

但是，这种策略不适用于所有的健康管理服务机构，这是因为：第一，这种策略淡化了消费者需求的差异性，实际消费者的需求偏好极其复杂且有差异，健康产品或健康服务能够受到市场普遍欢迎的情况较少，如果缺少服务或经营的创新必然很难吸引消费者。第二，成本降低通常伴随着消费者满意度的降低，这也会给竞争对手把服务拓展到被忽视的细分市场提供机会。

2. 差异化营销策略

差异化营销策略是指把整个健康管理服务市场划分为若干个细分市场，针对不同的细分市场，设计不同的营销组合策略，以满足不同的消费需求，如图 3-5 所示。企业希望随着自身在不同细分市场的位置更加稳固，客户对它在专业领域的地位更加认同。差异化营销可以通过产品、服务、市场、形象等方面的差异来体现，针对每个细分市场的特点，制定不同的市场营销策略。例如，生产健康餐食的公司根据消费者的不同需求，有针对性地设计出不同的套餐，有减肥套餐、增肌套餐、塑形套餐等，不同的套餐满足不同人群的需求，使产品的受众面更大。

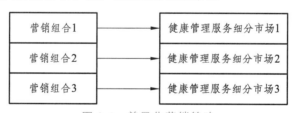

图 3-5　差异化营销策略

同无差异营销策略相比，差异化营销的优点是显而易见的：这一策略是以消费者的需求差异性为出发点，可以帮助健康管理服务机构制定有针对性的营销策略，能较好地满足具有不同特征的顾客群的个性化服务需求，从而提高服务产品的市场竞争力和顾客的满意度。但是这种策略也有缺点：第一，增加了成本。企业需要采用多种营销策略，势必会投入更多的资金用于服务设计、市场调查、宣传推广以及培训上。第二，增加了管理难度，由于产品差异化、促销方式差异化，企业需要将精力分散在多个市场，增加了管理难度。所以，无差异营销的优势基本上成为差异化营销的劣势。因此，健康管理服务机构在决定是否使用差异化营销战略之前，必须衡量增加成本与销售额之间的关系。

🧰 知识拓展

定制营销

定制营销是指企业为顾客提供量身定制的产品。定制营销体现了企业考虑到每个顾客的特殊性，时时处处站在顾客的位置上，针对不同顾客的不同需要，分别提供有针对性的产品。

例如，为顺应智慧健康产业的发展需求，北京某科技有限公司于 2017 年 8 月推出了智能筛查机器人。该智能筛查机器人能够快速全面地筛查评估人体亚健康状态，并有针对性地给予改善建议与个性化健康食谱，为用户提供全面的健康管理服务，推出至今已为近千万用户提供了健康筛查服务。

个体健康管理服务与传统健康管理的"一刀切"不同，它注重个体差异，着重为用户提供个性化的健康管理服务。随着社会的高速发展，慢性病人群与日俱增，健康需求变得更加多元化。对于健康管理服务公司而言，根据个体的健康需求和健康风险，进行健康管理服务的个性化匹配和专业指导，满足客户多样化和个性化的健康服务需求，是提升经济效益和社会效益的有效路径。

因此，企业如果能够为顾客提供量身定制的产品来满足顾客的特殊要求，则可以打动顾客的心，提高顾客的满意度，从而达到增进顾客忠诚度的目的；相反，企业如果不能满足顾客的特殊要求，就始终无法成为顾客心目中最好的企业，也就无法成为顾客的唯一、持久的选择。

定制营销可以满足顾客对产品的不同个性需求，能给顾客带来一种不可名状的尊贵感。随着人类社会的进步，人们生活水平的提高，人们对个性化的要求越来越高，定制理念已经深入人心。另外，定制营销实现了按需定产，避免了大众化生产带来的滞销，同时大大加快了企业资金的周转速度。所以，定制营销有利于促进企业的不断深化发展，成为未来企业的一个重要的经济增长点。

（资料来源：苏朝晖.《市场营销：从理论到实践》，北京：人民邮电出版社，2018. 本文有修改。）

3. 集中性营销策略

集中性营销策略也称密集性目标市场营销策略，是指健康管理服务机构集中所有力量，以一个或少数几个性质相似的细分市场作为目标市场，试图在较少的细分市场里取得较大的市场占有率，如图 3-6 所示。

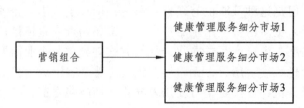

图 3-6　集中性营销策略

实行这种策略的往往是资源能力有限的中小型健康管理服务机构，或是初次进入健康管理服务市场的企业，它们期望的不是在较大的市场上拥有较小的份额，而是在较小的市场上拥有较大的份额。

采用集中性营销策略的优点是：第一，能集中力量迅速进入和占领某一特定细分市场。第二，有利于资源有限的中小型的健康管理服务机构形成特色，能在特定市场上与大型机构展开有力的市场竞争。但采用集中性营销策略也有较大的经营风险，如果目标市场突然变化或出现强有力的竞争者，企业就可能陷入困境。

以上三种目标市场策略各有利弊。选择目标市场时，必须综合考虑企业面临的各种因素，如细分市场的规模和发展潜力、产品类似性、市场同质性、竞争市场状况、企业自身资源和目标等。

四、选择目标市场营销策略的影响因素

一般情况下，健康管理服务机构在选择目标市场营销策略时需要考虑以下几方面的因素：

1. 健康管理服务机构的实力和资源

健康管理服务机构的实力主要体现在提供健康产品及健康服务的能力、经营管理能力和营销能力上。如果公司实力强、规模大、资源丰富，就可以采用差异性市场营销策略或无差异营销策略覆盖整个市场；如果实力不足、规模较小、资源匮乏，则无力把整个市场作为目标市场，可用市场集中模式，实行集中性营销策略。

2. 健康产品的特性

对于不同特性的产品，应采取不同的营销策略。如果健康管理服务机构推出的健康产品是同质的，虽然产品的质量可能存在差别，但这些差别并不明显，只要价格适宜，消费者一般无特别的选择，无过分的要求，因而可以采用无差异营销策略；而异质性产品，如药品的剂型、晶型、复方等对其疗效影响很大，特别是滋补类药品其成分、配方、含量差别很大，价格也有显著差别，消费者对产品的质量、价格、包装等，常常要反复评价比较，再做出购买决策，这类产品就适合采用差异性营销策略。

3. 健康管理服务产品及服务的生命周期

一般而言，健康产品会经历导入期、成长期、成熟期和衰退期四个阶段。当产品所处的生命周期不同，健康管理服务机构采用的市场营销策略也不相同。一般而言，当企业把一种新的产品导入市场时，因品种单一，竞争者较少，消费者对产品了解不多，故可采用无差异营销策略；如果产品是针对某一特定市场，也可以采用集中性营销策略。当产品进入成熟期或衰退期，品种增多，市场竞争趋于激烈，此时宜采用差异性营销策略或集中性营销策略，这样可较好地满足目标市场的特殊需要，集中力量建立产品的特殊地位，取得在目标市场中的竞争优势。当产品处于衰退期，可采取集中性目标市场营销策略，收缩产品线，降成本以保持部分市场，从而延长产品的生命周期。

4. 健康管理服务市场竞争状况

任何组织都生存在竞争的市场环境中，对市场营销策略的选择也要受到竞争者的制约。当竞争者较少，且产品具有垄断性时可采用无差异性营销策略；如果竞争者采用了无差异性营销策略，则无论本企业本身的实力大于或小于对方，采用差异化营销策略，特别是采用集中性营销策略，相对而言都是有利可图、有优势的。如果竞争者已经采用了差异性市场营销策略，则应充分进行市场调研，挖掘更深层次的细分市场，实行更深层次的差异性或集中性目标市场营销策略。由于竞争者状况十分复杂，所以在采用营销策略时一定要慎重考虑多方面的因素。

5. 健康管理服务市场的同质性

健康管理服务市场的同质性是指所有消费者需求相似，对市场营销刺激的反应也相同。在这种情况下，可采用无差异性市场策略；如果各消费者群体的需求、偏好存在较大差异，则宜采用差异性营销策略或集中性营销策略，使不同消费者群体的需求得到更好地满足。

总之，选择适合本企业的目标市场营销策略，是一项复杂的、随时间变化的、有高度艺术性的工作。健康管理服务机构本身的内部环境，如技术力量、设备能力、产品的组合、资金等是在逐步变化的，而外部环境也是千变万化的。虽然健康管理服务在我国才刚刚起步，但作为新的经济增长点，近年来也成为了很多企业竞相追逐的一个领域，竞争异常激烈。要想在市场上占有一席之地，健康管理服务机构的经营者必须要审视内外部环境变化，通过市场调研，了解市场变化趋势与竞争对手的条件，扬长避短，发挥优势，采取灵活、准确的市场营销策略，去争取较大的竞争优势。

案例 3-4
复合维生素的"奇胜"

某企业上市了一个复合维生素补充产品，而当时在这一市场上，竞争已非常充分，善存、施尔康等品牌产品占据着绝大多数市场份额。于是，该企业首先寻求现存市场的空白点。经过调查研究，最终它们没有将目标市场定位于所有人群，而是选择少年儿童作为其目标使用人群，把希望孩子健康成长的父母们作为其目标购买人群，市场定位非常精准。紧紧围绕自己的目标市场，该企业采取了一系列管理措施。

首先，推出一套与产品同名的大型儿童益智竞技游戏节目，这个节目由某大学传播学院策划，在全国各电视台播出，为该产品市场运作打响了第一枪。同时，其卡通篇广告在各电视台儿童节目时间播出，充分获得了孩子们对产品的认知度。其次，在产品口味设计上，推出了适应少年儿童的含钙型巧克力味和果味两种，改变了以往维生素口感不佳的缺陷。在包装上采用孩子们喜欢的卡通形象，颜色鲜明，产品名称字体用活泼可爱的美术字。在产品推广上，在一些大型超市的入口，设计出产品包装形状的脚印形地贴，引导消费者参观产品陈列柜台。设立咨询热线，收集整理消费者情况资料，定期编制和邮寄维生素知识小册子，设立维生素知识网站，组织专家进行营养知识讲座、义诊，并定期到相关人群聚集的场合进行促销活动。

采取这一系列措施后，该产品一上市，其销售额在前三个月便实现同比翻三番，且此后一直保持着稳步增长的良好势头。

（资料来源：李伟，孔祥金.《医药市场营销》，北京：科学出版社，2017.）

第三节　健康管理服务市场定位

健康管理服务机构在选定了目标市场之后，接下来就要进入目标市场的策略决策阶段，尤其是当目标市场上已经存在强有力的竞争对手时，需要考虑如何进入目标市场，以怎样的姿态进入目标市场，也就是市场定位。

一、健康管理服务市场定位概述

（一）市场定位的含义

市场定位（Market Positioning）是 20 世纪 70 年代由美国营销学家艾尔·里斯和艾克特劳特提出的一个重要的营销学概念。所谓市场定位，就是指企业针对潜在顾客的心理进行营销设计，创立产品品牌或企业在目标客户心目中的某种形象或某种个性特征，使其在客户心中留下深刻的印象，占据独特的位置，从而取得竞争优势。简言之，就是在客户心目中树立独特的形象。市场定位的实质是使本企业与其他企业严格区分开来，使客户明显感觉和认识到这种差别，从而在客户心目中占据突出的位置，留下鲜明的印象。

对于健康管理服务机构而言，一旦确定了目标市场，它就必须对自己推出的产品和服务进行"定位"。一项服务的位置是由目标消费者定义的，即相对于其他与之竞争的服务，该服务在消费者心目中所占据的位置。因此，健康管理服务市场定位就是健康管理服务机构在对目标市场的需求以及竞争对手在目标市场的位置进行了充分调查的基础上，塑造出自己的特色形象，以求在目标顾客的心目中占据一个独特的、形象鲜明的位置。简而言之，健康管理服务市场细分和目标市场选择是让健康管理服务机构如何找准客户，而市场定位是健康管理服务机构如何赢得客户。

传统观点认为，市场定位就是在每一个细分市场上生产不同的产品，实行产品差异化。实际上，市场定位与产品差异化尽管关系密切，但有着本质的区别。市场定位是通过为自己的产品创立鲜明的个性，从而塑造出独特的市场形象来实现的。一项产品是多个因素的综合反映，包括性能、构造、包装、形象、质量等，市场定位就是要强化和放大某些产品要素，从而形成与众不同的独特形象。产品差异化乃是实现市场定位的手段，但并不是市场定位的全部内容。市场定位不仅强调产品差异，而且要通过产品差异建立独特的市场形象，赢得顾客的认同。

（二）市场定位的原则

健康管理服务市场定位要突出健康管理服务机构及其产品的特色以及同竞争对手

相比它所具有的差异性，但是这取决于被选择的差异性特征是否有价值以及这种差异会不会成为顾客选择产品的理由。

每增加一种差异化特征都有可能会增加经营成本，所以健康管理服务机构在选择每种区分自己和竞争对手的差异化特征时要仔细论证，被考虑的差异化利益应符合以下原则：

1. 重要性

选择健康服务产品的一个或几个特点进行定位时，所选择的差异化利益对于消费者必须是非常重要的，能够满足足够数量的消费者的利益，是顾客购买时首先要考虑的因素。

2. 独特性

产品或服务必须与众不同，其他竞争对手不能或者很难提供相同特点的产品和服务，或无法用相同的方式来提供。

3. 沟通性

健康管理服务机构能够用一种既简洁又明确的方式让顾客理解产品或服务的不同之处。

4. 可支付性

目标顾客认为因产品或服务的差异而付出的额外花费是值得的，从而愿意并有能力购买该产品或服务。

5. 赢利性

健康管理服务机构通过提供这种产品或服务的差异化利益能够获得利润。

（三）市场定位的层次

一般而言，系统的市场定位包括行业定位、企业（机构）定位、产品组合定位、个别产品和服务定位四个层次。

- 行业定位，即把整个行业当作一个整体进行定位。
- 企业（机构）定位，即把企业（机构）作为一个整体来定位。
- 产品组合定位，即对组织提供的一系列相关产品和服务进行定位。
- 个别定位，即定位某一特定的产品或服务。

健康管理服务机构属于健康行业，行业定位已经非常明确，只需对企业（机构）层次、产品组合层次、个别层次进行定位即可。

1. 健康管理服务机构定位

健康管理服务机构根据自身的资源状况和市场中的竞争状况，可以在以下定位中选择：

（1）市场领导者，即在市场上占有最大的市场份额，并在价值变动、新产品开发、分渠道和促销力度等方面均具领导地位的机构。

（2）市场挑战者，即首先定位在同行业中居于次要地位，但准备随时发起与领导者的竞争并迅速后来居上的机构。

（3）市场追随者，即在市场上居于次要地位，一时不能建立领导者地位的机构。依据追随领先者的程度可以分为紧密追随者、保持距离追随者和选择性追随者三种定位。

（4）市场补缺者，即选择某一较小的区域市场为目标，提供专业化的服务，并以此为经营战略的机构。市场补缺者要学会在大企业的夹缝中生存，积极寻找市场的突破口，选择开发无竞争或竞争少的市场，以争取实际的生存发展机会。

2. 产品组合定位和个别定位

健康管理服务机构必须先定位它们的产品，然后才能在公众中树立起自己良好的形象。产品组合定位和个别定位是将某个具体产品定位在顾客心目中，无论何时何地，只要顾客产生了相关需求，就会首先想到这种产品或服务，从而达到先入为主的效果。以健康管理服务机构为例，常见产品组合类型有：

（1）全线全面型，即强化产品组合的关联度，开发健康领域各类关联性产品以满足市场的需要。

（2）市场专一型，指仅开发经营某一种市场上的各种产品，而不在乎产品线之间的关联程度。

（3）产品专一型，指专门开发某一类市场上的某一种产品，而不在乎产品组合的宽度。

（4）有限产品专一型，指根据市场的特征，集中精力开发有限的产品线以适应有限的或单一的需求市场。

这里需要说明的是，健康管理服务机构定位和个别定位必须有相关性并有内在的逻辑关系；品牌既可以产生于产品组合层次，也可以产生于个别产品层次。

二、健康管理服务市场定位的策略

在现实的营销实践中，健康管理服务机构可以根据其产品或服务的属性、利益、价格、质量、用途、使用者、产品档次、竞争情况等多种因素或其组合进行市场定位。具体而言，健康管理服务机构的市场定位的依据主要包括以下几个方面。

1. 功效定位

消费者购买产品主要是为了获得产品的使用价值，希望产品具有所期望的功能、效果和效益，因而强调产品的功效是定位的常见形式。例如，某茶叶公司开发出的"保健茶""减肥茶"等系列茶品，使许多不喜欢喝茶的人也爱喝茶，增加了销售量。

2. 质量和价格定位

质量和价格通常是消费者最关注的要素，一直以来，消费者心中根深蒂固的理念是"一分钱，一分货""价高质优"。一般而言，价格与质量永远成正比。例如，韩国高丽参，从种植、加工到销售整个链条的控制权都在政府。高丽参的每一种品类都高度标准化，实施严格的品质管控，为其建立了鲜明的品牌辨识度。国外大量高端人参销售商都进口高丽参，其出口价格为中国人参平均价格的9倍，就是源于其品质的稳定以及品牌效应。

3. 产品特征定位

产品特征定位是从产品本身出发，找到产品本身独特的利益点。例如，仁和药业生产的感冒药"仁和可立克"，其广告诉求是：一粒起效。强调的是产品质量可靠、起效快，可快速治疗感冒。产品推向市场后，迅速获得消费者认可，需求日增。

4. 档次定位

不同的产品档次定位会带给消费者不同的心理感受和体验。如高端康疗中心定位在高端市场，普通养老院定位在中低端市场。

5. 类别定位

该定位是企业为了使自己的产品与某些知名而又属司空见惯的产品做出明显的区别，或给自己的产品定位为与之不同的另类。例如，娃哈哈出品的"有机绿茶"与一般的绿茶有显著差异。

6. 概念定位

概念定位是使产品在消费者心目中占据一个新的位置，形成一个新的概念，甚至造成一种思维定式，以获得消费者的认同，使其产生购买欲望。

案例 3-5

脑白金的健康礼品定位

"今年过节不收礼，收礼只收脑白金。"一句土得掉渣的大白话，竟传遍了大江南北，销售力极强。为什么脑白金会如此成功呢？原因是多方面的，但其中不可或缺的一点是其礼品定位与诉求。这一定位和诉求准确地击中了中国人的面子情节，这一情节深深根植于中国社会特定的文化背景中，而礼品消费正是面子情节在消费领域的表现。

中国是礼仪之邦，"来而不往非礼也"是中国人内心深处面子情节最直白的表达。中国人送礼时对面子极其关注，有时礼品就是面子，礼品的轻重就是面子的大小，特别过年，礼品则更加讲究。

脑白金虽为保健品，但它迎合了过上小康生活后中国老百姓心底对健康的深切关注，因此在国人的礼品清单里，脑白金还成为了烟、酒、钱等其他礼品的竞争品，已远远超出保健品的范围。加上"今年过节不收礼，收礼只收脑白金"字里行间的霸气及其表现出来的果断、舍我其谁的气势，使老百姓对脑白金产生了很强的信任感，因此"脑白金就是送礼的"这种观念慢慢深植人心，很多人提到礼品就想起脑白金。

（资料来源：苏朝晖.《市场营销：从理论到实践》，北京：人民邮电出版社，2018.）

7. 利益定位

健康产品和健康服务提供给客户的利益是客户最能体验到的，可以作为定位的思路。使用利益定位的产品或服务，要使客户深刻地体会到购买该产品或服务所带来的实惠。例如，中粮的五谷道场方便面打出了"非油炸更健康"的广告，恰恰迎合了如今人们追求健康的心理。

8. 对比定位

对比定位是通过与竞争品牌的客观比较，找出其缺点或弱点，来确定自己的市场地位的一种定位策略。例如，在止痛药市场，美国的泰诺之所以能击败阿司匹林，采用的就是对比定位。由于阿司匹林有潜在的引发肠胃微量出血的可能，泰诺就宣传"为了千千万万不宜使用阿司匹林的人们，请大家选用泰诺"。

三、健康管理服务市场定位的步骤

一些企业发现选择市场定位策略很容易，但在许多时候，两家或者更多的企业会有相同的定位，因此，必须想办法将自己与其他企业区别开来。为获得竞争优势而进行的目标市场定位包括以下步骤。

（一）识别可能的竞争者

消费者一般都选会选择那些给他们带来最大价值的产品和服务，因此，赢得和保持顾客的关键是比竞争者更好地理解客户的需要和购买程序，给他们带来更大的价值。通过向客户提供比竞争对手更多的利益，企业往往能够获得竞争优势。确立竞争优势的方法通常是使自己营销的产品或服务差异化，而与客户接触的全过程都可以称为差异化。通常可以从以下五个方面着手进行。

1. 产品差异化

可以从产品的特征、质量、款式、设计等方面实现差异，企业通常运用技术创新手段实现产品特征差异化。

2. 服务差异化

向目标市场提供与竞争者不同的优质的服务，尤其是在产品的核心层和形式层趋同的情况下，服务作为产品整体概念中的延伸层面，越来越显示出其营销价值和竞争优势。

3. 人员差异化

通过招聘和科学有效的培训，使员工在专业知识与职业素养、言谈举止、责任心、诚信、沟通交流等方面形成差异。

4. 渠道差异化

建立不同的渠道分销服务形成差异。

5. 形象差异化

借助于特定的工具，如品牌、标志、媒体、事件等外界宣传企业及其产品的个性特征，创造形象差异。

案例 3-6

差异化营销的经典案例

1. 在原材料方面的差异化

"养生堂"买断了浙江千岛湖 20 年的独家开发权之后，发动了针对纯净水的舆论战。广告词"农夫山泉有点甜"带有明显的心理暗示意味，为什么甜？因为是天然矿泉水，因为含有多种微量元素，所以在味道上不同于其他水。

2. 在产品方面的差异化

"真功夫"快餐挖掘传统快餐的精髓，利用高科技手段研制出"电脑程式蒸汽柜"，决定将"蒸"的烹饪方法发扬光大。为形成与美式快餐完全不同的风格定位，"真功夫"打出了"坚决不做油炸食品"的大旗，一举击中洋快餐的"烤、炸"工艺中对健康不利的软肋。

3. 在服务方面的差异化

某健康管理公司应用核心技术组成一组针对目标人群而提供的健康改善服务，其改善效果的可量化性使客户感觉到利益的所在，比竞争对手仅仅提供定性健康改善服务要更有优势。

4. 在功能方面的差异化

顾客选购商品是希望具有所期望的某种功效，"王老吉"原本是区域性的中药凉茶，经过商业运作，淡化其成分，凸显其功能，从而创造出一个新品类——预防"上火"的饮料。"上火"是人们可以真实感知的一种亚健康状态，"降火"的市场需求日益庞大。而凉茶的"预防上火"和"降火"功效，是与其他饮料相比的核心优势，因此重新定位之后的"王老吉"畅销全国。

5. 在渠道方面的差异化

汤臣倍健进入保健品市场后，将传统的直销模式改为经销模式，成为保健品市场的一股清流。目前，汤臣倍健在传统渠道的销售终端数量已经超过 35 000 个，在 96 家全国百强连锁药店和 41 家全国百强商业超市拥有销售专柜。

（案例来源：改编自王月辉，杜向荣，冯艳.《市场营销学》，北京：北京理工大学出版社，2017.）

（二）确定适当的竞争优势

假定一家健康管理服务机构已经非常幸运地发现了几个潜在的竞争优势，它现在必须决定开发其中哪项优势或者开发哪几项优势，据以建立准确的市场定位。健康管理服务机构在定位时应该尽量避免以下三种主要的定位错误。

1. 定位不足

即产品或服务的差异化设计不足，消费者对健康管理服务机构的产品或服务难以形成清晰的印象和独特的感受，认为它与其他产品相比没有什么独到之处，甚至不容易被消费者识别和记住。

2. 定位过高

即健康管理服务机构给产品和服务的定位和宣传过高，超出了产品性能、属性及提供的服务质量。过分的宣传、过度的承诺，令顾客难以置信。

3. 定位模糊

指由于健康管理服务机构设计和宣传的差异化主题太多或定位变换太频繁，致使消费者对产品的印象模糊不清。混乱的定位会让消费者对企业的认识产生混乱。

延伸阅读

一家专业的健康管理公司可以通过很多方式使自己和竞争对手区别开来，包括：

1. 服务地点

2. 服务质量

3. 特殊人群（老年人群、企业人群、儿童人群）

4. 价格

5. 健康咨询师的良好风度

6. 服务产品的组合

7. 与众不同的属性

8. 宣传、推出选定的定位市场

一旦选择好市场定位，健康管理公司就必须采取措施向目标客户宣传自己预期的定位，公司所有市场营销组合必须支持这一市场定位战略，并通过一致的表现和沟通来保持。当市场营销环境变化调整时，产品定位也应顺势改变。

（三）市场定位的方式

健康管理服务机构开展市场定位的主要思维方式和常用的定位方法有以下四种。

1. 迎头定位

迎头定位是健康管理服务机构根据自身的实力，为占据较佳的市场位置，不惜与市场上占支配地位、实力最强或较强的竞争对手发生正面竞争，从而使自己的产品进入与对手相同的市场位置。由于竞争对手强大，这一竞争过程往往风险较大，但是能够激励企业时刻用较高的目标要求自己奋发向上。不过企业也必须要知己知彼，了解市场容量，充分认识到自己的实力和潜力是否能达到这一目的。例如，市场上虽有近百种氨基酸类保健品，但随着人们经济条件的改善和生活水平的提高，保健意识日益增加，市场需求极大，尚没有一个绝对市场领导者品牌，因而其市场潜力仍然十分巨大，吸引了大量企业进入。

采用这种定位策略的健康管理服务机构必须要充分认识到自己的实力和潜力，自己是否拥有比竞争者更多的资源和能力，是不是可以比竞争对手做到更好，没有必胜的把握不可盲目行事。迎头定位的健康管理服务机构必须关注以下三点：

（1）有无足够的市场容量。

（2）提供的产品或服务是否有特色，如人员更专业、实力更强劲、质量更好等。

（3）这种定位与自身的资源、实力、声望、战略目标和应变能力是否相匹配。

2. 避强定位

避强定位又称回避定位，指健康管理服务机构回避与目标市场上的竞争者直接对抗，将其位置定位在市场"空白点"，使自己的产品在某些特征或属性方面与强势对手有明显的区别。这种方式可以避免激烈的正面冲突，能够获得较好的市场回报，有利于巩固企业当前的位置，在市场中迅速站稳脚跟，并在消费者心中树立一定的形象。由于这种做法风险较小，成功率较高，现已在服务企业竞争中被广泛认可和采用。

避强定位的健康管理服务机构必须具备以下四个条件：

（1）该市场有足够数量的潜在购买者。

（2）自身具有进入该市场的技术、设备和人员条件。

（3）能在低价进入的前提下，仍能实现最低限度的利润目标。

（4）通过宣传能够有效送达这样的市场信息——"本机构提供的产品或服务的性价比高于其他机构。"

3. 重新定位

重新定位是健康管理服务机构根据市场变化的需要进行市场定位的改变和调整，包括产品、品牌、经营性质或领域等方面。初次定位后，如果由于顾客的需求偏好发生转移，市场对本企业产品的需求减少，或者由于新的竞争者进入市场，选择与本企业相近的市场定位时，企业都需要重新定位。例如，某些专门为年轻人设计的产品在老年人中也开始流行后，这种产品就需要重新定位。一般来说，重新定位是企业摆脱经营困境，寻求新的活力的有效途径。但重新定位也有一定的风险，不仅需要企业在内部达成共识，还要重新获得顾客对定位的认可。

健康管理服务机构重新定位的前提：

（1）原来的定位不准确或没有体现出服务产品的特点而需要重新提炼。

（2）健康管理服务机构的经营环境、竞争对手或目标消费群发生了变化需要进行定位调整。

（3）由于科技、经济的发展或进入别的竞争领域的需要，且找到了更有意义的新定位。

案例 3-7

云南白药牙膏的市场定位

近 20 年来，中国牙膏产品在中国消费品市场一直保持着高速增长的销售趋势。2016—2019 年中国规模以上牙膏生产企业主营业务收入不断增加，2016 年，中国规模以上牙膏生产企业主营业务收入为 196.2 亿元，利润总额为 33.2 亿元；2019 年中国规模以上牙膏生产企业主营业务收入为 252.7 亿元，利润总额为 41.7 亿元。伴随着利润增长的还有激烈的竞争，既有跨国巨头宝洁、联合利华等强势品牌，还有众多本土传统企业，如两面针、冷酸灵等，同时，更有隆力奇、立白等日化企业加入。可以说，牙膏市场是一个既充满商业机遇又充满激烈竞争的市场。

2005 年，国内著名医药企业云南白药也开始进军牙膏市场。云南白药是中国中药的著名品牌，历史悠久。云南白药创制于 1902 年，因其独特的止血化淤等功效被称为"中华瑰宝，伤科圣药"。根据市场需求，云南白药推出了针对"牙龈出血、口腔溃疡"

等口腔问题的云南白药牙膏。虽然云南白药此举在行业内引起了巨大争议，但短短两年时间，云南白药牙膏就交出了一份满意的答卷。仅在 2006 年，云南白药就取得了上亿元的销售业绩；2019 年，牙膏业务营收超过 45 亿，市场占有率高达 20%，代言民族品牌成为行业第一。

云南白药牙膏所处的市场，是一个成熟的市场，成熟市场产品选择的科学策略是差异化优势的大小。与同类产品相比，云南白药牙膏对"牙龈出血、口腔溃疡"等问题具有较强的差异化优势。

1. 同类竞争品的卖点

目前国内牙膏市场主要有：高露洁、佳洁士、中华、黑妹、冷酸灵、两面针、蓝天六必治、黑人、洁银、草珊瑚、美加净等品牌。其中以高露洁和佳洁士为代表的外资品牌牢牢把持第一阵营，占据了中国牙膏市场近五成的市场份额。第二阵营是年产量 1 亿支以上的几大国产品牌，如黑人、两面针、冷酸灵、六必治、立白等。目前这些产品主要针对的功效是：①"坚固牙龈、防止蛀牙"（高露洁、佳洁士的主要功效）；②"美白牙齿"；③"空气清新"；④"清凉感受"；⑤"双层保护"；⑥"全效"。

2. 云南白药的差异化卖点

云南白药牙膏与竞品相比，具有明显的差异化优势。云南白药牙膏主打的是防止"牙龈出血、牙龈炎、牙周炎、牙龈萎缩和口腔溃疡"等六大口腔问题市场，我们可以看到这些市场是一个几乎没有其他竞争产品涉入的空白市场，同时在解决这些问题时，云南白药牙膏自身有很强的消费者认同优势。

首先，牙龈出血等问题人群数量巨大。中国患有牙龈出血的人群比例比较大，据统计，80%的人都有不同程度的牙龈出血。其次，消费者存在明显需求。在中国，牙医一直是一个收入不错的职业，而口腔医院也一直是效益比较不错的医院。这些牙医、口腔医院的一部分收入来源就是治疗牙龈出血等六大问题。最后，云南白药这一著名中药品牌能给予很好的认同优势。因为这六大问题都给消费者以疾病的心理概念，非一般牙膏能解决。可以说，云南白药牙膏的选择具有明显的差异化优势。目前，市场也证明了云南白药这一选择是正确的。

医药市场竞争激烈，如何提升业绩，对于众多医药企业而言也是一道难题，以医药优势进行功能性日化产品、化妆品的延伸是一条值得尝试的思路。向功能性日化、化妆品延伸，著名医药企业所具有的品牌优势，是这些领域里传统企业所不具有的。云南白药进军牙膏市场，是云南白药企业尝试的开始。近年来，公司还进军了面膜市场。同样的例子，还有云南滇虹药业，进军洗发市场，推出"康王"这一药物去屑概念的洗发产品；南方著名的中药配方片仔癀，也推出了相关的日化产品。对于这些著名医药企业向功能性日化、化妆品的延伸之路，我们充满期待。

（资料来源：王月辉，杜向荣，冯艳.《市场营销学》，北京：北京理工大学出版社，2017. 本文有修改。）

思考与练习

1. 思考题

（1）健康管理服务市场细分的作用有哪些？

（2）健康管理服务市场细分的主要步骤有哪些？

（3）健康管理服务市场营销策略有哪些？各自的优点和缺点是什么？

（4）什么是市场定位？简述健康管理服务市场定位的步骤。

2. 训练设计

选择一家定位不是很清晰的健康管理服务公司或健康管理品牌，尝试为其进行重新定位。首先要分析其定位不成功的地方，调查了解相关的市场环境和目标消费群的需求特点；然后分析它的主要竞争对手的定位特征；最后帮助其重新进行市场定位。

第四章

健康管理服务购买行为

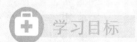 学习目标

（1）掌握需求识别、风险感知、风险承担论、心理控制论、明显性属性和决定性属性的概念。

（2）掌握服务消费的基本特征。

（3）熟悉消费者服务购买行为类型和购买决策过程。

（4）了解影响健康管理服务购买行为的因素。

（5）了解消费者服务购买理论。

案例 4-1

健康体检业亟须规范市场管理

随着人们对健康关注度的日益提高，对健康体检的需求也与日俱增。因此，健康体检产业得到了非常快的发展，许多健康体检机构如雨后春笋般出现。但是，在健康体检业快速发展的同时，出现了一些靠低价吸引人群的现象，造成了体检质量的下降。那么，如何提高健康体检产业的管理水平及技术服务能力，确保体检结果的准确性，营造良好的市场秩序，促进健康体检行业的健康发展，维护公众的健康利益？

数据显示，2009 年以来，中国健康检查市场容量呈增长趋势，2010 年我国健康检查市场容量已达 2.87 亿人次，已形成一定规模。2013 年，中国健康检查市场容量将近 4 亿人次，同比增长 8.17%；全国健康体检行业市场规模超过 700 亿元，同比增长 22.23%。2013 年 9 月 28 日国务院发布《关于促进健康服务业发展的若干意见》，其中第一次提出健康服务产业的发展目标和规模，该意见规划，到 2020 年健康服务业总规模达到 8 万亿元以上，成为推动经济社会持续发展的重要力量。

第一，健康体检可提早防控慢性病。据健康报社社长兼总编辑王硕介绍，现在，健康体检产业正在日新月异地发展，原因之一就是大家认识到了健康体检的重要性。实际上，健康体检的真正目的是防患于未然，在疾病发生之前就将其筛查出来，用较少的代价换取较好的获益。早期疾病的治疗要比晚期治疗便宜很多，效果一般也会更好。对于慢性病，早期通过健康的生活方式进行干预，就会将慢性病控制起来。虽然在健康体检上有了花费，但是可以避免或减少后续治疗的花费。

中华医学会健康管理学分会秘书、中国健康促进基金会学术培训部副主任吴非表示，中华医学会健康管理学分会是中华医学会的 88 个分会之一，其主要工作是健康体检及慢性病早期筛查与风险管理，一方面通过业务指导和学术交流加强健康管理（体检）机构的建设与发展；同时以学科建设与行业研究为基础制定共识、规范与指南。首先，分会先后于 2009、2014 年发布关于健康管理方面的专家共识，对健康管理基本概念、健康管理基本范围、健康管理学科需要研究的内容、健康管理的内容等相关内容进行了厘清。其次，对于体检报告首页的内容进行了规范，要求报告首页尽可能广泛涵盖内容，包括人员体检基本信息，还有相关的主检医生对受检者的基本描述和概括。最后，2012 年，通过硬性的标准，分会评选了健康管理示范基地，旨在能够让这些机构发挥示范带头作用。同时，我们对 100 多家健康管理机构随机进行了调查。据2014 年全国性调研结果，现在已有 20 家健康管理（体检）机构（单店）年收入超过一个亿，并且这些机构的管理、人员培训、质量控制等做得非常好。随着质控的逐步完善，相信更多的体检机构会做得越来越好。实际上，截至目前，先后在北京、上海、天津、湖北、辽宁、浙江、河北等省市，已经成立了省级体检质量控制中心，石家庄、沈阳等成立了市级体检质控中心，也希望通过会议的形式或者相应的培训交流形式将已经成立的健康质量控制中心组织起来，共同制定出一个全国性的健康体检机构质控的规范和标准，并逐一推广。

第二，强化资质认证，人员培训上岗。国家卫生计生委中日友好医院健康体检中心副主任曾庆表示，为了提高健康体检结果的准确性，从而保证休检质量，我们从三个层次下手。首先，严把体检中心医务人员的素质关。以我们医院为例，体检中心的医生的职称都在副主任医师以上，并且做过规范化的培训。其次，严控体检所用的设备和试剂。其中，要求体检所用的耗材和试剂必须经过国家认证。所用的检查设备都要按照国家的医疗规定规范地使用。最后，要保证检查指标解读的科学性。比如，有的筛查指标会设置正常值和临界值的范围，而不是精准指标。筛查指标的目的是发现隐患，提示风险，制定预防及干预措施。在北京地区开展的公立或私立健康体检中心都必须取得北京健康管理协会的资质认证。另外需要说明的是，健康体检不是精准检查和治疗疾病，而是发现风险进行提前干预。

北京协和医院体检中心副主任王振捷指出，体检当中反应的一些质量问题大概可以分两个层次，一是与服务态度、工作态度相关的低级失误，服务态度的好坏通常仅影响了体检者的心情，不会对体检的客观结果造成太大的影响；另一个层次就是与医疗技术相关的，例如误诊、漏诊、结果不准确等，后果相对比较严重。为了确保体检质量，中华医学会健康管理学分会正在联合各健康体检机构制定一些操作的标准化流程和常见疾病的诊疗标准。另外，从 2010 年开始，北京卫计委下属北京市体检质控中心和北京健康管理协会，就对北京的健康检查机构进行定期检查，从健康体检制度、人员资质、场地标准、仪器设备、化验、影像、院感等方面进行了规定。可以说，北京的体检质控工作，在国内做得都非常好。

第三，避免恶性竞争，以质量取胜。健康体检产业在过去的 10 年发展过程中，逐渐成长成一个行业，包括医院性质的和民营性质的体检机构达到了 6 000 多家，而且仍以每年 10%～15% 的速度在增加。目前，健康体检市场上出现了热钱涌入的特点。从 2010 年开始，有一部分是以银行界介入到卫生界里面进行风险投资的情况，并迅速获得了巨额回报，于是就有大量的金融机构开始进入。北京市健康保障协会副秘书长于世北认为，这其中，有一部分属于风险性投资，他们进入这个行业的目的不是做行业，而是来炒行业。他们的目的不是来做服务，而是要使他的金融投资达到最大化。这就涉及一个热钱的问题，就是投资和投机并存。因此，投机资本的进入对行业未来的影响不容忽视。另外，健康体检市场上出现了一些价格战的态势，有的甚至以一折等低价策略吸引人群，拿质量做代价。国家卫生计生委之前颁布了《健康体检管理暂行规定》，在体检机构的准入、人员的准入上，都有规定。为此，要制定和统一质控标准和服务流程标准，检前、检中、检后一定要完全按照标准进行，只有这样，才能正确引导行业发展。

（资料来源：科技日报，2015 年 7 月 23 日，本文有修改。）

问题讨论：

健康管理服务如何更好地发展，以适应人民群众不断提高的需求？

随着科学技术的快速发展和生活质量的明显提高，人们的消费水平开始从传统的基本生活消费逐步向发展型和享受型消费升级转移。人们比以前任何时候都更加需要健康的生活和追求寿命的延长，特别是随着健康、养生意识的增强，诸如体检、康养、健身和医疗咨询等服务开始进入居民家庭。健康管理服务购买过程及其决策过程受消费者购买健康管理服务时的心理状态影响，也有别于一般产品与服务的购买过程及决策过程。研究消费者的健康管理服务购买行为及心理活动是健康管理服务企业不可忽视的重要环节。

第一节　消费者服务购买行为分析

一、健康管理服务消费的发展趋势

随着社会的快速发展，健康越来越成为社会公众关注的焦点和热点，也越来越成为幸福指数的关键指标之一。现代人要应付快节奏的学习、工作和生活，要面临越来越多的竞争和挑战，其生理和心理随时都有可能发生老化和病变；加上环境污染，慢性病发病率连年上升，亚健康人群与日俱增，心理问题更是屡见不鲜，这些都严重地威胁到了人类的健康，因此健康管理服务应运而生。

目前，全球范围内医疗业正在发生重要改变，医疗重心将从疾病治疗向预防保健过渡，健康管理也将完成由"配角"到"主角"的历史转变。而从预防医学角度看，有70%的疾病是可以通过预防而避免或降低风险的。这一切，为健康管理的发展提供了良好的契机。当今人们的健康意识在逐渐增强，健康管理服务作为一个与健康相关的新兴产业，已向人们展示了广阔的商业化的新型医疗市场前景，未来必将吸引大量的投资资金飞速发展，在健康管理的积极作用下，不久的将来人类将迎来历史上崭新的大健康时代。

随着经济的发展和人民收入水平的不断提高，消费者对健康管理服务的消费欲望大大增加，健康管理服务消费呈现以下发展趋势：

1. 健康管理服务消费需求呈上升趋势

健康管理服务将成为21世纪的发展亮点，进入普通百姓的生活中。世界卫生组织对健康的最新定义是：人的健康不仅仅是躯体没有疾病，还要具备心理健康、道德健康和社会适应能力。人类已经有了一个恢复健康的庞大系统：诊断和医疗系统。健康管理的概念，正在从萌芽到成长，并逐步成熟，健康管理的理念正走进百姓的心中。

健康管理服务消费领域具有客户群体大，潜在空间大的特点。与常规的温饱型消费服务不同，现代社会人们更加注重追求生活质量，消费者不再仅仅为了身体健康、长寿而进行诸如健康咨询、医疗保健、养老保险等服务性消费。而且为了身体和心理的全面发展，衍生出许许多多类型的健康管理服务，如营养膳食指导、健康运动服务消费、心理健康咨询、可穿戴设备数据监控、减肥专业指导等服务。甚至为了追求美的需求而进行诸如美容、美体、健身等服务消费。

2. 健康管理服务消费整体水平不断上升

随着人们收入水平的上升和文化素质的提高，社会公众对健康管理服务需求层次也在不断上升。健康管理服务消费整体水平的提升集中体现在年人均医疗保健支出的大幅提高，从 1995 年人均 110 元/年医疗保健支出，到 2013 年达到 912 元/年，再到 2017 年人均 1 451 元/年，医疗保健支出水平比 1995 年提高了 13 倍，可以说健康观念的进步速度远超收入水平的提高速度。

人们的健康理念也发生了翻天覆地的变化，现在人们更加注重健康服务的环境是否舒适，服务水平是否专业及高效，服务态度是否友善，品牌的知名度是否能经受检验等。可以说，目前消费群体对健康管理服务的认知提升和消费升级，对服务内容和价值的了解升级，推动了该行业由可选健康消费向刚需健康消费升级。

同时，企业的管理能力结合健康管理服务专业能力，以及品牌知名度、销售推广能力、后续的客户维护等方面将不断提高健康管理服务消费整体水平。

3. 健康管理的个性化服务消费比例增大

科学技术的巨大进步极大地促进了社会发展，丰富了人们的生活，同时也不断提升着人们的需求水平。人们对健康管理服务的需求已经开始向高层次、多元化的方向转移。长期以来，标准化服务一直都是服务企业经营管理遵循的目标，然而消费者的需求是有差异的，特别是现代社会消费者的需求个性化日益突出，个性化需求与服务标准化之间的冲突愈演愈烈。面对同一服务的多种需求，企业经营者应以消费者个性化需求为导向，增强服务弹性和应变能力。在健康管理服务行业发展过程中，标准化＋个性化服务将作为该领域最标准化的服务程式。同时个性化需求与定制化、精准化的健康管理服务相结合也是重要的发展趋势。

同时，和有形产品生产需要不断开发一样，健康管理服务内容也在不断地创新。创新的来源来自消费者的个性化需求。确切地讲，每一种不同的需求都是健康管理服务的潜在市场。需求在变化，服务内容也应不断地推陈出新。

二、健康管理服务消费的特征

由于健康管理服务的特殊性以及消费者行为的多样性和多变性，健康管理服务消费者行为具有以下特点：

1. 消费认知风险性

健康管理服务消费者在消费认知方面的风险比实物消费者大，这是因为：

（1）健康管理服务产品是无形的和不易预判的，消费者在购买前很难判断服务的质量、特点以及享用服务后能否获得收益。

（2）健康管理服务不具有标准化特点。不同时期、不同地点服务的水准可能会发生变化，即健康管理服务的质量不稳定，消费者在这次享受到好的服务并不能保证下次的服务和这次一样好。这使消费者在购买和消费服务时感知风险大大提高，不利于服务的推广。

（3）健康管理服务的不可分割性，即健康管理服务不存在时间上的间隔和空间上的分离，生产过程就是消费过程，服务的生产和消费是同时进行的。这使得服务过程缺少担保和保证，即使顾客感到不满意，也会由于消费已经结束而无法重新更改。

（4）健康管理服务具有较高的技术性或专业性，这导致即使在使用过之后，往往由于消费者缺乏足够的知识、经验而不能对服务产品做出专业评价。

在购买和消费服务过程中，健康管理服务特性致使消费者在服务功能上、心理上、身体上、社交上、时间上以及所获得的产品质量上的感知风险大大提高，不利于服务品牌的推广和新产品的推出。

2. 信息来源人际性

人际交流是消费者获取健康服务信息的主要渠道，即通过服务产品的口碑来判断产品质量的高低，其最终的消费决策往往不依赖于大众媒体的广告。这是因为，服务产品的特点决定消费者较难采用传统的方式评估产品质量，使得服务购买成为一种高消费认知风险的活动。在这种情形下，消费者更加倾向于听取亲朋好友的建议、评论及产品使用者的售后反馈。并且，服务的无形性使得企业较难用媒体广告来有效地传播服务信息，所以消费者一般不单靠大众媒体上的服务广告，而更看重自己交际圈内传递的口碑信息。在健康管理服务领域，消费者的口碑是服务消费者评估各个购买方案时最看重的信息来源，这也提醒服务供应商重视服务过程中的人际沟通，即服务人员与消费者、消费者与消费者之间的沟通。

3. 质量识别间接性

健康管理服务的无形性使得消费者在购买和使用服务前往往只能根据服务价格、服务人员的介绍、服务设施环境等有形的东西来间接判断服务质量。在消费者看来，较高的服务收费、良好的服务环境就意味着较高的服务质量和水平。健康管理服务营销增强消费者对质量识别能力的途径包括：第一，利用价格来传递服务质量信心，增强顾客对产品功效的信心，并保持价格的稳定；第二，塑造服务品牌，使用统一的标识，宣扬企业文化，增强消费者决策信心；第三，利用服务设施来传递服务质量信息和保持服务设施的完好；第四，利用服务环境来传递服务质量水平，并保持服务环境。

4. 品牌持有稳定性

消费者对服务品牌一般有较高的忠诚度，不会轻易在品牌上"弃旧图新"，这是因为：第一，"弃旧图新"意味着消费者需要花时间甚至金钱对新品牌进行认知与鉴别，而消费者一般不愿意再冒认知风险，也不愿付出额外成本。第二，服务的不可分性使得服务的消费者对品牌具有或多或少的感情。服务人员比较了解老主顾的需求和偏好，并据此有更大的可能为顾客提供出令人满意的服务体验。长时间的服务消费，使得消费者可以享受到更多的价格优惠、特殊优待及个性化服务等。

5. 品牌选择的有限性

健康管理服务消费者在实际的服务产品购买中，受各种因素的限制，在选择品牌时并没有太多的挑选余地。这是因为：首先，由于服务的无形性，使得消费者对各种品牌的了解度有限，并且在信息不充足的情况下很难对各个品牌作出比较；其次，由于服务的不可储存性，使得服务产品较难提供给远距离的消费者，所以服务消费者较难接触到远距离的服务商。

6. 服务过程的参与性

健康管理服务的生产与消费的不可分割性决定了服务消费是一个消费者与服务商之间双向互动的过程。在不同的服务产品中，消费者的参与度不尽相同。但毋庸置疑的是，消费者的配合度很大程度上决定了服务成效。

三、影响健康管理服务消费的因素

消费者市场是为满足生活需要而购买商品和服务的所有个人和家庭，是组织市场以及整个经济活动服务的最终市场，对消费者市场进行研究其核心内容就是分析消费者的购买行为。影响消费者购买行为的主要因素有消费者自身因素、社会因素、企业自身因素和服务本身的特点等。分析影响消费者购买行为的因素，对于企业正确掌握消费者行为，有针对性地开展市场营销活动，具有极其重要的意义。

（一）消费者自身的因素

与消费者自身有关的影响购买行为的因素很多，其中起主要作用的有以下几种：

1. 收　入

消费者是否选择健康管理服务和选择什么样的健康管理服务，首先取决于其个人支付能力的大小。而支付能力又主要取决于其收入水平和财富积累水平的高低。当消费者收入水平提升时，消费者的购买能力会提高，这将会影响消费者对健康管理服务的需求。收入越高，消费者对健康管理服务的支付能力越强，在价格不变的情况下，对健康管理服务的需求也越高。反之，收入越低，消费者对健康管理服务的购买力减弱，对健康管理服务的需求也就越少。因此，收入和财富是决定健康消费者行为特征的首要因素。

2. 年　龄

消费者的需求与消费能力会随年龄而变化。不同年龄，身体健康状况会不同，对健康的需求也有所区别。由于老年人慢性病患病率较高，慢性病较多，病情相对较重，因此对健康管理服务的利用也相对较多。人群中老年人的构成比例增加，会导致健康管理服务需求的增加。预计 2025 年我国 60 岁以上人口将达到 3 亿，这表明我国在老年健康管理市场上有广泛的需求空间。

3. 性　别

不同的性别在健康消费需求和观念上各不相同，表现在健康消费行为方面也有很大的差异，因此健康管理服务可以根据不同性别的健康管理需求和差异来细分市场。女性往往是消费的决策者和主要影响者，女性在消费过程中表现出极高的忠诚度和推荐度，并且容易受到感觉营销的影响来决定自己的消费行为，易受外界环境因素的影响。同时，相对于男性，女性的患病率和身体不适比例更高，这些都会带动其健康消费。

4. 地　域

不同的地区因为具有不同的气候、文化、民族和不同的行为生活方式而产生不同的偏好。同一区域的经济增长率和人口规模可能会随着时间的推移而产生巨大的变化，从而导致不同的消费需求。由于所处地域不同，带来的消费差异称为地域消费差异，既包括地域购买力的差异，也包括地域消费文化差异。

5. 家庭及参考群体

家庭是社会组成的必要元素，其对个人的性格塑造和价值观形成，对个人的消费动机、消费决策等都会产生非常重要的影响。消费者的行为同时还受到个体所接触的群体的影响。此外，意见领袖的观点和行为也影响或左右着消费者的行为及其选择。家庭既是产品的基本消费单位又是重要的社会群体，个体形成其购买和消费决策的过程中，往往将家庭或其他某个社会群体作为参照和比较的对象。

6. 健康知识水平

在疾病发生之前，消费者往往缺乏对疾病危害和痛苦方面的体验，所以，对自己所需要的健康管理服务数量和质量不可能像在商品市场上购物那样，可以完全地自主选择，而是完全依赖健康管理师的推荐和健康理念的营销所产生的消费行为结果。

健康管理服务由于专业的复杂性，普通消费者对于健康知识和信息的缺乏，因而无法判断自己需要或应该获得何种健康管理服务，对所获得的健康管理服务的质量和价格也无法判断，在供需双方存在着明显的信息不对称性，消费者没有足够的信息来做出自己的消费选择，使供需双方的竞争处于信息不对称的状态，因此消费需求的产生受到自身健康知识水平的影响。

同时，我们应该关注到消费者对健康管理服务的需求具有一定的不确定性。人们是否需要健康管理服务，并不以个人的主观意愿为主导，而是取决于消费者是否发生疾病的健康风险，以及通过健康体检和疾病风险评估，分析出潜在疾病的风险程度，来确定健康管理计划，而且随着个人的健康改善行动而发生变化。

（二）文化社会因素

人们总是处在一定的文化背景下从事各种社会活动。各种文化因素影响着消费者的行为及选择，社会文化通常是指人类在长期生活实践中建立起来的价值观念、道德观念以及其他行为准则和生活习俗，任何文化都包含着一些较小的群体或所谓的亚文化群，它们以特定的认同感和影响力将各成员联系在一起，使之持有特定的价值观念、生活格调与行为方式。长期形成的传统习惯也制约着消费者的选择偏好，约定俗成的、不同的社会阶层也具有不同的消费倾向。若不研究、不了解消费者所处的文化背景，往往会导致营销活动的失败。

（三）其他因素

影响消费者购买行为的因素除消费者自身因素、社会因素之外还有企业和服务本身的因素，如服务企业的整体形象识别系统、服务品牌、服务质量、服务价格展示、服务环境设计、服务人员素质和企业的整体营销工作等。

四、健康管理服务购买的需求

不同的消费者有着不同的需求，一般来说，消费者对健康管理服务的需求包括有生理、安全、社会形象、信息需求，动机对消费者的影响主要体现在唤醒功能、方向功能及维持与强化功能上，同一个消费者受诸多因素的影响，在不同的时期需求又是动态和变化的。因此明确消费者的需求和动机对于研究健康管理服务购买行为十分重要。

根据马斯洛的需要层次理论，人类的多种需要可分为五个层次，并且是逐级上升的，即生理需要、安全需要、归属和爱的需要、尊重需要以及自我实现需要。后来马斯洛又补充了两个层次：认识和理解的需要、审美的需要。当下一级的需要获得相对满足以后，追求上一级的需要就成为驱动行为的动力。而低级需要（生理、安全）仅要求从外部使人得到满足，高级需要（社交、尊重、自我实现）则是从内部使人得到满足。因此，只有后者才是行为真正的动力，是产生行为的动机。随着商品经济和市场经济的不断发展完善，消费者对于生理和安全需要得到了满足，而高层次的需要则在很大程度由于消费者个体的差异和社会、文化、经济、心理因素的影响，变得复杂化和多样化。因此，消费者在选择产品和服务时会提出各种各样的需求，注重的方面也各自不同，从而促使厂家和商家改进产品和服务功能，在产品和服务的各个方面下工夫、找特色，推动产品的异质化，以满足消费者个性化消费的要求。

五、健康管理服务购买的动机

动机这一概念是由伍德沃斯于 1918 年率先引入心理学的。所谓动机是指推动个体采取行为的内在驱动力。这种驱动力是由于需求没有得到满足而产生的紧张状态引起的。也就是说，当个体缺乏某种东西被意识到之后，就会产生紧张不安的感觉，为了消除这种紧张状态，人们就采取行动，寻求可以满足这种需要的目标。

（一）健康管理服务购买行为与动机的关系

消费者购买行为，是指消费者受需求动机的影响而作出决定，修改购买方案，完成购买过程的行为。消费者购买行为过程既是消费者的思维、心理过程，也是不断采取行动、产生方案、解决问题的过程。消费者购买行为是与产品或服务紧密联系在一起的，多样化的产品或服务引起了消费者的购买，而消费者的反应又成为各种产品生产和销售的动力。并且，由于消费者的偏好具有多样性，与消费层次、结构存在重叠现象，因此对产品异质性的要求也日益提高。

动机通常是推动个人采取行为的内在驱动力，动机源自消费者自身的需求，并受社会地位、家庭教育、世界观和价值观等方面的影响。从动机上看，人们将购买消费产品时最基本且普遍存在的原因和动力，称为基本动机。将消费某种产品时，引起人们购买或消费的最主要、最直接原因和动力，称为主导动机，是其他产品很难替代的特性，与产品的具体特征有关，也就是异类产品和存在异质性的同类产品。同一种产品的消费动机具有多样性和组合性，每一位消费者的动机可能不同。

消费者的基本动机和主导动机也并不是固定不变的，主导动机与基本动机也可能出现转换。以主导动机作为产品或服务定位的基础，体现了"以消费者为中心"的产品设计观念。如果产品或服务定位与形象建立不是从消费者的动机出发，而只是从生产厂商的利益出发，就很容易导致失败。

（二）健康管理服务购买动机的类型

1. 从情感角度分类

主要分为理智型和感情型两种。理智型动机通常包括适用性、经济性、可靠性、安全性、便捷性、服务质量的；感情型动机则是由社会和心理的因素产生的，购买意愿和冲动主要包括知名度、科技感、从众、超前性、崇外尊重心理的。

2. 从表现形式分类

（1）生存与安全动机。生存与安全动机使消费者为了身体健康、长久地生存而进行服务性消费，如健康咨询、医疗保健、体检、失能老人照料等服务消费。

（2）发展动机。发展动机使消费者为了身体和心理的全面发展而进行服务性消费，如营养膳食服务消费、健康运动服务消费、心理健康咨询、可穿戴设备数据监控、减肥专业指导等服务消费。

（3）求美动机。求美动机使顾客因追求美而进行服务性消费，如美容、医美、美体、整容等服务消费。

（4）享乐动机。享乐动机使消费者为了得到身心享受、愉悦而进行服务消费，如心理沙龙、网络社交平台、陪聊机器人、健身、足浴、按摩等健康服务消费。

六、健康管理服务购买的行为类型

不同消费者购买过程的复杂程度不同，究其原因，最主要的是购买介入程度和购买对象品牌差异大小。购买介入程度指消费者购买风险大小或消费者对购买活动的关注程度，同类服务不同品牌之间的差异大小也决定着消费者购买行为的复杂性，消费者越是缺乏服务消费知识和购买经验，感受到的风险越大，购买过程就越复杂。

（一）根据服务消费者行为的复杂程度和所购服务本身的差异划分

根据服务消费者卷入程度（卷入程度是指消费者购买时的谨慎程度以及在购买过程中愿花费多少时间和精力去收集信息、选择判断，还有多少人参与购买过程）和服务产品差异的组合，消费者购买类型可划分为以下四种。

1. 复杂型购买

该类型购买发生在消费者初次购买那些卷入程度高、品牌差异大的服务商品的场合。多数消费者对这类商品知之甚少，但因其服务的无形性，并且价格昂贵，故消费者购买前的选择决策非常谨慎，要花费时间大量收集信息，多方位挑选比较。这种购买决策最为复杂。比如医美整形、养老公寓购买等消费行为。

2. 和谐型购买

该类型购买发生在消费者购买卷入程度高、但品牌差异较小的服务商品时。这种购买因不同品牌的服务只要价格在同一档次内，质量功能差别不大，故消费者不需要收集很多的信息或进行评价，卷入程度高主要因服务价格较高或不经常购买引起。决策重点在买不买，买什么档次的，而不在乎买什么品牌的，且更关心能否得到价格优惠，购买时间和地点是否方便等问题。

3. 多变型购买

该类型购买发生在品牌差别大、卷入程度低的服务商品上。消费者经常变换所购服务的品牌，主要是出于尝试一下新东西的好奇性，避免单调乏味。消费者在这类服务购买前，一般并不主动收集有关信息，只是通过广告等宣传媒体被动接受信息，对服务的品评也是发生在购买之后，而且即便对所消费服务的感觉不错，下次购买时仍可能更换品牌。比如购买保健品、康养旅游等消费行为。

4. 习惯型购买

该类型购买发生在消费者购买卷入程度低、品牌差异小的商品时，是一种多次购买后形成的习惯性反应行为。消费者经常购买某种固定的服务，并非出于忠诚，而是出于习惯。这种消费者具备一定的健康知识。比如消费者习惯于在健康管理师的帮助下，改善自己的运动与营养膳食行为。

（二）根据健康管理服务消费者行为的表现形式进行划分

1. 经济型

这种消费者由于经济条件限制，因此特别注重是投入成本，对健康服务价格敏感。低成本的健康管理服务对他们具有吸引力。

2. 理智型

消费者在做出购买决策之前，对自己所要选择的服务，已经反复考虑，做出比较，慎重选择。

3. 盲目型

这种消费者缺乏应有的健康知识，往往容易受到广告和健康管理师的诱导，盲目冲动地购买某种健康服务。

4. 冲动型

这种购买行为与理智型购买行为相对，是一种自发的、无意识的非计划性购物行为，而且具有一定的复杂性和情感因素。由于很多冲动型消费者是情感驱动型的，他们在购物前，没有进行仔细搜索和深思熟虑地评估，而是冲动性地、心血来潮地购买很多计划外的商品。即便消费者在进入商店时处于某种负面的情绪状态，一旦进入商店，他们也许会精神一振，实际花费金额比预期更多。所有这些都意味着冲动性购物在很大程度上是一种无意识的购买行为。

5. 习惯型

习惯性的购买行为是指消费者并未深入收集信息和评估品牌，只是习惯于购买自己熟悉的品牌，在购买后可能评价也可能不评价产品。对于习惯性的购买行为的主要营销策略是：利用价格与销售促进吸引消费者试用，开展大量重复性广告，加深消费者印象，增加购买参与程度和品牌差异。

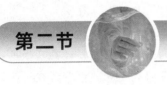

第二节　消费者服务购买的理论模型

一、风险承担论

风险承担理论用风险认知概念来解释消费者的购买行为。所谓风险承担，是指消费者在购买健康管理服务时，较之购买实体商品要承担更大的风险。这是由于健康管理服务具有无形性和不可存储性等特征，可感知特性较少，消费者无法在购买前评估服务，而服务过程大多不可逆转，也不可能更换。不成功的健康管理服务过程可能造成顾客所不希望的后果、不愉快的经历，甚至是严重的不可挽回的损失。因此，消费者的任何行动都可能造成自己所不希望或不愉快的后果，而这种后果则由消费者自己承担。

消费者作为风险承担者，要面临四个方向的风险：① 履行风险，是指消费者购买的健康服务项目将不能按照服务供应商承诺的标准得到履行的风险；② 财务风险，是指服务定价过高或因服务质量问题等招致经济上蒙受损失所产生的风险；③ 身体风险，是指如果出现了服务事故而给顾客带来的肉体和精神上的伤害；④ 社会风险，是指因购买决策失误而受到他人嘲笑、疏远等影响社会声誉的风险；⑤ 时间风险，是指购买前的信息搜寻或服务失误造成的时间浪费而带来的风险。

一般而言，购买健康管理服务的风险往往要大于购买普通服务的风险，这主要是由健康管理服务的不可感知性、不可分离性、服务质量标准的难以统一和信息不对称等特性造成的。

消费者在购买健康管理服务时，会主动规避风险或减少风险，消费者对购买过程中满意的服务品牌或企业不随意更换，不轻易去否定或背离自己认为满意的服务品牌或企业，不贸然去承受新的服务品牌带来的风险。消费者规避风险或减少、降低风险主要采取以下策略。

（1）忠诚于满意的服务品牌。根据自身经验，消费者对购买过程中满意的服务品牌不会随意更换，不轻易去否定或背离自己认为满意的服务品牌，不会贸然去尝试新的服务品牌，并承受新的服务品牌带来的风险。

（2）调查服务企业的美誉度和信誉度。优质服务企业通常会形成好的口碑，口碑是社会消费群体对企业服务的评价。好的口碑即是企业信誉度和美誉度的集中体现。消费者无法测定企业的信誉度和美誉度，但可借助消费者群体的口碑去判断其服务奉献的大小。好的口碑，尤其是从购买者的相关群体获得的信息，对购买者具有很强的参考价值。

（3）听从正面舆论领导者的引导。正面舆论领导者通常是一个群体中能够给人以较好意见的人，是具有相关知识、对社会消费行为负有责任感，并在社会消费活动中有影响力的专家。听从舆论领导者的引导意见有助于消费者降低购买服务的风险。

（4）对于专业技术性服务，购买者降低风险要从内部和外部两个方面来降低购买的不确定性及其后果，要通过加强调查研究、借助试验、大量收集服务企业的内部和外部的信息等方式规避风险。

基于风险承担的观点，一方面客观地正视了消费者购买服务的风险性的事实；另一方面也明确地为消费者规避、减少、降低风险提供了依据。这一理论对于密切服务企业与消费者的关系，化解在服务购买过程中可能出现的矛盾具有理论指导意义。

二、心理控制论

心理控制论是指现代社会中人们不仅需要满足基本的生理需求，还要以追求对周围环境的控制作为资深行为驱动力的一种心理状态。这种心理控制既包括对行为的控制也包括对感知的控制。

行为控制表现为一种控制能力，在服务购买过程中，行为控制的平衡与适当是十分重要的，如果控制失衡就会造成畸形，损害一方利益。如果服务企业有太多的权利，意味着它可以制定过多的规则和程序，这些规则和程序从效率的角度看也许是企业运作所需要的，但是对于服务人员，这些规则和程序会限制他们为消费者服务的权限，甚至会导致他们的反感和厌恶；对于消费者而言，企业的规则和程序使他们感到烦琐；如果消费者拥有太多的权利，他们会表现出非常满意的态度，但相应地会使企业的工作效率下降，成本上升，服务人员的控制力减弱，他们必须依据消费者的不同要求工作；如果服务人员的权利过多，就会使他们过多地考虑到自己工作的顺利和高效，忽略了消费者的要求，导致消费者满意度下降。同时，还会带来一些其他的问题，如公司形象的分散和公司向消费者提供服务种类的混乱，为公司事务管理部门带来许多新问题。因此，理想的服务接触应该是最高限度地使三方当事人的目标协调一致，应该使消费者和服务人员的控制需求与运营效率的需求达到平衡。

服务交易是一个消费者付出金钱和控制权而换取好处和利益，交易双方都尽可能多地获得更多优势的过程。但是在通常情况下，服务企业很难从消费方获得较高的服务满意评价。在服务交易过程中，交易控制并不只表现在行为控制层面，它会从深层次的认知控制进行表现。服务交易过程中的行为控制是交易双方通过控制力的较量和交易，以消费者付出货币和控制权而换得服务企业的服务为目标。交易双方都在增强自己的控制力，在彼此趋近于平衡的状态下取得成交。但由于交易双方对服务质量标准认识的不一致性，导致交易双方对交易结果难以获得满意的最佳感受。在这种状况下，交易控制发展到感知控制层面。

服务交易过程既是双方行为控制的较量，也是感知控制的竞争。服务交易的成败和顾客满意度的高低，很大程度上取决于服务企业对感知控制的能力和举措。服务流程是一系列的互动流程，包括人与人之间的互动及人与环境之间的互动。通过这些互动流程，消费者获得了需求的满足，并表现出满意或不满意的感知，顾客对于感知的控制决定了服务互动流程的质量。在服务体验流程中，消费者感觉到的控制地位越高，他们对服务的满意度也就越高。然而在交际中，任何一方都不可能完全控制服务流程，包括顾客、服务人员和服务企业。在服务接触流程中，这三个方面都会在某一方面有所冲突，而所有的服务接触都可以被看做是这三个方面当事人企图克服冲突所做的妥协。

心理控制论尤其是感知控制对于企业服务和服务企业具有重要的管理意义。根据这一理论，企业在服务交易中应该为消费者提供足够多的信息，尽可能让消费者对服务具有较高的认知，使消费者在购买流程中感觉到自己拥有较大的主动权和控制力，以增强消费信心和提高满意度。

三、多重属性论

多重属性论是指服务业具有明显性属性、重要性属性及决定性属性等多种属性，而且同一服务企业由于服务环境和服务对象的差异性，其属性的地位会发生变化。明显性属性是引起消费者选择性知觉、接受和储存信息的属性；重要性属性是表现服务业特征和服务购买所考虑的重要因素的属性；决定性属性则是消费者实际购买中起决定作用的明显性属性。服务的这三重属性是依次递进的。决定性属性一定是明显性属性，但对某个服务而言一定是最重要的属性，重要的属性不一定是决定性的属性。

决定性属性是决定消费者选择结果的那些属性，这些属性与消费者偏爱和实际购买决策关系最为密切，尽管决定性属性不一定是最重要的属性，但它必须是区别于同类企业的属性。例如，技术水平是体检服务中最重要的属性，但对于每个消费者来说，技术水平并不是决定乘客选择哪个体检机构的决定原因。

服务的决定性属性是选择服务企业的最主要属性，其权重最高；重要属性是消费者选择服务的重要因素，其权重略低于决定性属性，但不能拉开距离过大。消费者对服务的选择就是依据多重属性论对服务属性进行综合考察而得出最佳选择。多重属性模型可表示如下：

$$A_{jk} = \sum_{i=1}^{n} W_{ik} B_{ijk}$$

式中，A_{jk}代表k消费者对j品牌的态度；W_{ik}代表k消费者对i品牌属性给予的权重；B_{ijk}代表k消费者对j品牌所提供的i属性的信念强度；n代表属性数。

多重属性模型可用来测算消费者所选择的服务对象的综合服务能力或服务质量，具体测算办法是：

① 初步选取若干个条件基本接近的服务对象，假定为 A、B、C、D、E 五家体检机构；② 根据各属性在服务交易中的重要程度分别给予权数，各权数的总和应为1；③ 通过调查，让消费者给这几个服务对象分别予以评估，评分按 100 分记；④ 据评分结果，对五家体检机构的综合能力或综合服务质量进行计算；⑤ 将五家体检机构的计

算结果进行比较，从而决定选取积分最多的体检机构作为选择对象。例如，某消费者决定做健康体检，要对所熟悉的五家体检机构状况进行比较，即可采用此法。为简便起见，列表 4-1 示意。

表 4-1　五家体检机构多重属性模型

属性＼机构	A	B	C	D	E	权重
技术	100	100	90	80	90	0.5
价格	100	80	70	60	80	0.2
环境	90	90	100	100	90	0.1
设备	100	100	90	80	70	0.1
服务态度	90	90	100	60	100	0.1

根据表 4-1，可计算出消费者对每一家体检机构的评价，具体计算如下：

A：$100 \times 0.5 + 100 \times 0.2 + 90 \times 0.1 + 100 \times 0.1 + 90 \times 0.1 = 50 + 20 + 9 + 10 + 9 = 98$

B：$100 \times 0.5 + 80 \times 0.2 + 90 \times 0.1 + 100 \times 0.1 + 90 \times 0.1 = 50 + 16 + 9 + 10 + 9 = 94$

C：$90 \times 0.5 + 70 \times 0.2 + 100 \times 0.1 + 90 \times 0.1 + 100 \times 0.1 = 45 + 14 + 10 + 9 + 10 = 88$

D：$80 \times 0.5 + 60 \times 0.2 + 100 \times 0.1 + 80 \times 0.1 + 60 \times 0.1 = 40 + 12 + 10 + 8 + 6 = 76$

E：$90 \times 0.5 + 80 \times 0.2 + 90 \times 0.1 + 70 \times 0.1 + 100 \times 0.1 = 45 + 16 + 9 + 7 + 10 = 87$

测算结果表明，A 体检机构综合评分高，应为首选对象。

第三节　消费者服务购买决策过程

在服务消费的过程中，消费者主要通过人际交流获取服务信息，即通过服务产品的口碑来判断产品质量的高低。因为服务的无形性及服务行为易受人及服务场所的环境因素所影响，使顾客特别是新顾客，在购买服务产品前较难审视服务产品的特点和功能，因此也难于准确预测享用服务后所带来的利益和价值。消费决策的主要内容是要明确购买的动机、对象、数量、地点、时间和方式。如果没有购买需要或者是欲望，没有人会购买一个产品或服务，因此在这些问题中最重要的就是购买对象，这也是决策的核心和首要问题。

一、决策过程

消费者的服务消费决策行为需要涉及三个关键的内容：一是消费者对服务进行评价与选择具体的决策单元或决策的因素；二是影响消费者服务消费决策的主要因素；三是消费者主要决策行为，如满意、忠诚或购后行为之间的关系。因此，消费者的服务消费决策过程可以分为三个阶段：购前阶段、消费阶段和购后评价阶段。

（一）购前阶段

购前阶段是指消费者决定购买和使用服务之前的一系列活动。当消费者意识到有某种服务需求时，这一阶段就开始了。这种需求的不断增强，促使消费者着手准备购买。消费者在购买服务之前，首先从各种渠道搜寻信息，形成对服务品牌的期望，并对服务品牌进行评价和选择，然后在购买过程中，感知服务品牌提供给自己的利益与成本，经历消费体验，并对其自身的体验进行评价，进而形成购买行为。

由于当消费者意识到某种服务需求时，购前阶段就开始了，因此，消费者个人的需要与期望就非常重要，它在很大程度上决定和影响消费者将做什么样的选择。如果消费者将要购买的服务是自己经常光顾的或者风险相对较低的，他会很快作出选择。但是，如果消费者将要购买的服务风险性较高或是第一次使用，就需要大量地搜集信息。他们会从各种渠道搜集有关信息，从中寻找解决问题的方法，紧接着就要确认有可能的、潜在的供应商，且在作出最后决定之前权衡每一种选择的利弊，最后才确定出最佳的选择方案。

1. 需求识别

需要识别指消费者确认自己的需要是什么。消费需求是消费活动的先导。人们的消费活动通常是由消费需要引起和决定的。在服务购买过程中，消费者由于某种未满足的需要引发动机，当需要升高到一定限时就变成一种驱动力，驱使人们采取购买行为使其需要得到满足。因此，需要是消费者购买行为的内在原因和根本动力。掌握消费者需要的内涵，对研究消费者的购买服务行为和心理活动规律有着极其重要的意义。需要可由内在刺激或外在刺激唤起，内在刺激是人体内的驱使力，如饥、渴、冷等；外在刺激是外界的"触发诱团"。这两种刺激升华到一定程度方可转化为动机，最终驱使人们采取行动，但也可能逐步减弱直至消失。

研究消费者对服务的需要，还需要了解企业所提供的服务在哪种需要层次上。美国人本主义心理学家马斯洛将人类需要按由低级到高级的顺序分成五个层次，即生理需要、安全需要、爱与归属需要、自尊需要、自我实现的需要。

（1）生理需要：人类维持自身生存的最基本需要，如果这些需要任何一项得不到满足，人类个人的生理机能就无法正常运转。换而言之，人类的生命就会因此受到威胁。从这个意义上说，生理需要是推动人们行动最首要的动力。马斯洛认为，只有这些最基本的需要得到满足以后，人们才会追求更高层次的需要。

（2）安全需要：在生理需要得到满足以后，人们就会追求生活安全的需要，包括自身生命安全、财产安全以及免受疾病威胁的需要。当一个人的生理需要获得一定程度的满足后，安全需要就变得强烈起来。医疗保健服务都是为了满足这种需求。

（3）归属和爱的需要：社会的需要包括社交的需要、归属的需要以及对亲情、友情、爱情等感情上的需要，与人交往是满足人社会需要的一种主要的方式。

（4）自尊需要：尊重的需要包括内部尊重和外部尊重，内部尊重就是人的自尊；外部尊重是指一个人希望有地位、有威信，受到别人的尊重、信赖和高度评价。它涉及独立、自信、自由、地位、名誉、被人尊重等多方面内容。自尊需要的满足将给人以信心、勇气和感情，使人充分发挥自己的技能，否则就会使人产生无能感、软弱感和自卑感。对所有的服务业来说都应该考虑到对消费者自尊需要的满足，并把这一观念当作服务业的根本理念。

（5）自我实现的需要：实现个人理想、抱负，最大限度地实现自身价值和社会价值。自我实现的需要是作为一个人类渴望达到自己的潜能的极限的需要，这种需要建立在前四种需要的基础上，是最高级的需要。只有基本的需要得到满足后，人们才会产生最充分最旺盛的创造力，产生发挥自己能力的强烈欲望，最终才能充分发挥他们的最大潜能。

这五个层次需要是按从低级到高级层次组织起来的，只有当较低层次的需要得到了满足，较高层次的需要才会出现并要求得到满足。当人们感觉到某种需要，总是会积极行动去满足它。

依据马斯洛需求层次理论，服务企业营销人员在消费者需求识别阶段的任务主要是：① 了解与本企业产品或服务有关的现实的和潜在的需要，在价格和质量等因素既定的前提下，一种产品或服务能够满足消费者多种需要或多层次需要就能吸引更多的购买；② 了解消费者的需要随时间推移以及外界刺激强弱而波动的规律性，根据消费者不同的需要层次，以设计诱因，增强刺激，唤起需要，提供多方位的服务或选择某一层次的服务，并制定出相应的服务营销策略，最终唤起人们采取购买行动。

2. 信息搜寻

存在服务需求缺口的顾客可能会去寻求更多的信息。而搜集信息的状态又可根据消费者涉入程度分为一般注意与积极搜集状态。这主要取决于消费者对服务的需求程度、消费同类服务的频率以及服务消费对于消费者的重要程度。消费者的主要信息来源基本上可分为：个人来源（亲朋好友、使用经验等）、商业来源、公共来源等三类。其中前一个属于消费信息的非正式来源，后两个则是消费者信息的正式来源。对于服务产品来说，信息搜集相对较难，这是由于服务供应商品一般是经验特性和信任特性高的商品，消费者不去亲身体验，只通过相关群体的影响，一般很难明确服务提供的水平是否能够满足自己的需求。因此，消费者搜寻服务产品信息则更依赖于人际来源。因为大众媒体多适合于传递有关有形产品可寻找特征方面的信息，而服务产品多为经验特征和可信任特征，只适合于消费者向社会相关群体获取；另外，消费者在购买服务之前很难了解到服务的特征，为了避免购买的风险，更乐意接受相关群体口头传播的信息，以为这样的信息可靠性强。当然，服务信息的收集并不完全排斥非人际来源，如网络、电视、电影、报纸等渠道，广告及其他新闻媒体的宣传往往也是消费者信息搜寻的重要来源。

3. 感知风险

大量的研究显示，消费者在购买服务时面临较大的感知风险。消费者购买商品和服务都要承担一定的风险，相比之下，消费者购买健康管理服务所承担的风险更大，消费者对风险的认知更难。这是因为：① 健康管理服务的不可感知性和经验性特征，决定消费者在购买商品之前所获得的有关信息较少，信息越少伴随的风险会越大；

② 服务质量没有统一性标准可以衡量，消费者在购买产品过程中的不确定性增强，风险更大；③ 通常情况下，健康管理服务过程往往缺乏担保和保证可言，即使顾客在消费过程中或消费后感到不满意，也会因为消费过服务而无法重新更改或退换；④ 许多健康管理服务（如体检、康复训练、精神抚慰等）都具有很强或较强的技术性或专业性，或是需要较长时间的体验才有效果，有时即使在享用过服务之后，消费者也缺乏足够的知识或经验来对其进行评价。因此，消费者在搜集服务属性时，非常重视能降低其感知风险的有形证据，并希望服务品牌能给予自己一定的承诺担保。所以，凡能够提供有关服务（利益）特性的有形证据，均是消费者在信息搜寻过程中所需要的重要线索。

4. 形成期望

期望是顾客对服务品牌进行判断的重要标准与参照物。消费者通过将品牌感知与品牌期望比较来评价服务品牌及其服务。因此，品牌期望在决定顾客满意度和忠诚度、形成顾客购买习惯等方面起着不可轻视的作用。消费者经过信息搜集，对服务品牌的多个属性会形成自己的个性预期。

顾客的服务期望有不向的表现形式，最常见的是"最希望是（理想）""可能是（规范）"或者"应该是（预测）"的标准。因此，顾客的现实期望并不是固定的一个水平，而是在不同水平之间摇摆的一个区域。通常情况下，影响消费者服务期望的因素主要有以下四种：

（1）明确的服务承诺。服务承诺是服务企业在消费者购买服务产品前公开对其服务标准、服务内容、服务过程、服务项目、服务时间等所作的保证，是服务产品有形化的重要内容。这类信息可以通过个人途径传递，如通过销售、服务人员传递；也可以通过广告、宣传手册和其他出版物等非个人途径传递。明确的服务承诺是完全由服务企业控制的，它是能影响预期的少数几个因素之一。服务企业应准确地承诺最终能实现的服务内容，避免因为误导，而使消费者产生不相符的服务预期。

（2）含蓄的服务承诺。这是指与服务有关的暗示。服务企业的暗示承诺引导消费者推测出服务产品质量应该或将会是什么水准。服务场所的设施、环境及服务产品的价格等都会被消费者视为有形依据，这种暗示的服务承诺同样也会影响消费者服务期望的形成。在服务过程中，环境设计、面积、色彩、气氛、清洁度及噪声等因素一般会深深作用于顾客的潜意识，并间接影响消费者对服务的感受和评价。值得注意的是，服务产品的价格可以反映服务质量水平，价格也被视为服务质量水平的有形实据。如果服务收费提高，消费者对服务的期望水平也会随之提高。

（3）服务企业的口碑。口碑传播是由当事人而非组织发表的个人言论，向消费者传递服务品牌及其产品的相关信息。由于服务是体验特征和信度特征占主导地位的商品，消费者购前的产品信息未知度和不确定性因素很多，需要藉由这种可信度较高、信息较为翔实的方式加深消费者对服务品牌及产品的了解，以便评价和比较各种购买方案。口碑好的服务企业及其所提供的服务，容易促使消费者形成较高的服务期望。另外，高满意度的企业口碑也是服务企业最好的广告。

（4）顾客经历。顾客过往的服务接触是影响其服务期望的另一个因素。顾客对某一服务的经验越多，对该服务的期望水平就可能越高。因为顾客经验越多，对该领域服务水平就越了解，相应会形成较高的顾客期望；相反，经验较少的情况下，顾客对企业服务的内容模式不够清楚，形成的服务期望也会较低，没有过经历的顾客可能更容易满足于服务企业提供的现有服务。

对于服务营销人员来说，了解和把握顾客的服务期望是十分重要的。消费者购前形成的服务期望反映了消费者需求的现状和趋势，是消费者作出购买决策的依据，并且在决定消费者购后满意度、忠诚度以及形成顾客购买习惯等方面均起着不可轻视的作用。

5. 可选方案的评价与选择

针对同一需求可能会产生多个可供选择方案，但是最终只可能选择其中最佳的方案，这就要求消费者对可供选择的方案进行评估、比较，然后再抉择。一般来说，消费者通常根据自己以往的经验知识，只从有限的几个选择方案中进行筛选。消费者可对方案的评估抉择，主要取决于以下几个因素：第一，自己的使用体验，人们总是给予自己有良好体验的服务品牌较强的信任感；第二，亲朋好人的口头传播，如前所述，人们尤其偏爱与自己关系亲近的人提供的信息；第三，服务企业所提供的商业信息，商业信息能使消费者恢复对过去体验的记忆或对以前企业形象的回忆，并通过相关刺激（商业优惠）来吸引顾客购买，促使消费者将企业品牌纳入品牌备选方案之中。

如果消费者的评价过程是认知导向的模式，那么消费者对服务品牌的判断大多是建立在自觉的和理性的基础之上，并希望综合多个选择模式的优点来进行消费者选择决策评价。

6. 购前阶段影响消费者行为的因素

总体来看，在购前阶段，信息的充分性、决策的风险性是影响消费者购买行为的主要因素。

（1）信息的充分性。这是指消费者从各种渠道获得的服务信息是否足以使其作出有效的购买决策。服务类消费信息可以通过各种渠道获得：① 回忆以往所了解或体验到的有关知识，以便从中找到解决办法；② 向亲朋好友、同事和邻居等征求意见和建议；③ 向专家咨询；④ 打热线服务电话或进行网上咨询；⑤ 向消费者服务机构和服务热线咨询等。以上信息来源可以分为人际来源和非人际来源两大类，而消费者更依赖信息的人际来源，即口碑被认为是服务消费中较为可靠的一种信息来源。消费者在广泛搜寻信息的基础上，对所获得信息进行适当筛选、整理，最后将确定出最佳选择方案。消费者在信息不充分的条件下，进行方案选择的余地就会大为缩小。

（2）决策的风险性。这是指消费者作出的决策造成自己不希望得到的，或是产生不满意的后果的可能性。不同的服务企业在消费者决策的风险性方面具有不同的特点。比如整容服务中消费者主要承担3个方面的风险：财务风险、人身风险和绩效风险。如果消费者认为购买新服务将要承担比现有服务更多风险时，他们不会轻易转换品牌，因为品牌忠诚度是消费者减少购买风险的一种手段。

二、消费阶段

1. 消费者的服务感知

消费阶段是指消费者实际消费的阶段。经过购买前的一系列准备活动，消费者的购买过程进入实际购买和消费阶段。对于有形产品而言，消费过程通常包括购买、使用和废物处理等不同过程。由于健康服务具有生产和消费同时进行的特点，消费过程体现为顾客与服务提供人员及其设备相互作用的过程。

健康服务生产与消费同时进行的特征意味着服务企业（或服务人员）在消费者使用健康服务的过程中将起着主导作用。离开健康服务提供者健康服务的消费过程是无法进行的。消费者是健康服务过程的主体，他们的需求、个人素质、爱好甚至情感因素都会对健康服务过程、健康服务质量产生影响。在消费阶段，消费者会形成对健康服务的感知。消费者在此阶段根据自己的品牌信念与消费习惯，通过与企业员工的互动接触，对自己所购买的服务品牌及其产品进行实际感知并产生不同的购后评价。如果消费者所得到的健康服务超过或符合顾客所期望的服务，消费者会感到满意；如果消费者所希望的健康服务未能实现，消费者会对服务品牌形成不满意的消极评价。消费者满意对于企业来讲，无疑是形成竞争优势与稳定的目标市场群体的重要条件。因为只有满意的消费者才有可能产生忠诚行为。消费者对健康服务品牌的感知过程实际上也就是顾客对健康服务品牌及其服务的实际体验、评价过程。另外，各种服务设施是服务人员向消费者提供健康服务的工具，它们给消费者的印象也将直接影响到消费者对企业服务质量的判断。

2. 消费阶段的影响因素

在消费阶段，现场管理的有序性、服务流程的高效率、沟通的有效性是影响顾客满意的主要因素。

（1）现场管理的有序性。包括营销人员对经营现场的有形展示的布置、对顾客参与服务的管理、对顾客与顾客互相影响的管理。有序的经营现场会给顾客留下良好的印象，是顾客预先判断服务质量的重要依据。所以保健品产品展示会多选择在高级酒店或礼堂。

（2）服务流程的高效率。这是指服务人员及时向顾客提供所需服务的反应性及服务效率。高效率的服务可以缩短顾客的等待时间，可以精简健康管理服务步骤，可以尽快为顾客提供规范优质的服务。这一切给顾客留下的印象将直接影响到顾客对企业服务质量的判断。此外，由于服务流程的延长，顾客对服务产品的评价不单单是在购买之后的阶段，而在消费过程中就已经产生了。实际上，顾客在同服务人员及其相关设备接触的过程中，已经开始对企业的服务进行评价。从企业的角度来看，服务消费过程的这种特点为企业直接影响顾客对产品的判断提供了方便。

（3）沟通的有效性。服务中的沟通是双向的，既包括服务人员主动向顾客介绍参与服务的方法和传播服务的可信任特征，也包括顾客向服务人员清晰表达自己的诉求。因此，要取得有效的沟通，企业不仅要通过服务人员的工作帮助顾客积累有关知识，取得顾客的配合，而且还要领会顾客提出的服务要求，避免在消费阶段引起顾客对消费结果产生不满。

三、购后评价阶段

消费者在消费服务之后，会根据自己的体验与评价结果来决定其购后行为。一般而言，消费者往往会主动和其他人交换意见，重新评价自己的购买决策是否正确、明智，是否理想、满意，这就是购后感受。消费者的购后感受，即对产品的满意或不满意会影响以后的购买行为。对于服务产品与服务品牌来说，健康管理服务体验的结果与服务质量的好坏均会影响消费者的购后行为。

不管对服务满意还是不满意，消费者均会采取一定的购后行为。在对健康管理服务满意的情况下，消费者可能采取增加购买的频率或种类、重复购买、向他人推荐该服务品牌或者进行正向的口碑传播等行动，直至变成服务品牌的忠诚顾客。在对健康管理服务不太满意的情况下，消费者可能出现转换品牌行为或者终止使用该类服务等行为。在对健康管理服务不满意的情况下，消费者会采取向服务企业投诉、转换品牌、负面口头传播，甚至会通过法律程序解决问题等。综合以上分析，可以将服务的主要购后行为类型概括为以下几种：增加使用、品牌重购、品牌推荐，口头传播、品牌转换与顾客抱怨等。

健康管理服务的购后评价是一个比较复杂的过程。顾客对服务的评价不仅是在购买之后的阶段，在消费过程中，评价过程就已经开始。它从消费者做出购买决策的一刹那间开始，并延续至整个消费过程。顾客评价的结果是他们对前两个阶段满意感受的积累与明确化，但购后阶段中的一些特有因素对这一评价结果也产生影响。

（1）投诉、抱怨渠道的畅通度。即企业是否意识到引导顾客表达不满的需要，并设立有效的投诉、抱怨传递渠道及建立管理这些投诉、抱怨的组织。为了保证该渠道的畅通度，一方面企业应建立相关组织包括在服务现场设立投诉专柜，安排解释质疑的专家，使顾客的不满呼声得以发泄，并对不良的服务质量进行补偿，另一方面还须对顾客的投诉做出实质性的答复和补偿，并将改进结果及时向顾客反馈，只有这样才能真正达到渠道通畅。同时应发挥政府组织在此方面的积极作用。比如在养老健康管理服务中，可积极发挥政府的监督反馈作用。民政老龄部门建立一套完整的居家养老服务管理及协调机制；为辖区内的老龄人群及服务机构建立准确翔实的数据库及养老服务电子化档案，政府或运营公司的管理人员和服务中心管理员可对投诉热线进行查询、监听、统计、评估等；为政府提供强有力的业务指导和管理手段，可全面提升居家养老的服务水平。

（2）消费后跟踪接触度。即企业在提供服务后仍主动跟进顾客的意见、建议、需求的及时性、频率与深度。企业的跟踪接触越及时，对顾客的最终评价影响越大，太早太晚都会降低跟踪接触的效果。对顾客消费后的跟踪接触应及时并保持一定的频率，这对企业挽留初次消费者，巩固已有顾客群，了解顾客需求变化趋向都有帮助。

（3）对口碑营销的激励。能主动向亲友、熟人介绍该服务的特色与收益是忠实顾客的重要特征。企业采用物质上或精神上的方式对这些行为进行奖励，无疑会强化顾客的口头宣传，同时顾客会对自己以往的消费决策给予肯定，加强对企业的信任度，提高对企业的忠诚度。

从过程分析的角度来看，顾客最终的满意度是顾客在各消费阶段的满意度的总和。在某种意义上，消费者的购后评价将取决于企业是否善于管理消费者与消费者、消费者与员工、消费者与企业内部环境以及员工与内部环境之间的关系。

思考与练习

1. 思考题

（1）健康管理服务购买过程包括哪些阶段？

（2）消费者购买健康管理服务与购买有形产品的评价依据有哪些差别？

（3）举例说明心理控制论的含义及指导意义。

2. 训练设计

实地调研一家健康管理服务企业，分析前来消费的顾客有哪些需求特点，分析影响他们消费行为的主要因素。

第五章

健康管理服务产品及品牌

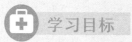 学习目标

（1）掌握健康管理服务产品、核心产品、附加服务、品牌及品牌定位、健康管理服务产品生命周期、新服务开发等概念。

（2）了解健康管理服务产品的内涵、特点。

（3）了解健康管理新服务开发的过程。

（4）熟悉健康管理服务产品组合、"服务之花"；健康管理新服务开发的策略。

（5）掌握健康管理服务产品的品牌管理策略、健康管理服务产品生命周期不同阶段的营销策略。

案例 5-1

中共中央：2021 年投入 3 000 亿支持"康养＋旅游＋地产"模式

我国居民正在进入养生、养心、养老的大众旅游时代，人们愈加地追求健康和精神享受，旅游度假作为新时期人们的一种旅居生活方式，逐渐成为休闲生活主流。"康养＋旅游＋地产"可以催生一系列新业态。

康养产业就是为社会提供康养产品和服务的各相关产业部门组成的业态总和。根据康养产品和服务在生产过程中所投入生产要素的不同，康养产业分为康养农业、康养制造业和康养服务业三大类。

康养服务业主要由健康服务、养老服务和养生服务组成。健康服务包括：医疗卫生服务、康复理疗、护理服务等；养老服务包括：看护服务、社区养老服务、养老金融服务等；养生服务包括：美体美容、养生旅游、健康咨询等。

国务院在 2016 年发布的《"健康中国 2030"规划纲要》中指出，应积极促进健康与养老、旅游、互联网、健身休闲、食品融合，催生健康新产业、新业态、新模式。打造康养小镇是指以"健康"为小镇开发的出发点和归宿点，以健康产业为核心，将健康、养生、养老、休闲、旅游等多元化功能融为一体，形成生态环境较好的特色小镇。

康疗养生产品的构成主要是以中医、西医、营养学、心理学等理论知识为指导，结合人体生理行为特征进行的以药物康复、药物治疗为主要手段，配合一定的休闲活动进行的康复养生旅游产品，包括康体检查类产品。它是医疗旅游开发中的重要内容之一。

（资料来源：澎湃新闻 2021-03-14 https：//www.thepaper.cn/newsDetail_forward_11707936. 本文有修改。）

问题讨论：

请结合案例，分析我国健康服务业的发展趋势。

对于健康管理服务业而言，企业市场营销决策的首要任务就是为目标市场的消费者提供符合需求的健康管理服务产品。如何选择合适的健康管理服务产品以及制定恰当的健康管理服务产品营销策略是所有健康管理服务组织都面临的重要问题。在激烈的市场竞争环境下，健康管理服务企业需要瞄准某细分市场的需求并制定差异化战略以与竞争对手的产品相区别。同时，新型服务传递渠道，例如互联网、智能手机的应用，使企业能够改变服务体验并为消费者带来新的利益。本章将从产品决策的角度研究健康管理服务企业的营销策略，包括健康管理服务产品组合策略和健康管理服务产品品牌策略、新服务开发策略等。

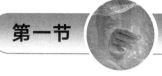

第一节　健康管理服务产品

一、健康管理服务产品的内涵

（一）产品及服务产品

在服务营销中，产品（Product）、服务（Services）与有形商品（Good）是有区别的。产品是指能够为顾客提供某种利益的客体或过程，它包括了服务和有形产品。

菲利普·科特勒认为：服务产品往往依附于有形的产品，而有形产品里面也包含有服务的成分。

有形产品概念较易把握，因为是实实在在的有形实体，其大小、款式、功能等都由企业事先设计，顾客所购买到的也正是企业所提供的。而服务产品大都是无形的、不可感知的，并且消费与生产同时进行。有形产品生产后可以储存起来，而服务的取用则意味着在需要某种服务时，由生产它的生产系统提供使用。被服务的顾客往往是参与在生产过程之中，并也提供一部分自我服务。有些服务项目难于标准化，如医生为病人做手术。

实际上，有形产品与服务产品很难完全分离，既没有纯产品，也没有纯服务，而是两者"你中有我，我中有你"。

（二）健康管理服务产品

1. 健康管理服务产品的内涵

健康管理服务产品是指以提供某种形式的健康管理服务为核心利益的整体产品。

大健康市场是近年来兴起的一个概念，同时包括广义的健康产业与健康活动关联的产业，包括医疗服务、医药保健服务产品、营养保健食品、医疗保健器械、休闲保健服务、健康咨询管理等多个与人类健康紧密相关的生产和服务领域。

以服务为主导的健康管理服务产品包括康复治疗、健康疗养、养生旅游、健康咨询等。有形的健康管理产品和健康管理服务产品结合的情况在市场中也很常见。

健康管理服务产品往往依附于有形的物品，有形物品中也包含服务的成分，而服务在健康管理服务产品里处于绝对的核心地位。

2. 健康管理服务产品的特性

（1）无形性（Intangibility）：由于服务是种绩效或行动，而不是实物，所以人们不能像感受有形产品一样来看到或触摸服务。例如，在接受一次医疗服务前，患者无法提前预知疗效与服务质量。

（2）同时性（Simultaneity）：健康管理服务产品的消费与提供同时进行。服务的消费者直接参与到健康管理服务产品生成的过程中，甚至能与提供者共同影响服务结果。例如，私人健身教练提供服务的过程与健身者消费其服务的过程同时进行，并且需要与健身者有良好的互动，以便取得更好的教学效果。

（3）异质性（Variability）：健康管理服务产品的质量存在一定差异。服务的质量取决于服务人员、服务流程及健康管理服务产品的有形展示，例如，接受同一公司不同工作人员的健康咨询服务，服务质量可能会有所不同，这主要取决于服务人员的专业水平、经验等因素。

（4）不可存储性（Non-storability）：健康管理服务产品不可存储，过剩的服务能力不能被存储以后再出售或使用。例如，一位健康管理师没有使用的时间，是无法回收和以后使用的。

二、健康管理服务产品的发展

1. 健康管理服务产品多元化

传统医疗行业服务产品种类范围较小，主要以医药方面为主，而随着居民生活水平的提高，越来越多的人开始重视个人健康与养生，这也促使健康管理服务逐步向多元化发展，健康管理服务产品范围扩展到包括医疗护理、健康疗养、养生旅游、健康咨询等多个领域。

2. 科技发展驱动健康管理服务创新

3D打印技术、基因工程、生物科技等新兴技术在不断地发展并在健康管理服务领域进行了融合。例如，互联网医疗就是互联网赋能医疗行业的新型医疗业态。互联网技术与医疗信息查询、电子健康档案相结合，有效地解决了用户就医成本高、排队挂号难等问题；互联网医疗运营平台具备大数据收集、整理、分析、交流的能力，彻底颠覆了诊断与医疗科研的传统模式，用户通过案例数据使得自诊断成为可能。又如，人工智能、大数据、云计算等信息技术带动医疗向远程化、移动化、智慧化方向发展。

3. 健康管理服务产品功能更全面

传统医疗行业中主要消费对象为患者，服务产品的功能主要在于治疗。而在大健康背景下，健康管理服务产品使用对象为普通大众，功能更全面，除传统的医疗功能外，发展为更全面的健康管理。例如，健康检测与评估、慢性病防御与治疗、老年人颐养与延缓衰老等健康管理服务产品。

 思政案例

"十四五"规划纲要草案：为人民提供全方位全生命期健康服务

2021年3月5日，提请十三届全国人大四次会议审查的"十四五"规划和2035年远景目标纲要草案强调，把保障人民健康放在优先发展的战略位置，坚持预防为主的方针，深入实施健康中国行动，完善国民健康促进政策，织牢国家公共卫生防护网，为人民提供全方位全生命期健康服务。

十三届全国人大四次会议5日上午在北京开幕，议程之一是审查国民经济和社会发展第十四个五年规划和 2035 年远景目标纲要草案。

新冠肺炎疫情暴发以来，公共卫生体系建设备受关注。规划纲要草案提出，改革疾病预防控制体系，强化监测预警、风险评估、流行病学调查、检验检测、应急处置等职能。

草案同时提出，完善突发公共卫生事件监测预警处置机制；建立分级分层分流的传染病救治网络，建立健全统一的国家公共卫生应急物资储备体系，大型公共建筑预设平疫结合改造接口。

规划纲要草案称，坚持基本医疗卫生事业公益属性，以提高医疗质量和效率为导向，以公立医疗机构为主体、非公立医疗机构为补充，扩大医疗服务资源供给。健全基本医疗保险稳定可持续筹资和待遇调整机制，完善医保缴费参保政策，实行医疗保障待遇清单制度。

"坚持中西医并重和优势互补，大力发展中医药事业。"规划纲要草案提出，健全中医药服务体系，发挥中医药在疾病预防、治疗、康复中的独特优势。

（资料来源：中国新闻网　2021-03-05　https://baijiahao.baidu.com/s？id=1693390133356167104&wfr=spider&for=pc）

三、健康管理服务产品的构成

健康管理服务是只能体验而无法拥有的。即使消费者取得了对某些实体要素的使用，例如通过外科手术获得了一个植入人体的人工心脏，但消费者所支付费用中的很大一部分是用来换取服务所带来的增值，包括劳动输出和设备的使用。

健康管理服务产品的价值体现必须包括并整合以下三大要素：核心产品、附加服务和传递流程。设计健康管理服务产品是一项复杂的工作，它要理解如何将核心服务与附加服务结合、排列、提供，进而创造能够满足不同目标细分市场需求的价值主张。

1. 核心产品（Core Product）

核心产品是消费者真正要购买的东西。当患者消费医疗服务时，核心服务是疾病的治疗和健康的恢复。核心产品是消费者寻求的能够解决主要问题的要素。核心产品是提供消费者希望的用户体验（如能够恢复活力的水疗 SPA），或者问题解决（如健康管理咨询应当对咨询者要采取的行动给出专业建议）。一些核心产品是高度无形的，例如健康保险产品。

2. 附加服务（Supplementary Services）

附加服务是与核心产品相关的一系列其他服务活动，附加服务可以增强核心产品，促进产品功效，增加价值。随着健康管理服务产业成熟度的提高和竞争的加剧，核心产品会趋于商品化，企业要获取竞争优势就需要更加强调附加服务。附加服务有利于在竞争服务中区别和定位核心产品。

3. 传递流程（Delivery Processes）

第三个要素是用来传递核心产品和每一种附加服务的流程。向消费者提供服务必须解决以下问题：如何将不同的服务要素传递给消费者；在这些流程中消费者角色的本质是什么；传递过程需要持续多久；所提供服务的预计层次和风格是什么样的。

围绕核心产品的是各种附加服务，传递流程必须将每个服务要素具体化。例如，对贵宾（VIP）客户，健康旅游服务公司会安排送机、接机，还可以在去酒店的路上付账。等客人到达酒店，会有专人把他们带到房间，并提供全方位服务。

四、健康管理服务产品的"服务之花"

健康管理服务产品是由核心服务和一系列附加服务组成的。附加服务扩大了核心服务的外延，不仅使核心服务易于使用，还增强了核心服务的价值和吸引力。附加服务使客户获得差异化的产品，增强产品吸引力，形成品牌差异化，目标顾客往往愿意为此支付更高的费用。

附加服务有很多种，主要分为支撑性服务和增强性服务两大类（表 5-1）：① 支撑性附加服务（Facilitating Supplementary Services），在服务传递（例如预约服务）或者使用核心产品（例如信息服务）时提供帮助；② 增强性附加服务（Enhancing Supplementary Services），能为顾客带来额外的价值或吸引力，例如，在医疗保健服务中，咨询服务和接待服务十分重要。

表 5-1　附加服务的分类

支撑性附加服务	增强性附加服务
信息服务	咨询服务
订单处理	接待服务
账单服务	保管服务
支付服务	额外服务

洛夫洛克将附加服务界定为八种类型，像花瓣一样围绕在核心服务这个花蕊的周围，称为"服务之花"（图 5-1）。

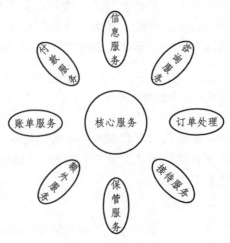

图 5-1　服务之花

按照顾客服务体验的顺序将八种类型按顺时针排列，这八个花瓣分别为信息服务、咨询服务、订单处理、接待服务、保管服务、额外服务、账单服务和付款服务。在设计良好和管理优良的服务产品中，"服务之花"的花瓣和花心呈现鲜活健康的状态。相反，设计糟糕、管理混乱的服务就好比缺失了花瓣而枯萎失色的花朵。这时，即使核心服务是完美的，"服务之花"的整体印象也不佳，缺乏吸引力。

不是每个核心服务都被这八种附加服务环绕。产品的本质特征有助于我们决定哪些附加服务必须提供，哪些可能对增加产品价值或易于服务传递有用。通常，人员处理和高接触服务需要更多的附加服务。

（一）"服务之花"的内容

1. 信息服务

消费者购买服务时，为了充分获取价值，需要相关的信息，可通过服务员工、广告宣传、网络、通信工具等渠道发送相关信息。一般情况下，消费者只有得到他们认为足以克服感受到的购买风险的服务信息后，才能在内心形成消费安全感，进而实施购买行为，如服务的特点、服务地点说明、价格、服务时间等信息。如健康体检公司通过企业官网提供有关服务产品的上述信息。

2. 咨询服务

咨询服务要求通过与消费者的深入交谈为其提供量身定制的解决方案。最简单的形式是服务人员回答消费者的问题："你有什么建议？" 专业咨询服务比一般的咨询服务要求更细致，它要求服务人员能更好地帮助消费者了解他们自己的状况，让消费者决定"自己的"解决方案。这种专业咨询方式是很有价值的附加服务，如健康管理服务中很重要的一点在于帮助消费者用长远的眼光看待他们的健康问题并说服他们采取更健康的生活方式，通常会进行生活方式的调整。这些咨询服务可能是免费提供的，也可能服务是分类计价的，消费者需要付费（例如，手术之前的诊断检查）。另外，咨询建议也可以通过宣传册、团体培训项目和公共展示等手段来实现。

3. 订单处理

订单可以通过人工、电话以及网络等多种方式实现，服务预订是一种特别的订单方式。轻松、快捷、准确、完整地完成订购服务，尽可能地让消费者少花时间和精力是提前带给消费者满意感的有效手段。运用技术手段可以使订单处理的流程更为简便高效。例如，健康保险公司通常要求其服务对象完成申请流程，目的在于收集有关信息并剔除那些不满足基本要求的申请者（例如有严重的健康问题）。

4. 接待服务

有许多服务要求消费者亲临，有些服务要求消费者待在那里直到服务传递结束，如看病等，这就要求健康管理服务组织中的成员在接待服务上特别注意，要为消费者营造一种愉快的氛围，对待顾客殷勤有礼，关注顾客的需要，面对面的交流和电话沟通都非常重要。接待服务包括：问候、提供饮料、洗手间、等候座位、娱乐设施等，提供这种附加服务是一种能增加顾客对核心服务满意度的行为。例如私人医院可以通过提高包括餐饮在内的病房服务水平来吸引患者，使其服务质量堪与高级酒店相媲美。

5. 保管服务

当消费者光临某服务场所时，由服务提供者照料他们的个人物品。事实上，顾客根本不会去一些没有提供特定保管服务（如安全便捷的停车服务）的服务场所。顾客对物品的看管要求是完好无损，不要丢失。保管服务包括停车场、衣帽间、行李看管、储藏服务、代客泊车等。

6. 额外服务

消费者可能会需要区别于常规服务流程的服务。这些进一步的要求通常与个人需求有关，如照顾儿童或宠物、饮食要求等。服务提供者应该对特别情况做出预测并制定可变通的应急计划和处理办法，以防消费者在寻求特殊帮助时员工不知所措。

7. 账单服务

顾客通常期待收到清晰明了的账单，上面清楚地罗列出每一项服务消费记录和费用总额。不准确、字迹不清或不完整的账单都会让原本满意的顾客深感失望。账单的准确性是最关键的，在顾客对服务不满的情况下，这样的失误还会加深顾客的失望程度。此外还要注意及时提供账单，这样才能敦促顾客及时支付。

8. 支付服务

通常，账单需要消费者直接付款，排队等候结账或结账的不愉快同样影响着服务效用。除现金支付外，其他付款方式如优惠券、代金币、预付券和其他类似于支付宝、微信的电子支付手段，在移动支付日益流行的趋势下提供了一种既便利又安全的付款方式。国内信息化程度高的医院多应用了自助付款系统，可以通过纸币、银行卡、社会保障卡、支付宝、微信等方式完成服务费用支付。

（二）健康管理服务产品"服务之花"的管理启示

健康管理服务组织在服务产品设计时可以选择组成"服务之花"的八类附加服务。大部分附加服务都是针对顾客需求的反应。有些是帮助顾客更有效地使用核心服务的支撑性服务，如信息服务与预订服务；有些是增强核心服务或降低非财务成本的额外服务，如接待服务。有些服务即便消费者未提出需求，服务供应商也会主动提供，如账单服务与付款服务。实际上，任何处理不当的服务环节都能带来负面影响。

健康管理服务产品中应包含何种附加服务，由该服务产品提供公司的市场定位战略决定。一项提高顾客对质量感知的战略比一项低成本竞争战略需要更多的附加服务，以及服务要素的更高水平表现。通常，围绕核心健康管理服务产品渐进地提供不同级别的附加服务是产品差异化策略的基础。

以上八种服务构成了"服务之花"，这八种服务与核心服务是相互联系的，而不是彼此独立的。任何一项服务优势都会强化其他的服务感受，而任何一项服务失误都可能使其他服务的努力付诸东流。健康管理服务企业应塑造整体的服务产品，把服务看作一个系统的工作，这是服务竞争力的源泉。

五、健康管理服务产品组合

健康管理服务企业在制定战略规划时，首先要回答的一个问题就是企业用什么样的服务产品来满足目标市场的需求，本质上是要慎重决定健康管理服务产品组合。

（一）健康管理服务产品组合概述

1. 健康管理服务产品组合的概念

菲利普·科特勒认为，产品组合是一个特定销售者售给购买者的一组产品，包括企业提供给市场的全部产品线和产品品目。大多数健康管理服务企业经营的服务项目不限于一种。健康管理服务产品组合，是健康管理服务企业提供给购买者的一组健康管理服务产品，这组产品包括所有的产品线和产品项目。

健康管理服务营销者要根据市场需求、企业资源、市场竞争等情况，决定自己的服务线及单项服务的内容、数量和结构。健康管理服务产品组合决策要解决向顾客提供什么样服务的问题，首先是确定健康管理服务产品组合，即对健康管理服务产品组合的广度、长度、深度、一致性等方面进行决策。

2. 健康管理服务产品组合的要素

健康管理服务产品组合是一个健康管理服务提供机构的全部健康管理服务产品的结构，包括 4 个要素，即产品组合的宽度、长度、深度和一致性。

（1）健康管理服务产品组合的宽度。

健康管理服务产品组合的宽度也称广度，是指健康管理服务组织的健康管理服务产品线总数。健康管理服务产品线也称服务大类、健康管理服务产品系列，是指一组密切相关的健康管理服务产品项目。就医疗服务而言，一个医疗机构提供的全部医疗服务产品通常由几条产品线组成，一个临床科室或一个战略业务单位就是一条产品线。例如某医疗机构设有内科、外科、妇科、儿科、眼科、检验科六个科室，这个医疗机构就有 6 条产品线，那么产品组合的宽度就是 6。当然，具体在每一个临床科室内部，同样有产品组合的宽度问题。

针对一种具体的疾病诊断来说，产品线又指为诊治这一疾病所涉及的各项医疗服务，如针对急性阑尾炎的诊疗涉及普外科（或胃肠外科）、手术室、检验科等多个环节的各个服务项目，这些科室的服务也成为一条产品线。

服务产品组合的广度说明了健康管理服务企业的经营范围大小、跨行业经营，甚至实行多元化经营的程度。增加健康管理服务产品组合的宽度，可以充分发挥健康管理服务企业的特长，使企业的资源得到充分利用，获取范围经济效益。

（2）健康管理服务产品组合的长度。

健康管理服务产品组合的长度指服务组合中各类健康管理服务产品线所包含的健康管理服务产品项目总数。以医疗服务为例，医疗机构全部临床科室（产品线）包含的服务项目有多少。健康管理服务产品组合的长度是由企业战略目标所决定的。健康管理服务产品组合的最佳长度没有固定标准，因企业而异、因时而异。如果企业可以通过增加健康管理服务产品数目获得销售额和利润提升，则说明其健康管理服务产品线太短，需要对产品组合的长度进行延伸；如果削减产品数目反而能提高企业效益，则说明其健康管理服务产品线太长，需要对产品组合的长度进行削减。

（3）健康管理服务产品组合的深度。

健康管理服务产品的深度是指产品线中每一项产品有多少品种。如某医疗机构中泌尿外科的服务范围包括肾脏、输尿管、膀胱、尿道部位疾病的诊治，那么它的深度就是4。由于不同临床科室诊治方法的种类和数量不同，所以不同临床科室的医疗服务产品组合的深度就不同。

（4）健康管理服务产品组合的一致性。

健康管理产品组合的一致性是指健康管理服务产品线、服务产品种类、服务条件、配套设施等方面之间的关联程度。如医疗机构的各科室可能同属于医疗服务，也可能分属于医疗、保健、康复、咨询等不同服务。如果它们的关联程度高，则产品组合的一致性就高，反之则低。在每一个战略业务单位都是如此。

一个健康管理服务组织的健康管理服务产品组合的宽度、长度、深度和一致性，归根结底取决于目标市场的需要。通常，扩展健康管理服务产品组合的宽度，有利于企业开拓新市场、分散投资风险；挖掘健康管理服务产品组合的深度，可以满足消费者多样化的健康需要，占领更多细分市场；提高健康管理服务产品组合的一致性，有利于实施集中化营销策略、提高市场占有率。

（二）健康管理服务产品组合的相关策略

对于广义健康管理服务产品组合而言，类似于有形产品的产品组合，也存在健康管理服务产品组合策略的选择。

1. 扩大服务产品组合策略

扩大服务产品组合策略，包括对服务组合的广度进行拓展（增加产品线的数量）和增加服务组合的深度。企业可以在原服务包中增加一条或几条服务线，扩大经营范围；也可以在原有服务线内增加新的服务项目。通常，扩大服务包可使企业充分利用人、财、物资源，分散经营风险，增强竞争力。

2. 削减服务产品组合策略

削减服务产品组合，即根据健康管理服务企业自身发展需要，削减服务组合的广度，即减少服务产品线的数量。当市场不景气时，收缩服务线反而能使总利润提升。因为从服务包中剔除了那些获利能力差的服务线或服务项目，可以使企业集中有限资源发展好的服务线或服务项目。

3. 服务产品组合延伸策略

服务定位延伸策略指的是全部或部分地改变服务原有的市场定位，具体办法有向上延伸、向下延伸、双向延伸。

（1）向上延伸策略。健康管理服务企业以中低档服务产品向高档服务产品延伸，进入高档服务产品市场。向上延伸可以有效地提升服务品牌资产价值，改善品牌形象。这种策略适合那些原来定位于中档服务市场的产品，为了达到上述目的，不惜花费巨资，以向上延伸策略拓展市场。

（2）向下延伸策略。企业以高档品牌推出中低档服务产品，通过品牌向下延伸策略扩大市场占有率。采用向下延伸策略的企业可能是因为中低档服务产品市场存在空隙，销售和利润空间较为可观，也可能是在高档产品市场受到打击，企图通过拓展中低档产品市场来反击竞争对手。例如，2021年上海市将重点在产业工人集中、周边医疗设施缺乏的园区，由区总工会或街镇工会将与对口医疗健康机构签订协议，建100个园区（楼宇）健康服务点，这些服务点的建设就是医疗健康机构服务向下延伸的范例。

（3）双向延伸策略。双向延伸策略，即同时向上、向下延伸，服务产品原来定位于中档品牌，随着市场的发展，企业对服务产品做向上和向下两个方向的延伸，以求最大限度地覆盖目标市场。例如，万豪酒店对其旅馆产品线实行双向延伸，为高端市场增加了万豪侯爵线，为较低档市场增加了庭院线，而小旅店则提供给度假者和其他低档需求的旅客。

案例 5-2

G 健康管理集团

G 健康管理集团是中国领先的企业级数字化健康福利和健康管理解决方案服务商。集团旗下拥有 G 健康管理公司、G 保险经纪公司以及医朋医生集团公司。该集团以会员制、订阅制常年服务华为、腾讯、阿里巴巴、万科、中国建设银行、中国人寿等众多中国 500 强企业，其一站式健康福利和健康管理解决方案服务能力深得广大客户信赖和推荐。

G 健康管理集团是中国私人医生健康管理服务的开创者，引入西方家庭医生"健康守门人"体系，结合中国医疗健康体制的实际，贯彻"关爱客户、医疗不作恶"的经营理念，创新打造了符合中国国情的"全科医生健康管家＋三甲医院专科医生"的私人医生服务体系。经过 15 年的不懈努力，该集团形成了就医精确分诊管理、专业体检管理、大病管理、亚健康管理、慢性病管理、精准医疗、健康档案管理等行业一流的深厚的专业体系。集团提供包括企业解决方案、保险公司解决方案和家庭解决方案三大系列服务产品，在各大服务产品序列内又包含多种服务产品。例如，家庭解决方案提供私人医生、管理式医疗、管理式体检三种服务产品。私人医生服务产品进一步分为私人医生（白金）、居家养老、健康管家、慢病管理几项服务产品。具体来讲，健康管家服务内容主要是全面打理客户及家人的健康问题，协调安排各项烦琐医疗事务，为客户建立健康档案并定期更新，督促落实保健方案，帮助客户建立健康的生活习惯等。

G 健康管理集团拥有一支 1 800 多人的专职全科医生健康管家团队，大力整合全国优质医疗资源，和全国 900 多家三甲医院特别是北京、上海、广州、成都、武汉、深圳的一流三甲医院的 10 万多医生形成了稳固的合作关系。该集团还整合了日本、美国等先进医疗资源，为客户提供高端前沿的精密体检、大病治疗等医疗健康服务。

未来，G 健康管理集团将进一步打通企业、个人、医疗机构、保险支付环节，真正构建管理式医疗所需的服务闭环，打造特色的"United Health"管理式医疗科技集团。

（资料来源：G 集团官方网站相关资料整理 https：//www.guokang.com/）

问题讨论：

结合案例了解 G 健康管理集团的健康管理服务产品，并分析基于现有产品组合，怎样进行产品线延伸以创造更好的机会？这些延伸可能会对现有服务产生怎样的影响？

第二节　健康管理服务品牌

品牌在服务中扮演重要的角色，是影响顾客购买决策的重要因素。品牌的基本功能是把公司的产品和服务同其他公司的产品区分开来。服务品牌化可以实现产品差异化。顾客可以通过品牌提供的有效信息来识别特定的公司及产品。

伦纳德·贝里认为：强大的品牌可以使顾客更形象地理解无形产品。它们可以减少顾客对复杂服务中货币、社会或安全风险的感知，而这些在顾客购买行为之前是很难评估的。健康管理服务企业可以在公司层面和产品层面品牌化。它能够帮助企业在顾客脑海中建立服务的记忆图像，也可以阐明企业价值主张的本质。在服务营销中，公司品牌是形成企业服务特色、取得企业竞争优势的重要手段。

一、健康管理服务品牌的内涵

品牌是构成整体产品的一个重要组成部分。菲利普·科特勒将品牌定义为："一个名字、名词、符号或设计，或是上述的综合，其目的是使自己的产品或服务有别于其他竞争者。"

品牌并不只是一个名称或象征，已经成为客户与企业的价值源泉。品牌表达了消费者对一个产品或一项服务及其性能、特征的认知和感受，表达了这个产品或服务在消费者心目中的意义，建立强势品牌的价值在于获得消费者的偏好和忠诚。

健康管理服务品牌是指在经济活动中，通过健康管理服务企业的服务流程来满足消费者的心理需求，是以提供健康管理服务为主要特征的一种特殊的品牌形式。它是企业的服务宗旨、服务理念、经营战略、营销策略及企业精神的综合反映。健康管理服务品牌是健康管理服务文化的精髓，它既可以代表一个人也可以代表一个企业或群体，既是一种服务流程，也是一种服务模式。

二、健康管理服务品牌的构成要素

健康管理服务品牌是消费者对健康管理服务有形部分的感知与服务过程体验的总

和，是企业对消费者提供一致性服务交付的承诺。消费者愿意为品牌服务支付溢价，当溢价部分与品牌投入相当时，品牌建设确保了企业更好地生存；当溢价部分超过了品牌投入时，企业获得品牌利润。因为消费者对健康管理服务质量评价存在诸多困难，对健康管理服务企业而言，品牌显得尤为重要，是企业获得客户，与竞争对手抗衡，赖以生存和发展的必要策略。

健康管理服务品牌是服务形象和服务文化的象征，一个具有丰富文化内涵的健康管理服务品牌才具有持久的生命力。

（一）品牌文化的表层要素

1. 品牌名称

品牌名称是品牌中可以用语言称呼的部分，通常由词语与图像构成，是形成品牌概念的基础，如国际知名医疗集团梅奥诊所（Mayo Clinic）。品牌名称应该易于发音，易于记忆，且与产品有清楚的关联。

2. 品牌标志

品牌标志是品牌的视觉语言，可以说是品牌中的图形记号，常为符号、图案或其他独特的设计。独特的标志能使消费者马上识别出品牌，并在消费者头脑中形成一个深刻、形象的印象，使消费者成为忠实用户。

（二）品牌文化的内层要素

1. 品牌利益认知

品牌的利益认知是指消费者认识到某品牌产品的功能特征所带来的利益，是品牌认知的一部分。健康管理服务品牌的每一个属性都可以转化为具体的功能利益或情感利益。品牌文化通过利益认知向消费者传递产品满足一定的需求并在某方面具有较强满足能力的价值信息。

2. 品牌情感属性

消费者会将品牌的利益认知转化为一定的情感上的利益。消费者在购买产品的功能利益的同时，也在购买产品所带来的情感属性。如麦当劳的质量和服务可转化为"在这里找到受人尊重、舒适以及开心"。

3. 品牌文化背景

品牌也代表了一种文化传统。文化传统有时会成为品牌的强大力量源泉，品牌因而有更持久的生命力和市场优势。

4. 品牌个性形象

品牌具有一定的个性形象，对品牌的宣传不仅要说明其独特之处，还要赋予品牌鲜明的个性形象。个性形象强调与其他品牌的区别，品牌的个性形象越突出，消费者对品牌的认知越深，该品牌在市场上越占有较大优势。

三、健康管理服务品牌的品牌效应

美国著名调研专家伊丽莎白·尼尔逊认为：品牌像一扇玻璃门，通过这扇门消费者可以感觉到公司的真正价值。

健康管理服务品牌应突出企业所提供的与众不同但对顾客来说至关重要的服务，从而确立企业的市场优势。实践证明，优质服务对企业品牌产生良性影响，强有力的健康管理服务品牌有助于顾客认识、理解、信任服务提供，尤其对于难以评估的健康管理服务，它减少了顾客购买时在经济、社会和安全方面的顾虑。

健康管理服务品牌效应是指健康管理服务产品或企业创造的品牌所产生的经济或社会等方面的影响。健康管理服务品牌可以提高企业的声誉。健康管理服务企业创建自己的品牌，会产生品牌效应，并从中获得一系列好处。

1. 磁场效应

健康管理服务企业所创造的优势品牌如果具有很高的知名度、美誉度，会在现有消费者的心中建立起较高的品牌忠诚度，使他们对该服务反复购买并形成习惯，不易转向竞争对手。使用同类服务的其他消费者也会被其品牌的名声、信誉所吸引，转而购买该服务。健康管理服务品牌对消费者的强大吸引力会增加服务销量，扩大市场覆盖率，提高市场占有率，最终使该服务企业的市场地位更加稳固。

2. 扩散效应

健康管理服务企业的某项服务如果具有品牌优势而成为招牌服务，则会赢得消费者及社会对该服务及企业的信任和好感。企业可以通过恰当宣传，将这种信任和好感提升到品牌或企业整体层面，就利于推出同品牌的其他服务或进入其他经营领域。若策略得当，则可以利用健康管理服务品牌的扩散效应，将人们对该品牌原有的信任和好感逐步延伸到新的服务上，以有效实现健康管理服务品牌的延伸。

3. 聚合效应

知名的健康管理服务品牌不仅可以使企业获得较高的经济效益，而且可以使企业不断发展壮大。企业实力增强后，一方面可以将许多提供相关业务的供应商牢牢地聚合在自己周围，建立稳固的合作伙伴关系；另一方面企业可以通过入股、兼并、收购等方式控制其他企业，同时，在竞争中失败的中小企业也会转而依附于名牌企业，促进企业的集团化成长，即实现品牌的聚合效应或产业聚合效应。

四、健康管理服务品牌管理策略

品牌战略越来越成为现代健康管理服务企业普遍采用的经营指导思想，通过推出能让消费者识别的特定标志，表达企业对消费者的各种承诺，提高消费者对企业和产品的认同度、信任度和购买欲。健康管理服务企业要想在激烈的市场竞争中取胜，就需要通过有效地管理健康管理服务品牌，以高层次的优质服务赢得消费者的信赖，树立企业信誉。

（一）服务品牌的定位

品牌定位就是给品牌找一个独特的位置，是目标消费者感受到的一种结果，例如品牌的档次、特征、个性、目标人群等。品牌的诉求、广告创意、服务产品包装、推广策略都要与品牌定位相一致，这样才能凸显品牌的张力。

进行品牌定位的基本原则就是与企业的市场定位相符合，在市场定位的基础上赋予品牌核心理念。品牌的定位是为了挖掘出包容或兼具其产品或服务的理念和价值主张。可以从健康管理服务产品的自身特点来进行品牌定位，如功能、品质、历史等诸多因素，也可以从企业资源中提炼，如企业背景、领导者、资本整合等。例如，养生堂倡导的养生健康文化，富有情感的"养育之恩，无以回报"，就是健康管理服务企业文化在品牌上的渗透。同时，健康管理服务企业还要关注品牌形象，使品牌人格化。

（二）品牌识别

品牌识别（Brand Identity）是营销人员试图创造的对品牌形象的描述，是营销人员希望顾客在心目中形成的品牌印象，必须建立起一套立体的识别体系，这是发展强势品牌的要求，是整合品牌营销的基础。品牌三维识别系统分别从视觉、听觉、体验三个维度描述品牌识别，分为品牌视觉识别（VD）、品牌主张识别（PD）、品牌象征识别（SI），如图5-2所示。

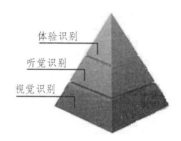

图 5-2　品牌三维识别系统

1. 第一维：品牌一维识别——视觉识别

这个品牌是什么样子？

要通过品牌立意、产品概念表现出来。品牌立意是指为品牌确立一定的内涵意义，如快乐的或稳重的或时尚的。产品概念是产品的基本属性，是品牌立意的基础。产品概念与品牌立意要协调一致。

2. 第二维：品牌主张识别——听觉识别

这个品牌要给人们什么？

品牌主张是一种营销思想，是品牌的一贯立场；品牌主张是一种市场承诺，它极力满足人们的某种需要。品牌主张让人们看到其存在的价值又反映着品牌的精神内涵。

3. 第三维：品牌象征识别——体验识别

这个品牌的意义是什么？

品牌象征是一种高级的品牌心理识别。品牌象征主要来源于三个方面：产品历史、品牌主张和专业特色。

（三）品牌化

从健康管理服务的角度来看，由于服务具有过程性的特点，计划或者管理服务过程即成为健康管理服务品牌化过程的核心。

图 5-3 描述了服务品牌化过程。在管理健康管理服务品牌化过程中，首先应该分析该企业希望消费者和其他利益相关者（如股东、合作伙伴）形成的品牌形象，即品牌识别。其次，通过计划性营销传播活动建立品牌知名度。然后，消费者的服务体验和服务过程形成品牌实现。最终，在消费者心中产生感知的品牌形象。在品牌化过程中，计划性营销传播仅是支持性因素。如果服务过程形成负面的品牌价值，计划性营销传播就无法对其进行弥补，若用计划性营销传播手段作为品牌创立的主要手段，服务营销人员将冒有极大的失败风险。

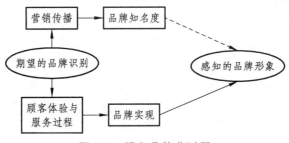

图 5-3　服务品牌化过程

（四）品牌传播

营销的核心在于定位与传播，传播是塑造品牌和产生品牌效应的关键环节。要提高健康管理服务品牌知名度，最重要的是整合营销传播，最大限度地利用媒体。要进行媒体分析，了解哪些信息渠道能够最有效地到达目标消费者，然后整合所有信息，用"同一个声音说话"（Speak with One Voice）。

健康管理服务品牌美誉度的建立，主要应该在服务整体质量上下工夫，最困难的是保持消费者对品牌的忠诚度。"渠道"与"传播"能产生差异化的竞争优势。在创造渠道竞争优势的同时，通过高效的品牌传播体系，增强消费者对品牌的了解和认同，提高消费者对品牌的满意度，从而培养消费者的品牌忠诚度，这才是制胜的关键。

当今时代，单纯地依靠电视、报纸等媒体实施商业广告轰炸来成就品牌已经成为历史，但是品牌的广告传播仍非常必要，注意要进行媒体商业广告传播创新，还要有效利用媒体软广告传播。

一方面要进行媒体创新，将多种媒体合理组合，尤其是要充分利用杂志、户外、车体、室内资源，真正让消费者随处可见品牌信息。另一方面要对广告内容进行创新，打造创意独特、蕴含文化和情感的广告。新闻频道、电视专题、微信公众号软文等媒体软广告由于商业广告味不浓，可信度高，易被消费者接受，而且能够让消费者了解企业、产品、服务等更多的信息，对提升品牌形象和加深记忆往往会起到商业广告所不能及的作用，并且成本比商业广告低得多。

目前比较有效的品牌传播手段有购买点广告（POP广告）、试用、公益公关活动、政治公关活动和口碑传播等。

（五）服务品牌的改造

一个健康管理服务品牌经历了一定的发展后，可能面临改造的问题。品牌改造可通过市场营销创新、技术创新、管理创新等手段来进行，如改变视觉形象广告、推出新服务等，使品牌保持活力。

（六）服务品牌的危机处理

如果健康管理服务企业与消费者发生纠纷，应该按照危机管理程序冷静处理，尽可能化解危机，重塑健康管理服务品牌形象。如果品牌在消费者心目中的形象已经无法挽回或处理危机的成本超过新建品牌的投资，企业就应该采用品牌放弃策略，树立新的品牌。

（七）其他健康管理服务品牌策略

（1）利用"名人效应"提升品牌；
（2）积极参与健康管理服务机构的评级、评奖、排名等活动；
（3）注重健康管理服务品牌的视觉形象塑造与媒介推广。

案例 5-3

梅奥诊所的品牌管理

梅奥诊所（Mayo Clinic）是由美国梅奥兄弟在20世纪初创建的一所拥有悠久历史的综合医学中心，是世界最早和最大的综合、非营利、集团式医疗机构，是世界医疗领域当之无愧的医疗体系品牌。梅奥诊所在《美国新闻与世界报道》的最佳医院排名中，已连续超过20年排名在最前列，大约有4 500位医生及科学家，覆盖了医学的各个学科，还有很多学生以及研究员。每年接诊来自全美50个州和全世界150个国家超过100万的患者。

那么，梅奥诊所是如何从一个小诊所成长为"医学麦加"及医学检验与诊断的"最高法院"的？梅奥如何打造自己的品牌？

梅奥诊所的成功，并不是靠广告，而是靠让患者满意，并口口相传。纵观梅奥诊所的历史，它的成功离不开其独特的医疗服务模式——梅奥医疗服务模式，患者医疗服务和医院环境文化。"Patients First"（患者利益第一）是梅奥诊所的核心准则，几乎所有的地方都会醒目地标识医院的这个宗旨。

为监控品牌，1997年梅奥诊所成立了专门的品牌管理队伍。该管理团队是由主导医师和营销委员会构成，营销委员会由市场营销和传播方面的教授团队组成，主要对梅奥的品牌商标、品牌延伸和分支机构、品牌名称策略进行管理，监管对象包括所有分支机构、产品和服务项目。首先，根据梅奥诊所的总体战略制定品牌战略。通过关键业务目标了解品牌战略，是梅奥战略运营计划的关键要素。然后通过品牌的视觉识别、营销和通讯工作进行品牌战略的激活。清晰的治理和品牌管理，需要一致和成功的执行。

临床实践、医学教育、医学研究三者的结合，是梅奥诊所成功背后的推动力。梅奥诊所的徽标中，三个盾牌就分别代表这三者。

梅奥诊所保健模式的基本要素包括：① 各方面的医学专家组成团队工作，为病人提供高质量的照料服务；② 从容不迫地检查每位病人，充分倾听；③ 梅奥医生和病人社区医生一道指导病人的治疗；④ 提供高质量照料的同时，还有同情和期待；⑤ 尊重病人家属和病人的社区医生；⑥ 及时全面的评估，高效的判断和治疗；⑦ 最先进、最新的诊断和治疗技术。

梅奥的品牌建立是这样一个过程：患者首先由当地医生治疗，当地的医生不能解决问题，患者就来梅奥诊所就诊，问题被解决，患者恢复，告诉其他人。让患者满意的口碑就是梅奥品牌的助推器，这是一个既简单又困难的事情。

据统计，患者感受到的高质量医疗的构成因素中，交流占主要位置。而这种交流在处理投诉中体现得尤为明显。当患者投诉时，医护人员不能等到上级领导来了才能解决。为此，梅奥给所有一线员工进行培训，让每一位员工都明确各类问题的处理流程，同时授予一线员工在服务过程中解决微小问题的权限，使其可以立即为患者解决问题。

除了满足患者意愿和需求，解决患者问题之外，梅奥提高患者满意度的另一个方式是赋予患者权利。梅奥总结多年经验发现，患者更希望分享决策的过程，并通过团队协作的方法解决问题。

虽然梅奥有专门的品牌管理办公室，但梅奥的品牌管理是梅奥诊所所有工作人员的职责。他们每天都帮助建立和保护梅奥的品牌：① 坚持品牌指导，如在工作和社交媒体中使用。② 通过在营销和沟通方面的努力传达梅奥的品牌。③ 作为品牌大使与同事、患者和访客进行互动。④ 通过联系梅奥的内部专家来协助解决复杂的品牌问题，并使用品牌标准网站作为参考。

此外，梅奥不断追踪外界对自己品牌的反应。通过国家品牌的研究、特定市场的研究、特别定制的研究等研究报告，了解梅奥品牌所在位置及不同受众对自己品牌的感知，从而及时进行调整。

梅奥诊所已成为全世界医疗服务领域最具实力和影响力的品牌之一，从本质上来说，梅奥诊所这一服务品牌是对患者未来服务满意的一种承诺，能够增加患者的信赖感，其品牌成功塑造的原因是高效率的系统工作和卓越的人性化服务为患者治疗带来的超预期的医疗服务结果，而梅奥品牌是其持久专注于患者服务体验的副产品。当然，这并不是说梅奥不重视品牌的建设，只是这种品牌建设是基于患者接受医疗服务后的评价，是存在于患者之间的"口碑"品牌，这种品牌声誉是梅奥最宝贵的财产。

（资料来源：从小诊所到医学麦加，梅奥诊所的品牌管理密码 https://www.cn-healthcare.com/article/20170421/content-491631.html. 了解梅奥诊所的管理 https://www.docin.com/p-1457092220.html.）

问题讨论：

梅奥诊所的品牌管理经验对我国医院医疗服务品牌管理的启示？

第三节 健康管理服务产品的生命周期及新服务开发

一、健康管理服务产品的生命周期

（一）健康管理服务产品生命周期的概念

产品市场生命周期理论对于有形产品市场营销过程的研究具有重要意义，它同样适用于服务企业的市场营销。健康管理服务产品在市场上销售情况和获利能力随着时间的推移而变化。健康管理服务产品的生命周期指健康管理服务产品从进入市场、稳步增长到被市场淘汰而退出市场的全过程。

（二）健康管理服务产品生命周期的阶段

健康管理服务产品生命周期，表现为一条 S 型曲线，分为导入期、成长期、成熟期和衰退期 4 个阶段，如图 5-4 所示。

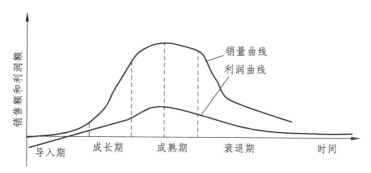

图 5-4　健康管理服务产品生命周期曲线

健康管理服务产品导入期又称为健康管理服务产品投入期，指健康管理服务产品刚进入市场的阶段，销量增加缓慢。成长期则销量陡然增加，健康管理服务产品逐渐受到消费者的认可。成熟期竞争最为激烈，消费者的开拓逐渐减缓，健康管理服务企业把重心再次放在健康管理服务产品的促销与推广方面，以尽量保持市场份额不被竞争对手侵占。衰退期为健康管理服务产品销售、利润不断下降的时期。健康管理服务企业的市场营销组合策略需要结合健康管理服务产品所处生命周期阶段进行营销策略的调整。

（三）正确理解健康管理服务产品生命周期

1. 健康管理服务产品生命周期应与特定市场相联系

健康管理服务产品生命周期描述的是在一个特定市场中一个健康管理服务产品的行业销量及利润。一个健康管理服务企业可能在健康管理服务产品生命周期的任何阶段投放一个特殊的健康管理服务产品。例如，某公司推出一个新的服务，但是此服务项目已经被其他某公司做得相当出色了。此时，可能出现的一种情况是消费者并不会觉得此公司新的服务具有更大的竞争力与吸引力，不一定会选择消费。那么该公司推出的这个服务项目有可能在未获利时就会退出市场。有时用"健康管理服务产品市场生命周期"的思维方式来决策会更合适。

一个特定健康管理服务产品的销售会遵循健康管理服务产品生命周期模式，但需注意此生命周期与特定市场也有一定的联系。例如，健康体检服务项目，在日本此项目起源较早，医疗器械、医生技术水平等软硬件资源均处世界领先地位。这也使得日本成为世界上恶性疾病防治较为先进的国家，恶性疾病术后 5 年生存率接近 70%，超过世界平均水平。我国健康体检产业在近年来也发展迅速，强大的需要催生该行业快速发展，一个有着成熟健康管理服务产品的公司有时可以在国际市场上找到新的增长点。

2. 健康管理服务产品生命周期的长度是不一样的

一个完整的健康管理服务产品生命周期时长并没有确切的数据。生命周期的不同阶段的时长同样无法进行统一界定。当然，健康管理服务产品生命周期的长度除了与健康管理服务产品自身特性有关外，还与其他市场内外部环境因素有关，如社会文化环境、科技环境等。近年来，这些因素也导致很多健康管理服务产品生命周期在逐渐缩短，如养老服务产品、个别医疗器械等。

（四）健康管理服务产品生命周期的营销策略

健康管理服务产品的市场生命周期理论告诉我们，任何产品都有一个从兴盛到衰败的过程，服务企业在进行产品决策时必须注意产品的战略性增长问题。

1. 健康管理服务产品导入期

健康管理服务产品导入期，新健康管理服务产品刚投入市场，消费者对于该服务产品还不够了解，可能只有少数追求新奇的消费者购买，销量非常低。另外，可能出于技术和需求等原因，健康管理服务产品无法大规模进行生产，生产成本较高。由于刚进入市场，营销人员需要大力进行宣传与推广，让消费者知道此健康管理服务产品，了解其优势及用途。因此，在健康管理服务产品导入期企业往往需要投入大量资金，暂时无法从此健康管理服务产品中获利，甚至有可能亏损。

2. 健康管理服务产品成长期

经过健康管理服务产品导入期后，便进入到成长期。健康管理服务产品逐渐受到消费者的肯定，销量与利润不断增加，市场逐步扩大。需求增加使得健康管理服务产品大规模生产，这也导致规模效应的产生，健康管理服务产品生产成本也逐渐降低。高盈利性吸引越来越多的竞争对手进入此市场，市场竞争逐渐激烈。

在此阶段，健康管理服务企业为了能够尽可能长时间地维持市场增长而经常采取扩张的营销策略。例如，增加规格不同的健康管理服务产品品项，开辟新渠道，扩大营业网点等，但进行决策时首先需要进行资源与能力的评估，要有足够的资金与技术资源、能力，并考虑投资回报评估结果。

3. 健康管理服务产品成熟期

经过成长期后，该健康管理服务产品市场趋于饱和，开拓新的消费者变得越来越难，此健康管理服务产品进入到成熟期。健康管理服务产品市场竞争达到最激烈的程度，并且利润达到顶峰。健康管理服务产品成熟期分为前期和后期。在销售额和利润达到顶峰后，健康管理服务产品进入成熟后期，销量与利润逐渐下滑，促销费用再次增加。有能力的健康管理服务企业还会在此时进行新健康管理服务产品的开发，尽可能避免旧健康管理服务产品进入衰退期后对企业盈利造成很大影响。为尽量维持其市场竞争地位与市场份额不被挤压，健康管理服务企业还可以对旧健康管理服务产品进行改良、调整市场或营销策略，尽可能延长其生命周期或使健康管理服务产品生命周期再次出现循环。例如，改进健康管理服务产品功能、调整健康管理服务产品包装设计等。

4. 健康管理服务产品衰退期

健康管理服务产品生命周期的最后一个阶段为衰退期，此时，健康管理服务产品销量与利润下滑趋势较成熟后期更为明显。因为随着新健康管理服务产品或新的替代品出现，消费者的消费习惯也发生了较大变化。这一阶段，企业需要评估健康管理服务产品的剩余价值以决定其未来发展的路径，主要策略有三种：对于衰落比较迅速的健康管理服务产品，果断放弃经营；不再对此健康管理服务产品进行资金投入，使其自然的在市场中淘汰；寻找新的市场，延长其生命周期或在原有多个细分市场的基础上，找出最有利的市场，集中人力、物力、财力，争取获得利润。

二、健康管理新服务开发

健康管理服务产品生命周期理论认为，服务在市场上总要经历一个从成长到衰退的发展过程，因此，健康管理服务企业要想在激烈的竞争中发展，必须不断地开发新服务，以适应不断变化的市场需求。

开发新服务是保持企业竞争力的需要，当前市场中健康管理服务产品的同质化情况非常严重，由此导致了激烈的市场竞争。健康管理服务企业要想可持续的发展，就必须不断创新，开发新健康管理服务产品，提高市场竞争力。健康管理服务企业必须要重视研发投入，争取做到引领市场。新服务的引入可以创造优势利益，抵消季节性波动，有助于平衡销售波动，降低风险。为维持现有的服务市场或扩大服务市场，企业必须进行服务产品的开发，有利于健康管理服务企业保持产品活力。

（一）健康管理新服务开发的概念和类型

1. 健康管理新服务开发的概念

市场营销学中的新产品是指产品在功能或形态上得到改进，与原有产品有一定的差异，并为顾客带来新的利益的产品。

新服务开发指的是对新的无形产品的开发。健康管理服务产品只要在其整体概念中任一部分进行变革或创新，改进功能或形态，与原有健康管理服务产品产生差异，为顾客带来新的利益，即可视为新健康管理服务产品。

健康管理新服务开发是在企业整体战略和创新战略指导下的一种开发活动，有意识、有组织和系统性的开发活动占据了主导地位。

2. 健康管理新服务开发的类型

市场环境是动态变化的，例如消费者的需求、科技水平、国家政策与法律法规等因素的变化。因此，一个健康管理服务企业，只有不断地进行技术的创新、研发新健康管理服务产品，才能在市场中占据有利地位，不被市场淘汰。新服务开发主要包括以下类型：

（1）完全创新的健康管理服务。这类创新是针对之前尚未确定的市场而创造的新的核心产品，通常包括新的服务特征和崭新的服务流程。采用这样的方式风险较大，但回报也会较高。

完全创新的健康管理服务就是运用新原理、新技术、新结构等所形成的健康管理服务产品。例如，首次向市场推出的保健类健康管理服务、康养服务等。该健康管理服务产品在全世界首先开发，能开创全新的市场，甚至能促使消费者生活方式发生改变。但是完全创新的健康管理服务的研发需要花费大量的时间与财力、物力、人力。只有那些拥有足够资源与能力的健康管理服务企业才更有可能提供此类新健康管理服务产品。

实际上，企业进行健康管理服务的完全创新相对来说比较少，更常见的情况是运用新技术以崭新的方式向顾客提供现有的健康管理服务，增强或者创造新的附加服务，并且通过对服务流程的重新设计提高现有的健康管理服务表现。

（2）进入新市场的健康管理服务。即一些已有的健康管理服务进入新的市场时也被视为新健康管理服务。

（3）附加服务创新。附加服务创新指的是为现有核心产品增加新的支撑性或增强性的服务要素，或大幅革新现有的附加服务。低技术含量的创新较为简单，例如医疗服务开始接受信用卡支付方式。

（4）流程线延伸。常代表了一种新的服务传递过程，目的是增加便利性，为现有消费者提供不同的服务体验，同时也可以吸引那些对原有服务不感兴趣的新消费者。一般而言，健康管理服务供应商会在现有的高接触度分销渠道的基础上，添加低接触度分销渠道，如提供自助服务来对人工服务进行补充，或者建立手机应用端服务，例如现在国内很多大型医院的挂号服务可以通过手机端微信公众号便捷获取。

（5）产品线延伸。这是健康管理服务企业对现有健康管理服务产品线的拓展。第一个在市场上提供某种新产品的企业可能被视为革新者；其他企业不过是跟随者，一般只能采取防御策略。这些新服务是为了满足现有消费者更广泛的需求或吸引具有不同需求的新消费者，亦或两者兼备。

（6）主要流程创新。健康管理服务的主要流程创新是指使用新的服务流程，通过能提供额外收益的新模式来提供现有的核心服务。例如，网上课程利用网络和精密仪器与尖端技术为学生提供更优质的教育。又如，健康咨询类产品，不仅可以采取线下方式为消费者提供服务，还可以通过应用程序（APP）、公众号等线上平台对消费者进行服务。

（7）服务改进。健康管理服务改进是最普遍的　种创新方式，即通过增加现有健康管理服务的特征，对服务予以改进和提高而派生出来的新健康管理服务产品，实质上是对健康管理服务核心层次以外的各层次进行改善，以调整产品的期望价值，增加消费者的附加利益。新健康管理服务产品在结构、功能、品质等方面有新的突破。改进后的新健康管理服务产品能更多地满足消费者不断变化的需要。

（8）风格变化。风格变化是最简单的创新方式，通常不会涉及流程或服务表现的变化，但风格变化的影响通常非常明显，能激发消费者兴趣，甚至能调动员工积极性。例如，重新为员工配备新的工作服或设计网站。

通常，健康管理服务的创新程度越高，所含的风险和费用就越高，健康管理新服务开发工作就越复杂。实践中，公司应根据自身经营及资源（生产能力、设备和市场）状况，提出公司所能采取的服务策略及市场选择策略。

案例 5-4

P 人寿保险公司新版重疾产品上市　"产品＋服务"体系全面升级

为稳妥推进重疾险产品的迭代升级，满足客户多元化保险保障需求，2021 年 2 月 1 日，P 人寿新定义重疾产品全面上市，通过更加完善的保障责任，配合伴随式的健康医疗服务，打造"新重疾＋新服务"的重疾产品体系，让保险更有温度，助力客户美好幸福生活。

据悉，新重疾定义顺应医学诊疗技术和重疾产品市场的发展，P 人寿立足客户需求，融合服务内容进行产品设计，在保单全周期内给予客户暖心守护，为客户筑牢健康防线。

为解决客户询医难、挂号难、住院难、康复难等痛点问题，P 人寿积极探索"产品＋服务"模式，联合 P 健康互联网、P 智慧城市为客户提供体系化的健康医疗服务，带来全周期、伴随式、有温度的服务体验，打造健康管理服务闭环，实现全面温暖守护。

据了解，匹配不同产品，该系列服务以"一名私人医生，健康、医疗、慢病、重疾四大服务场景"为基础，推出乐享 RUN、尊享 RUN、尊享 RUN Plus 三个版本。

乐享 RUN 为每一位客户配备一名家庭医生，提供日常健康服务、小病门诊协助、大病住院安排、重疾专案管理、慢病预防管理的全周期、全方位健康增值服务；尊享 RUN 在乐享 RUN 的基础上，增加音视频问诊服务和运动达标三重奖权益。全科私家医生 7×24 小时不限次在线候诊，实时为客户答疑解惑，尊享 RUN 还为客户定制周、月、年三重运动目标，达成相应运动步数即可获得奖励，鼓励客户养成健康生活习惯。

尊享 RUN Plus 定位高端市场，通过一对一专属全科医生、国家级职业健身教练、中国注册营养师、国家二级心理咨询师等专业化团队，搭配体重管理、睡眠管理、食谱定制、控糖管理、重疾专案管理、特色体检、就医陪诊、术后护理等服务举措，让客户畅享一站式健康增值服务。

P人寿正从"产品、渠道、数据化经营"三个方面推动全面改革转型，依托"产品＋"策略，构建"寿险＋健康、医疗、慢病、重疾、养老"的服务生态圈，满足客户全方位、多场景的生活需求。P人寿表示，未来公司将持续立足客户需求进行产品设计和服务创新，让保险不仅仅局限于经济赔付，更能围绕客户的健康周期，为客户健康风险提供定制的解决方案，打造更有温度的保险，为客户美好生活保驾护航。

（资料来源：中国新闻网 2021.2.1 https：//baijiahao.baidu.com/s？id＝1690459005430497380&wfr＝spider&for＝pc）

（二）健康管理新服务开发的策略

健康管理服务企业要想在激烈的市场竞争中生存和发展，必须不断地拓展新服务，以适应不断变化的市场需求和参与激烈的服务市场竞争。

健康管理新服务开发的典型策略有：

1. 领先策略

领先策略是指健康管理服务企业抢在竞争对手之前，利用现有资源和能力进行新健康管理服务产品的研发并投入市场，从而使健康管理服务企业处于领先地位。

领先策略需要公司有雄厚的实力、优秀的人才做支撑，前期需要投入巨大的新服务开发的成本，以及巨大的市场教育和新服务推广的成本，并且还存在失败风险。

2. 跟随超越策略

这种策略是技术引进与自行研制相结合，以跟随为先导，以超越为目标。健康管理服务企业发现市场上畅销的健康管理服务产品，然后尽快对此服务产品进行模仿并投入市场。或者是健康管理服务企业把购买的技术进行消化、吸收和创新，并将其转换为自己的技术与生产力。采用此策略的路径可以为收购健康管理服务企业、购买技术或引用专业技术人才。

跟随超越策略属于较稳健的开发策略，以已有的健康管理服务产品试销为基础，市场风险小，成功率高，节约开发成本。

3. 更新换代策略

在旧的健康管理服务产品的基础上，采用新技术、新理念、新结构开发具有更高性能的新健康管理服务产品。这种新服务开发策略的市场风险也较小。

4. 系列延伸策略

针对消费者使用某项健康管理服务产品时产生的新需求，推出有针对性的配套产品。系列延伸实际上也是品牌延伸，该策略主要在于发挥原有健康管理服务品牌的影响力价值，经营风险较小，成功率高，因而被企业广泛采用。

（三）健康管理新服务开发的过程

为了提高新健康管理服务产品的开发效率，与有形产品的开发一样，新服务的开发也要遵循科学、合理的流程。一个健康管理新服务（这里指完全创新的健康管理服务）要进入市场，大体要经历以下八个阶段或流程，如图5-5所示。

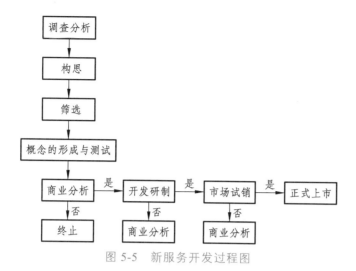

图 5-5　新服务开发过程图

1. 调查分析

通常，一项健康管理新服务的推出，是建立在对消费者期望、市场需求和竞争环境进行综合评定的基础之上的，健康管理新服务开发必须进行深入的市场调查。健康管理服务企业要通过调查，了解当前市场上消费者被满足或未被满足的需求情况，分析消费者的潜在需求，确定健康管理新服务开发的大体方向。例如，可以从消费者在所用的健康管理服务体验感入手，找到需要解决的问题，进而挖掘消费者的潜在需求。

2. 构　思

构思指对未来健康管理新服务的基本设想，是新服务开发的基础和起点。这些设想可能通过企业内部或企业外部获得，可以通过正规的市场调研渠道或借助非正式的渠道获得。一般情况下，这种构思产生于消费者、竞争者、健康管理服务企业内部人员、中间商或科技人员。健康管理服务企业需要明确自身的行业范围、企业的战略目标、健康管理服务产品的定位、目标市场、优劣势、资源分配情况、竞争态势等，从而生成更适合本企业当下所处境况的健康管理新服务创意。

3. 筛　选

对所获得的健康管理新服务构思进行筛选，需要考虑企业自身资源、技术和管理水平等因素。有些比较好的构思并不一定能付诸实施，通过筛选可以放弃那些不切实际的构思。筛选过程大致为：首先建立筛选标准；然后确定标准中不同要素的权重，再根据企业的实际情况打分。在筛选创意时健康管理服务企业需要考虑以下两个方面：健康管理新服务构思是否与本企业战略目标相适应，不冲突；本企业能否有足够的资源和能力支撑健康管理新服务的研发与制造。

4. 概念的形成与测试

筛选之后的构思要转变成具体的健康管理新服务产品概念，它包括概念形成和概念测试两个步骤。概念形成阶段，主要是将健康管理新服务的构思转换成服务概念，并从职能和目标的角度界定新服务内涵。接下来的概念测试阶段，目的是测定目标消费者对服务概念的看法和反应。健康管理服务企业从消费者的角度对创意所做的详尽描述，使健康管理新服务产品创意具体化，以便消费者在头脑中形成一种健康管理新服务产品形象。例如，用文字、图片或其他恰当的方式详细地描述健康管理新服务产品的构造、性能、用途等。

5. 商业分析

在这个步骤，健康管理服务企业需要分析健康管理新服务产品的经济效益，包括预测健康管理新服务产品的市场销售额和生命周期，可能的市场价格与投资费用，评估风险、投资回报情况。如果符合公司的目标，则可进入健康管理新服务研发阶段。

6. 开发研制

本阶段要将健康管理新服务产品概念转换为实质的健康管理新服务的过程。首先进行健康管理新服务产品设计，再进行样品试制。原型准备好后，需要通过严格的功能测试和消费者测试，也就是健康管理服务产品鉴定环节。功能测试是在实验室和现场条件下进行的，条件非常严格。在消费者测试中，可以征求其对健康管理新服务产品的意见。

7. 市场试销

由于消费者对概念的健康管理新服务与实际的健康管理新服务的评价可能存在偏差，所以在健康管理新服务研制出来之后，通常要经过市场试销来检验市场反应。基于健康管理新服务的无形性特征，企业并无实体产品可供测试，因此更需要通过实际的试销检验新服务的优劣、特性。

8. 正式上市

通过了市场试销测试，健康管理服务企业开始正式推广新服务，新服务开始正式引入。健康管理服务企业要在适当的时间和地点、适当的规模、采用适当的推广方式向适当的消费者推广其新服务。

(四) 健康管理新服务开发的注意事项

开发新种类的消费品的高失败率是众所周知的，健康管理新服务开发也不能幸免。失败的原因多种多样，包括无法满足某种显而易见的消费者需求，无法得到足够的收入来支付运营成本，以及运营表现欠佳等。那么，应该如何在开发新产品方面取得成功呢？

1. 重视消费者参与

健康管理服务是消费和生产同时进行的，服务是易变的，并且往往离不开消费者参与。因此，消费者导向在健康管理服务领域起着至关重要的作用，与有形产品的开发流程相比，消费者的投入和参与对服务的开发有着决定性影响。

以消费者为导向的新服务开发模式具有很大优点，通常可以很好地帮助企业获得成功。例如，在概念构思阶段，需要明确消费者需求，其中既包括消费者的显性需求，更应该包括消费者的隐性需求，并深入地探索新开发服务需要满足的具体条件。在这个过程中，消费者导向乃至消费者的参与是不可避免的。

2. 重视新服务的外观特征

由于实物产品的有形性，企业必须要在其外观特征设计上花大功夫，以差异化其产品并吸引更多消费者的目光。恰恰是由于健康管理服务产品的无形性，消费者容易把外观特征视为健康管理服务产品的"核心部分"，因此，健康管理服务企业需要更加重视其新服务的外观特征。新服务的外观特征表现在：

（1）服务产品专利。贸易名称、新的服务工艺是受到专利保护的。遗憾的是，除此之外，服务领域的专利问题还没有得到很好的解决，因此，新的健康管理服务产品往往被竞争者模仿，生命周期较短。如医疗行业中有些独特的疗法或者独特的配方。

（2）服务品牌创新。有良好的健康管理服务品牌的企业在推出新服务时更容易为消费者所接受，品牌使消费者感受到更多的消费价值，也可以为企业创造更大的利润空间。其中，品牌名称是区别品牌的最主要方式。

（3）服务本身的售前和售后服务。售前和售后服务不仅有助于顾客消费和再次消费，还可以借此与顾客建立起良好关系，并有利于企业收集反馈信息，不断改进现有健康管理服务和开发新服务。

（4）服务产品保证。产品保证由两部分组成，即"隐含性保证"及"明示性保证"。隐含性保证是经由立法程序存在的，无论卖方有无明示都须负责。例如，医疗服务提供组织的"医疗安全"就是隐含性保证。明示性保证是由卖方标明提供。这种保证经常被用作销售促进和卖方自我保护的手段。

3. 发挥市场协同效应

健康管理新服务开发要获得成功，还需要注意发挥市场协同效应。健康管理新服务要与企业现有的形象、专业技术、资源完美吻合，在满足已知消费者需求方面比同类竞争服务产品要有显著的优势，同时企业应非常了解消费者的购买决策行为。此外，在新服务开发过程中及此后能够得到企业及其分支机构的强有力的支持。

4. 组织要素

健康管理服务提供组织内部要存在良好的跨部门合作和协调能力，健康管理新服务开发人员应充分了解他们的职责，并清楚新服务开发对于组织的重要性。在推向市场之前，员工必须了解新服务、新服务的基本过程以及直接竞争者的具体细节。

5. 详细的市场研究

在健康管理新服务开发的早期阶段应已经完成科学而详细的市场研究，应对于需要获取的信息有清晰的理解，在进行实地调研前已经对新服务理念进行了精确定义。

一个高度结构化的新服务开发流程将提高复杂服务创新的成功率。但是诸如健康管理新服务开发这样复杂的流程是无法一步到位的。创新不能仅仅依靠规划与控制。在新服务开发过程中可能会出现临时情况、混乱与内部竞争，因此有必要采取特殊的处理方式来平衡创造性和正规的规划与控制两方面的需求，这样才能在健康管理新服务开发方面取得最终的成功。

思考与练习

1. 思考题

（1）健康管理服务产品的构成要素包括哪些？

（2）如何理解健康管理服务产品"服务之花"的八片花瓣间的关系？

（3）健康管理服务企业在进行新服务开发时可以采用哪些策略？

（4）怎样在健康管理服务产品营销中应用品牌策略？

2. 训练设计

（1）请选择一种你熟悉的健康管理服务，分析其产品构成和"服务之花"。

（2）请选择一家你认为非常成功、品牌价值高的健康管理服务相关企业，分析其如何构建高品牌价值。

第六章

健康管理服务定价

 学习目标

（1）掌握服务定价、定价影响因素、定价策略和顾客感知价值等概念。

（2）掌握健康管理服务定价的目标与方法。

（3）掌握健康管理服务定价策略。

（4）熟悉健康管理服务定价的依据。

（5）了解健康管理服务定价的特殊性。

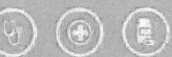

案例 6-1

服务定价从生活中来

北京太阳城大型入住式老年公寓——银龄公寓，位于京北名胜小汤山、温榆河南岸的北京太阳城社区内。银龄公寓与欧式建筑风格类似，总建筑面积近 3 万平方米，内有单人间、双人间、三人间等 9 种户型，近 1 000 张床位。社区建有购物中心、健身娱乐中心、酒店、老年文化中心（老年大学）等配套齐全的公建设施，并有一所具备抢救、治疗、健康咨询和安养四大功能的大型社区医院——北京太阳城医院，使居住在这里的老年人舒心、放心和安心，彰显了人文关怀。根据《国家老年人建筑设计规范》的要求，入住式银龄公寓采用无障碍建筑设计。如公寓楼内均设有医用电梯；室内铺设防滑地板；浴室、楼梯道安装扶手；照明、通风、采光以及卫生间等都做了细致周到的处理；室内宽敞明亮，配有电视、电话、沙发、衣柜等生活用品，并装有紧急呼救系统；在冬季，室内采用了地板辐射式供暖，符合"头凉脚热"的人体温度梯度，为老年人提供了理想的生活居住条件。入住式银龄公寓最突出的特色是积极倡导人性化的服务理念，开展"亲情服务"。公寓一启动就实施"住宿服务、膳食服务、医疗服务、娱乐休闲服务、购物服务、交通服务"等一条龙服务项目。银龄公寓入住方式灵活多样，可长短期入住、度假和实行会员制入住等。北京太阳城国际老年公寓里入住的老人，大多都是事业有成的教授、将军、商人、企业领导、文艺工作者或者是成功人士，是有一定稳固经济来源的先富裕起来的人，综合家庭月收入通常不低于5 000 元。高端知识分子对这种新型的养老形式容易接受。

（资料来源：北京太阳城银龄公寓 https://v.youku.com/v_show/id_XMTc3MzkxNTE1Mg==.html）

问题讨论：

什么可以影响健康管理服务定价？

健康管理服务定价是在市场营销中服务企业根据所提供服务的成本、需求、竞争等情况确定服务产品市场价格的行为。随着服务营销研究的逐步发展，越来越多的企业开始逐渐认识到服务定价是服务营销组合中的重要因素之一，定价是否合理直接关系到企业的发展前景。在服务营销的大市场中，各种有形产品定价的概念和方法均适用于服务产品定价。但由于服务行业自身特征的影响，其定价也有不同的特点，在不同的市场状况和服务形态中，这些特征所造成的影响也各不相同。因此，在确定服务产品的价格时，对影响服务定价的各种因素必须进行全面的了解和把握，重视服务定价在服务营销中的作用，研究服务产品定价的特殊性，掌握相关服务定价策略。健康管理服务的定价对于健康管理服务业的发展起着重要作用，有利于健康管理服务营销的研究。

第一节 健康管理服务定价的特殊性及定价依据

健康管理服务产品与有形产品相比具有无形性、不可储存性、异质性和不可分离性等关键特征。正是这些特征的存在，使得服务定价在成本、需求和竞争等各方面都比有形产品的定价更复杂。本节就健康管理服务定价在各方面所存在的特殊问题做进一步探讨。

一、健康管理服务定价的特殊性

（一）健康管理服务定价的成本特殊性

由于健康管理服务业本身所具有的特性，决定了服务定价在成本方面呈现出一系列不同于产品定价的特殊性，如服务定价采取成本导向的难度加大、服务的变动成本很难估算、获悉实际价格滞后、规模经济效应有限等。

1. 健康管理服务成本很难估算

对于管理者而言，识别与有形产品的生产成本相关的原材料、人工费用、制造费用、储存和运输费用比较容易，然而，健康管理服务成本的计算，远比有形产品的成本计算复杂，这是由于服务的特征所导致的。若没有深刻理解成本，就不能有效地定价。服务企业的固定成本对变动成本的比值远高于生产制造企业，服务领域里的变动成本仅占总成本的一小部分。在服务企业中，由于服务业的无形性、异质性等原因，准确估算服务的变动成本与准变动成本是相当困难的。例如，对于铁路运输公司和剧院来说，每增加一位顾客的变动成本几乎接近于零，而家政公司增加一个顾客的变动成本却很显著。铁路运输公司和剧院是否会为增加的一位顾客单独确定价格？在火车开动前和节目放映前是否应该将剩余座位的票进行打折出售？家政服务公司对需要教育服务的顾客和清洁服务的顾客该如何分别制定价格？健康管理服务表面上看起来是人与人的服务，实际上还有人与物的关系，从事健康管理服务行业人的文化程度也可能存在一定的不同，这也属于变动成本的一部分，事实上，变动成本的估算困难使得成本控制的确存在一定的困难。

2. 健康管理服务定价采取成本导向的难度加大

变动成本对于提供服务的主体来说是难以预测的，服务变动成本的难以确定及服务流程对最终价格的影响都使健康管理服务定价采取成本导向具有较大的困难，其他一些因素的存在也增加了健康管理服务定价成本导向的难度，主要体现在两个方面：一方面由于健康管理服务产品的无形性，实物消耗成本在总成本中可能是微乎其微的；另一方面劳动力成本的估算进一步增加了评估具体服务成本的难度。尽管服务企业的资金数目可以不断地增加，但是提供服务产品的最主要资源仍然是人，而要明确提供服务的劳动力的价格是很困难的，在给服务定价时可以采取单位时间工资为定价的基础计入变动成本，但劳动力的技术、知识、经验等无形资源都是难以评估的。而且由于服务行业的劳动力流动量大、流动性强，寻找优秀人才更是企业不得不直面的一个重要问题。此外，很多服务企业不能够事先评估服务产品的价格。例如，一名律师在为客户进行法律援助，客户想要通过法律来解决的问题复杂程度各不相同，所以律师只有在全面掌握顾客信息的基础上才能确定协助解决该问题而收取的代理费用。种种因素纠合在一起使服务企业对成本的预计和控制难度加大，健康管理服务针对的是一个单独的个体，而每个个体都有其独有的问题，因此，在健康管理服务定价时，采用成本导向的方法难度更大、要求更高。

3. 获悉实际价格的滞后性

对于顾客所使用的服务产品而言，顾客多数情况下只有在享受服务结束后才能知道自己所需支付的实际价格，这是由于一些服务具有不可分离性的特征，使得服务的生产、消费和购买同时进行，比如一位女性顾客原来只打算去修剪头发，这时假如理发师告诉女顾客通过改变一下头发的颜色，换一种新的造型会更好看，让整个人看起来焕然一新，如果女顾客接受了理发师的建议，那么该项服务的最终价格就包括染发、烫发等项目的价格，而这些项目在服务开始时，女顾客是不能事先知道的。还有一些高度定制化的服务，在服务没有完全结束前，消费者可能也不知道自己应该支付的最终价格是多少。当病人去医院看病，事先确知的只有挂号费，最终支付的价格必须在看病结束后根据医生的各项检查及用药等费用才能确定，而且有些药物在大医院和小医院价格不一样，大医院还有一些其他的附加费用，可能一时让人难以接受，但面对医疗服务也只好支付。健康管理服务检查项目的定价一般是公之于众的，顾客可根据自己的实际经济状况确定是否进行某些服务。

4. 服务业规模经济效应有限

服务业具有不可分离性及异质性的特征，所以服务企业很难像有形产品制造商一样重复制造流程。比如，发型师为每位顾客提供适合的造型建议；理财专家为不同的顾客制定不同的理财计划；健康管理师为每位顾客提供个性化的健康管理方案。服务产品不仅不能被简单复制，也不可以被储存，航空公司班机剩余的座位不能留给下一航班提供给顾客，宾馆今天空余的房间不能留到明天提供给入住者，某位顾客的健康管理方案很可能不适用于其他人。那些带有定制化要求的服务更要求服务产品提供者要充分考虑顾客的特殊需求。因此，大部分服务企业很难依靠规模效应带来成本优势，健康管理服务的对象是人，而每个人都是相互独立的个体，每个独立的个体都有着各自的身体健康特点，与他人的健康状况都不一致，因此健康管理服务业很难依靠规模效应来降低成本。

（二）健康管理服务定价的需求特殊性

健康管理服务产品定价在需求方面同样也表现出一系列有别于有形产品定价的特殊性：健康管理服务产品的需求更加缺乏弹性；健康管理服务产品的销售可以采用隐形捆绑行为；可以更多地考虑交叉价格弹性的作用以及价格歧视的可行性。

1. 健康管理服务产品需求更加缺乏弹性

相对于有形产品而言，顾客对服务的需求往往更加缺乏弹性。而且顾客对价格反应的敏感程度，可能随着顾客类型、服务种类、需求水平、使用情景等方面的差异而有所不同。在服务市场上可以看到这样一种现象：当服务产品是消费者不容易获得的，服务企业往往可以收取较高的费用；服务的定制化程度越强，顾客的价格敏感性越低。在实践中，服务企业应尽量考虑影响消费者价格敏感性的一些因素，从而做出正确的服务定价决策。奈格尔（Nagel）等人归纳出影响消费者价格敏感性的因素，这些因素的变动趋势与消费者敏感性程度关系如下（表6-1）。

表 6-1　影响消费者敏感程度的因素与消费者敏感性程度关系

影响消费者敏感程度的因素		消费者敏感性程度
1. 预期服务提供的独特的价值	大	↓
2. 预期替代品的数量	少	↓
3. 对同类产品对比的难易	困难	↓
4. 价格衡量质量	强	↓
5. 服务消费与收入的比值	小	↓
6. 转换成本	高	↓
7. 顾客追求最终服务利益程度	强	↓
8. 成本的分担	大	↓
9. 相同情景下，类似服务的感知价格差异	小	↓
10. 顾客消费库存的能力	弱	↓

当然，随着服务种类不同，价格的敏感性也会随之变化。不同类型的消费者对每种价格敏感性因素的重视程度也不一样。在实践中，服务企业必须找出那些对其目标市场顾客购买决策影响更加突出的因素，从而做出最优的定价决策。

2. 隐形捆绑行为及交叉价格弹性

如果某种产品的价格需要在其他多种产品的影响下制定，而这些其他产品的价格又没有提供给顾客，而且也没有采取明确的捆绑定价策略，我们称其为隐形捆绑价格。比如，在游乐园里，游乐项目是其核心服务，但同时也提供诸如游览车、自行车租赁、出售特色玩具和纪念品等额外产品和服务。消费者很可能不经意间就会把各项服务的价格捆绑在一起，如门票的价格和食物、饮料、纪念品的价格显然没有明确绑定在一起，但它们之间却会相互影响，并进而影响消费者的购买决策以及消费者的总体感知水平。事实上，消费者往往把自己的总体消费维持在一个可接受的范围之内，假如单个物品或者服务价格制定过高，消费者就会考虑降低总体花费，从而导致服务业总收入的减少，因此，服务企业必须对自己所经营的全部产品之间的交叉价格弹性给予足够多的关注，从而较大幅度地提高企业的总收入水平。

3. 价格差异的可行性

价格差异通常指商品或服务的提供者在向不同的接受者提供相同等级、相同质量的商品或服务时，在接受者之间实行不同的销售价格或收费标准，价格差异的本质是针对不同的消费者收取不同的价格。例如，明星演唱会坐席票根据距离舞台的距离收取不同的价格，足球比赛根据不同的座位收取不同的票价，飞机票会因购买时间和座位的不同而收取不同的价格。综合前面的叙述，由于消费者的类型和服务的种类不同，其价格敏感性也就可能不同。有研究表明：购买服务较少的消费者的价格敏感程度要低于购买服务较多的消费者，把服务企业所提供的服务视为至关重要的消费者的价格敏感程度要明显低于那些认为服务不太重要的消费者。事实上，服务企业往往可以根据顾客特征、服务提供特征以及服务使用特征等多种标准来实施价格差异。比如说，在顾客特征方面，企业可以根据个人特征（如不同身份特征或不同年龄阶段的人群会表现出不同的支付意愿、支付能力和支付方式）、客户在关系生命周期所处的阶段（如一些服务企业运用打折、买就送等方式来获取新的顾客并通过向现有顾客提供忠诚项目来挽留顾客）和关系特征（如顾客价值、俱乐部的会员资格等）来实施价格差异。例如，一些银行对于普通用户收取手续费，而对于会员客户可能免收转账费。在服务提供特征方面，企业可以根据所提供服务的特征来实施价格差异，如服务水平（主要指顾客感知到的价值的质量方面，企业可以对低质量服务收取较低的费用）和服务要素的数量（捆绑定价）等。在服务使用特征方面，企业也可以根据服务时间、地点和使用量来实施价格差异。例如，对很多服务而言，城市的价格水平往往高于农村，而且这种价格差异能够为大多数顾客所接受；在顾客那里所提供的服务价格往往不同于在服务供给者那里，比如医生出诊到病人家里的收费价格往往更高；提前订购某种服务往往能获得一些优惠。当然，实施价格差异也必须具备某些条件，如服务企业必须有设定价格的能力，服务所面对的市场可以进行有效细分，不同细分市场的需求价格弹性是不同的。

（三）健康管理服务定价的竞争特殊性

同样，健康管理服务定价在竞争方面也表现出一系列别于产品定价的特殊性，如竞争价格的难以比较性、自助服务带来的竞争优势等。

1. 健康管理竞争价格的难以比较性

有形产品的竞争往往更加明显，而服务产品竞争更加隐蔽。在健康管理服务消费中，消费者更加难以对比所提供的相同或类似服务产品竞争对手之间的价格差别。消费者在超市选购食品，不同品牌的同类食品前基本摆放着相应的价格标签，几乎是一目了然，所以比较食品价格并不是一件很难的事。然而，健康管理服务产品价格信息的获取则相对困难，由于健康管理服务是无形的，人们往往无法把所有服务都标上价格并放在一起展示，对于那些高度定制化的服务更是如此。在服务消费中，价格往往是建立在服务企业对顾客全面了解的基础上，即使消费者能够得到真实的价格信息，在类似的服务企业之间进行价格比较也仍然不是一件容易的事情。比如，消费者想了解各个银行信用卡服务的价格时，需要考虑诸如信用卡年费、最大信用额、还款期限、银行工作效率、服务态度等综合因素。为了获得这些信息，顾客必须与银行工作人员进行接触，或打电话咨询等，这样的价格比较流程是需要花费相当多的时间和精力的。

2. 自助服务带来竞争优势

随着电子信息及电子技术的发展，顾客往往可以在互联网上远程了解商品的详细信息，企业也可以更多采用电子技术对销售终端进行遥控。越来越多的企业主动邀请顾客参与到产品和服务的讨论中，而有些行业走得更远，它们将企业业务流程的一部分交由顾客完成，实现企业与顾客之间的合作，打造双赢的局面。诸如银行的自助存取款机器和部分企业的自动售货机等自助服务，不仅为企业降低了成本、节约了资源，而且也深深影响着消费者的服务满意度，其中的便利包括更多的便利、更高的效率、更多的控制权、更多的自主性等。艾滋病是一种慢性而致命的传染性疾病，起因是感染了艾滋病病毒。艾滋病主要的传播途径是性接触传播、血液传播以及母婴直接传播，性传播是最主要的传播途径。目前，一部分场所投放有艾滋病自助检测仪器，一方面可以使自愿检测的人能够了解自己的身体状况，另一方面避开了去医院检测的隐私心理。一些商家在自家门前投放免费身高体重测试仪，既可以吸引顾客免费检查自己身体状况，又可以吸引顾客进店了解或购买商品。目前的健康管理服务公司里多数以健康体检为主，规定顾客可免费进行个别项目的体检，以吸引顾客进行其他项目的体检。

（四）健康管理服务定价的生产与消费特殊性

由于健康管理服务具有不可储存性及生产消费的不可分离性特点，使得健康管理服务定价必须考虑服务产品生产和消费区别于有形产品的特殊性。

1. 生产的特殊性

健康管理服务定价在生产方面区别于有形产品的特殊性主要表现在以下几个方面：产品线的定价更为复杂、折扣购买并储存服务的困难性、服务价格的多样化等。

（1）产品线的定价更为复杂。

在营销学中，产品线定价是指一种产品或一组类似的产品采取不同定价的营销行为。鉴于产品是有形的物品，产品的消费者还是能够比较容易地收集产品价格的信息，进行比较并做出购买决策。但在健康管理服务行业，服务是看不见、摸不着的，以致于消费者在对两项服务比较评估时变得十分抽象，导致不能很好地进行区分。例如，去医院挂号时通常有普通门诊和专家门诊，而专家门诊收取的费用往往是普通门诊的好几倍，乃至几十倍，但病人很难获悉专家的医疗水平比普通医师究竟高多少，也很难事先知道专家是否真的比普通医师能够提供比较好的医疗方案。即使事后发现专家门诊对于同一种疾病而给出的医疗建议与普通医师给出的建议是一样的，这时候，病人也已经不能改变主意了。同样的，健康管理服务机构对顾客进行健康咨询与诊断时，顾客也不能清楚地知道专家的医疗水平是否高于医院的医疗水平，使顾客存在一定的困扰。由于许多采用产品线定价的服务企业并未给顾客提供专业的意见和可靠信息，消费者很难了解价格背后的真实服务信息。这样的定价虽然给顾客提供了根据自身情况做出选择的机会，但也给顾客带来不少困惑，继而对做出恰当购买决策产生了一定的负面影响。使用产品线定价的行业主要有电信业、医疗卫生保健业、金融业（不同种类的核算、储蓄、投资理财计划等）。

（2）折扣购买并储存服务的困难性。

在产品营销中，价格往往是影响消费者购买和储存决策的重要手段，价格政策可以直接影响消费者的行为。消费者常常会在换季时利用折扣价格添置衣物，产品销售者经常使用打折手段来处理库存。但在健康管理服务业中，由于健康管理服务的不可储存性，消费者很难利用折扣价来购买和储存服务。比如，消费者无法在酒店淡季时支付房费，将房间留到旺季居住；消费者也不能在话费优惠时段购买一小时，留在非优惠时段拨打；健康管理机构可以为顾客进行打折销售服务，但时间是有一定时效的，不可能为消费者进行无限期的打折与使用。消费者在需要服务的时候，往往只能按照当时市价来进行购买。

（3）健康管理服务价格的多样化。

健康管理服务的生产与消费不可分离性决定了在健康管理服务流程中服务提供者和消费者会有相当多的互动。健康管理服务提供商需要根据顾客对服务的反应来进行灵活的应对和调整，并且在许多定制化服务中，根据不同顾客的特殊需求和具体情况，健康管理服务价格更加多样化。

2. 消费特殊性

健康管理服务定价在消费方面也表现出一系列有别于产品定价的特殊性，如价格可能是服务质量的有限参考指标、消费者难以确定健康管理服务的保留价格。

（1）价格可能是服务质量的参考指标。

在购买有形产品时，消费者可以通过比较、实体观感和触觉等感受产品的好坏以决定是否购买，而健康管理服务的无形性、不可储存性以及健康管理服务与人员的不可分离性使消费服务变得更加难以决策，消费结果也难以确定。因此，在服务消费中，消费者更易将服务价格作为判断服务质量的线索。例如，消费者在购买服装前就可以确定服装的品牌、款式和颜色，也能够真切感受到实物产品的质量，然后做出购买决策意见。相反，消费者在理发时，尽管能够从发型师的描述和某些照片中想象样子，但只有在理发结束后，消费者才能真正知道发型与自身的匹配程度如何。在消费者获得服务产品信息较少的情况下，价格就成为可利用的重要依据甚至是唯一关键的判断标准，这就是人们常说的"一分价钱，一分货"。

一定情况下，价格作为参考标准的作用随着企业的各种营销手段及其向消费者提供的服务信息（品牌信誉、企业成就、服务承诺及顾客口碑）的增加而下降。随着品牌效应、鲜明的广告和工作人员推销手段越来越丰富，服务企业的信息繁杂到消费者难以做出合理决策的时候，价格的重要性又开始彰显出来，消费者可能又会重新依赖价格的高低来判断服务的质量。所以，服务企业必须谨慎制定价格。除了要能支付成本或与竞争对手对抗外，价格的制定必须要表现出一定的质量信号。定价过低，会导致顾客对服务质量做出不准确的判断；定价过高，则会使顾客难以达到预期的服务认可程度。

（2）消费者难以确定服务的保留价格。

保留价格是指顾客愿意为产品支付的最高价格。在购买产品之前，消费者心里通常都会有一个保留价格，预估出产品的价格范围。当确切知道产品的真实价格后，消费者会把真实价格与保留价格或者价格范围作对比，以决定是否值得去购买。在购买有形产品时，消费者获得的信息相对充分，比较容易形成确切的、合理的保留价格或价格范围。但对于健康管理服务而言，可供参考的信息一般较少，消费者很难在心理上形成确切的保留价格或价格范围。

对于初次购买服务的消费者而言，保留价格主要来源于市场上的竞争价格。当一些消费者对某项服务处于特别紧急和重要的需求状态时，如重大事故或疾病，消费者可能会在完全不考虑成本的情况下做出购买决定。然而，再次进行购买服务时，由于先前已经获得了关于该项服务的具体信息，确定心目中的保留价格就不再困难，以前的服务体验和价格信息可以作为具体的参考标准。此时，顾客对价格的关注程度上要远远高于首次购买。

综合以上分析可以得出：消费者在购买健康管理服务时，价格在服务购买决策中处于一项十分关键的信息，是消费者评估服务的一项重要标准。价格不仅会使消费者对服务企业所提供服务的成本做出评估，而且也会在某种程度上向消费者提供服务质量的信息。有研究指出，在下列情况下，消费者往往更倾向于一定的服务质量取决于其本身价格的高低：

① 价格是消费者可以直接获得的主要信息，而且是能够体现几种服务方案之间差别的主要信息。

② 备选方案是有区别的，消费者对各项备选方案的感知和评价可能也存在差异。

③ 各备选方案之间的价格存在一定的差距，可能差距较大。

④ 在某些服务风险较大的情况下，许多服务会隐含着信誉承诺，如医疗或管理咨询。

消费者购买服务遇到上述情况时，价格成为判断质量的重要线索。

二、健康管理服务的定价依据

按照价格理论，影响健康管理定价的因素主要有三个：成本、需求和竞争。成本是健康管理服务产品价值的基础部分，它决定着健康管理产品价格的最低界限，如果价格低于成本，企业则无利可图。市场需求影响顾客对产品价值的认知，进而决定产品价格的上限。市场竞争状况调节价格在上限和下限之间不断波动，并最终确定产品的市场价格。不过，健康管理服务行业由于自身的特殊性，其定价过程还受到一些非货币成本因素的影响。健康管理服务定价是在市场营销中服务企业根据所提供服务的成本、需求、竞争等情况确定服务产品市场价格的行为。随着健康管理服务营销研究的逐步发展，越来越多的企业认识到健康管理服务定价是服务营销组合中的重要因素之一，定价是否合理直接关系到企业的发展前景。在服务营销市场中，各种有形产品定价的概念和方法均适用于服务产品定价。但由于服务行业自身特征的影响，其定价也有不同的特点，在不同的服务形态和市场状况中，这些特征所造成的影响也不同。

因此，确定健康管理服务产品的价格时，必须对影响健康管理服务定价的各种因素进行全面了解和把握。

1. 成本因素

成本费用是传统定价的基础。对于企业来说，健康管理产品成本是产品价格的重要决定因素，当服务产品的价格能弥补所发生的成本和费用时，企业才能持续经营，只有价格超过单位成本时，企业才能够从中盈利。因此，成本因素在定价决策中可以作为服务产品价值的基础部分，决定了服务产品价格的最低界限。

健康管理服务产品成本是指在健康管理服务的生产、消费过程中所花费的物质消耗及支付的劳动报酬。健康管理服务产品的成本一般可以分为三种，即固定成本、变动成本和准变动成本。

（1）固定成本：不随服务产出变化而变化的成本，其在一定时期内表现为固定的量，如服务设施、人员工资、办公设备、建筑物、折旧等。固定成本是无论产量如何都要负担的成本与费用，在产品的全部成本中占主要比例，如金融服务的固定成本占总成本的60%以上，因此，固定成本的分摊对服务企业意义重大。

（2）变动成本：随服务产出变化而变化的成本，如电费、运输费、邮寄费、临时用工工资等。变动成本在总成本中所占的比重往往很低，有的甚至接近于零，比如火车或戏院增加一位顾客的变动成本等。

（3）准变动成本：介于固定成本和变动成本之间的那部分成本费用，与顾客数量和服务产出数量密切相关，如清洁服务场所的费用、员工加班费等。准变动成本的多少取决于服务的种类、顾客的数量和服务活动对额外设施的需求程度。因此，不同服务产品的差异性很大，其变动涉及的范围也很不一致。比如，在健康管理服务的项目中增加一项服务，除了增加与之相关的设备外，还需要增加资源消耗、人力成本等，看似是简单的一件事，但实际牵扯很多方面的因素。

在产出一定的情况下，服务产品的总成本应该等于固定成本、变动成本与准变动成本之和。服务企业在制定定价策略时必须考虑不同成本的变动趋势。正确识别出增量成本对于企业的定价来说十分必要。增量成本指的是由于定价策略的不同而导致成本的变化。对于有些成本来说，由于定价不同，其总额会提高或降低，直接影响利润水平，企业在制定定价策略时要把握好一定的分寸来降低成本，切不可盲目随意定价。

2. 需求因素

服务产品的最低价格取决于成本费用。而最高价格则取决于市场需求状况。在考虑需求因素影响时，价格需求弹性是分析制定价格策略的很好的工具。需求价格弹性是指因价格变动而相应引起的需求变动比值，反映了需求变动对价格变动的敏感程度。价格需求弹性通常用弹性系数来表示。该系数是服务需求变化百分比与价格变化百分比的比值。当弹性系数大于1时，表示富有弹性；当弹性系数小于1时，表示缺乏弹性。在现实生活中，不同服务产品的需求弹性是不尽相同的。例如，在某些市场上需求受价格变动的影响很大（如公共交通服务、旅游娱乐市场等），而有些市场则影响较小（如医疗、教育等）。如果对服务的需求是有弹性的，那么定价水平就显得特别重要。

服务企业也应该经常关注产品之间的交叉弹性，交叉弹性是指一种产品价格变动而引起互补产品或替代产品的需求的变动。当一种产品价格变动时，该产品的需求发生变化，而且其替代产品和互补产品也会呈现相对应的变化。例如，当汽车票价上涨时，可能乘坐火车出行的人会增多，不必要的出行会减少，导致对旅游、餐饮服务需求的减少。

通常在谈到顾客需求时，常常会使用顾客感知价值来加以度量需求程度。泽丝曼尔等人曾经认为，服务定价往往是通过与顾客的感知价值相匹配的方式确定的。顾客感知价值受感知利益与感知成本的影响，要想使消费者愿意购买服务产品，企业就必须使消费者所感知的利益大于其所感知的成本。因此，可以用公式来表示顾客的感知价值：

$$顾客感知价值 = 感知利益 - 感知成本$$

上述公式很容易看出，要使顾客感知价值最大，就必须使感知利益和感知成本的差值最大。

现代市场营销学的搜寻理论认为，顾客对价格的敏感度取决于顾客购买时可选择余地的大小，可选择余地越小，需求弹性越小，反之，则需求弹性越大。选择余地的大小取决于顾客对服务产品有关信息和知识获得的程度以及他们对产品特征认知的多少，这些特征包括可寻找特征、经验特征和可信任特征。如果顾客能够根据可寻找特征评价产品，顾客选择的余地就比较大，产品需求就有较高的弹性。价格本身就是一种可寻找特征，因此，在缺乏服务产品信息的情况下，顾客往往把价格高低作为衡量产品质量的一个指标，他们对价格的敏感性也就比较高。当价格作为顾客唯一可以判断服务产品价值的指标时，需求与价格的关系已经改变，价格过低，人们怀疑其价值；价值过高，人们又无钱支付，只有适中的价格才能带来最大的需求。

3. 竞争因素

健康管理服务产品的最低价格取决于成本费用，最高价格取决于市场的需求状况（顾客感知价值），在这个价格区间，企业能把所提供的服务价格定多高，则取决于市场上竞争者所提供的服务价格水平。对服务企业来说，市场竞争状况不仅要获得对手的价格信息，以了解竞争者的价格水平和策略，还需要了解竞争者的成本状况，了解其成本、价格和利润率是如何确定的；同时还应加强与顾客的沟通，以了解他们对自己和竞争者服务的态度、认识和感知。这样企业便可以分析评价竞争对手在价格方面的竞争力，并制定出合理的价格策略。

一般来说，在产品差异小，竞争激烈的情况下，企业在价格方面的活动余地也相应缩小。在服务产品之间区别很小且竞争较强的市场，也可以建立相当程度的一致价格。如果服务产品具有很高的差异性，则产品定价可以出现一定差异，有时甚至可有很大差异。

4. 健康管理服务产品自身因素

相对于有形产品而言，健康管理服务产品具有其自身特性。首先，健康管理服务的无形性特征使得服务产品的定价比有形产品的定价更为困难。大多数顾客在选购有形产品时，可以很自然地检视产品，并根据其质量和自身的经验来判断价格是否合理。而在购买健康管理服务产品时，顾客不能客观地、准确地检查无形无质的服务，对健康管理服务产品只有一个抽象的概念，难以对其形成一个公允准确的质量价值认识。其次，健康管理服务的易逝性、不可储存性导致服务的供求始终难以平衡。当供大于求时，服务企业可能必须使用优惠价及降价的方式以充分利用剩余的生产能力，这就使边际定价策略可以得到普遍应用，例如在淡季，酒店客房和航空公司实行折扣、提供更多的服务内容来吸引更多的客人。但是，企业如果经常采用这种定价方式，往往会增强顾客的预期，他们可能会故意不去消费某项服务，因为他们预期这项服务必然会在将来降价。为了防止这种现象，服务企业就要给予提前订购服务的顾客优惠特价。最后，服务产品的异质性决定了服务无法像有形产品那样实现标准化，每次服务带给顾客的效用、顾客感知的服务质量都可能有差异。这主要体现在以下几个方面：① 服务人员的心理状态、努力程度、服务技能都可能导致所提供服务存在差异；② 顾客的知识水平、文化素养、爱好等也直接影响到服务的质量效果，即使对同样的服务，每个顾客的感知价值也是不同的；③ 相对于有形产品而言，服务不可分离的特性使得每一次服务的性价比各不相同，服务产品的质量很难以一个固定的标准来衡量。同时，服务又受到时间、地理因素，以及设备和人员情绪技术等因素的影响，这也增加了服务产品定价的不确定性，直接影响到服务的定价水平。

5. 非货币成本因素

顾客购买商品或服务时，货币价格不是他们付出的唯一成本，还有其他非货币成本，包括时间成本、搜寻成本、便利成本和精神成本等，它们常常成为决定是否购买或再次购买某种服务的因素，有时候甚至比货币价格更为重要。因此，当顾客的非货币成本较高时，企业应考虑适当降低定价，反之，则可定较高的价格。

时间成本是指提供服务时顾客参与的时间和顾客等候的时间。由于健康管理服务商无法完全控制顾客的数量或为每位顾客提供健康管理服务所花的时间，顾客很可能要花时间等待接受服务。例如顾客在等候服务，等待时间越长，顾客会认为自己付出的时间成本越大；邮递业务中，平邮比快递耗时更长，时间成本更大。因此，时间成本越高，则定价应该越低。

搜寻成本是指花在选择及确定所需服务上的努力，健康管理服务的搜寻成本比实物商品要高。健康管理服务的价格很少在服务场所标示出来以供顾客参考，价格常常是在顾客决定接受此项服务之后才得知的，而且健康管理服务场所一般只提供某项服务的一个"品牌"，因此，顾客必须到几个不同的公司进行调查来了解卖方信息。例如，某用户准备首次购买一个手机号，他会先对移动、电信和联通三家提供的产品和资费方案进行详细了解，并结合自身需求分析后才能确定最适合的选择。

便利成本是指由于不便利获得所需服务而产生的成本。例如，顾客必须经过一段旅途才能获得服务，为此必须支付一定的费用，一旦行程困难，花费就会增高。再如，如果服务时间同顾客的时间不一致，顾客就必须按服务公司的日程来安排自己的日程。

例如游客为了到达某个遥远的旅游胜地必须乘飞机，机票价格偏高时，游客更倾向于参加旅行团，因为旅行团往往能获得较大的机票价格折扣。

顾客购买及使用服务时感受到较大的风险会付出精神成本，这是顾客感受到最为痛苦的非货币成本。服务公司可以通过关怀、质量保证等手段降低顾客接受服务过程中的不良感受以减少其精神成本。例如，服务市场营销人员通过将服务穿插于其他活动中，可以降低顾客对时间成本和便利成本的知觉，降低其产生消极情绪的倾向。

第二节　健康管理服务定价的目标与方法

企业在制定定价策略时要考虑企业的营销战略，整体性营销战略意味着企业营销组合中任何策略的制定和贯彻执行都要与企业的营销战略目标相一致，定价策略也不例外。因此，企业在制定定价策略之前，要先明确本企业欲通过定价实现什么样的目标，根据目标的可行性和需求来选择适当的定价方法和策略，真正做到有的放矢。目标确定后就要选择定价方法。定价方法首先要有助于企业经营目标的实现，其次还要能够与企业自身特征以及行业属性相匹配。有的时候企业也会采取多种定价方法综合确定产品价格。

健康管理服务企业在确定定价目标和选择定价方法之前，必须考虑以下三方面：

① 健康管理服务的市场地位。即健康管理服务要在市场中占有的地位以及与竞争对手相比，服务在顾客心目中占有的地位，也就是指一种服务的顾客感知地位。有形产品可以凭借产品的实体特征在市场上占据一席之地，给顾客带来直观的感受，而顾客对服务产品的感知依靠的则是一些无形特征。显然，价格是服务产品属性中影响顾客感知的一项重要因素，它强烈地反映出服务的市场地位。

② 健康管理服务的生命周期阶段。服务的价格也与服务的生命周期有关。例如，在引入一种新健康管理服务时，公司可用低价政策渗透，并在短期内快速提高市场占有率。另一种办法是，公司一开始就采取高价政策，在短期内尽量攫取利润，这称为撇脂策略，不过，这种策略只有在没有直接竞争者以及存在大量需求的情况下才能采用。

③ 价格的战略角色。定价决策的实现在企业整体目标实现过程中具有战略性地位，因而任何服务的定价决策都要与企业的目标相一致。例如，一家新开的假日旅游公司为在市场上树立形象，可能有意采取低价策略来争取较高的市场占有率，即使这意味着一段时期内企业可能无利可图。以渗透价格作为策略手段，往往可以获得最大的销售量。当然任何定价策略都必须配合营销组合的其他要素，以实现更多的策略目标。

一、健康管理服务定价的目标

任何一个定价策略都必须基于对公司定价目标的深刻理解。成功的服务企业的定价目标一般分为数量导向目标和利润导向目标两大类。前者强调提供更多的服务数量或调节服务的数量，后者注重从组织资源及劳动力的投资上获取高额利润。

（一）数量导向的定价目标

1. 以销量最大化为目标

"薄利多销"是对这一定价目标的高度概括。由于健康管理服务企业的劳动生产率较低，它的发展又受到社会生产力发展水平和人们消费水平的限制，因此，单位健康管理服务产品或有效服务的价格可能只含有较低的利润，为此，健康管理服务企业要努力增加服务的数量，保持或提高市场占有率以保证企业生存，并争取最大的销售收入。

这样做的措施之一就是把价格控制在达到最佳销售数量的界限内。对大多数健康管理服务企业来说，这样做也是可能的，因为这些企业的健康管理服务产品一般都是大批量、少品种的，这为企业核算边际生产成本提供了方便，也为薄利多销策略的具体运用创造了条件。

2. 以调节短期需求数量为目标

顾客对许多健康管理服务的消费需求带有明显的时间性，而服务企业的经营时间一般来说相对固定，因此，健康管理服务供求在时间方面的矛盾主要靠价格的变动来调节。

实践证明，对同一健康管理服务项目制定出时间差价的效果很好。如通信企业采取时间差价，对晚间长途电话实行半价收费，就能有效地缓解白天打长途电话的紧张状况。当然，时间差价的实行必须以平均价格的大体稳定为前提，高峰时提价和低峰时降价的幅度要大体一致。

3. 以协调连带消费为目标

对于健康管理服务产品而言，一项服务与另一项服务之间的连带或相关消费情况比比皆是，因此，企业可以把一些健康管理服务项目的价格定得低一些，以吸引顾客在购买这些健康管理服务的同时，也购买其他产品。例如，游乐场的入场券价格可以定得低一些，但进场以后的分项游乐服务的价格可以定得高些；旅馆客房的价格可以定得低些，旅馆其他服务的价格则可以定得高些。这样可以给顾客带来一种价格低廉的印象，以刺激其他连带消费需求，使企业在多种经营中获取利润。

（二）利润导向的定价目标

1. 最大利润目标

最大利润目标被企业广泛采用，是指企业希望获取最大的销售利润或投资收益。最大利润目标并不意味着设定最高的价格，如果健康管理服务价格过高，迟早会引起消费者的对抗行为，企业很难通过高价垄断市场很长时间。企业所追求的最大利润是指长期的总利润，如企业可以有意识地降低一些容易引起人们注意的服务的价格，借以带动其他服务的销售。

2. 投资回报目标

投资回报目标是指一个企业在成本的基础上加入预期收益来定价，其中把预期收益水平规定为投资额的一定百分比，即投资收益率或投资回报率。在此目标下，企业要事先估算服务的价格、每年的销量、达到预期利润水平的时间。采用此定价目标的企业应具备两个条件：第一，企业具有较强的实力，在行业中处于领导地位；第二，属于新服务、独家服务以及低单价、高质量的标准化服务。

3. 适当利润目标

适当利润目标是指企业把获取适当利润作为定价目标，主要是因为有些企业自身力量有限，或为了减少风险、保全自己。对此，企业定价主要根据投资者的要求和市场可接受程度等因素的变化而有所调整。

二、健康管理服务定价的方法

服务和产品在许多方面有着不同，对于消费者来说，他们有时可能并不真正关注所购买的究竟是服务还是产品，消费者真正想购买的是产品和服务带给他们的利益和价值。从这个意义上来讲，产品和服务定价的本质是一样的。因此，健康管理服务定价也可以参考产品定价的基本方法，在考虑服务特殊性的条件下，做一些符合健康管理服务特征的修改。

（一）成本导向定价法

成本导向定价法是指企业依据其提供健康管理服务的成本决定健康管理服务价格。该方法的优点：一是简单明了；二是在考虑生产者合理利润的前提下，当顾客需求量大时，能够使健康管理服务企业维持在一个适当的利润水平，并降低顾客的购买费用。成本导向定价法的基本公式是：

$$价格 = 直接成本 + 间接成本 + （边际）利润$$

直接成本包含与健康管理服务产品有关的原材料和劳动力成本，间接成本是固定成本的一部分，边际利润是直接成本与间接成本之和（总成本）的某个百分比。此方法广泛应用于公用事业、制造业和广告业中。例如，一家管理咨询公司以成本导向制定价格时，首先要计算出给顾客提供咨询服务所需要的成本，然后再加上公司希望获得的特定水平的利润，这就可以确保制定出的价格能弥补成本并获得期望的利润。对于提供专业服务的企业来说，通常会设置一个"系数"或是"涨价幅度"，将这个系数与员工每小时或每天工资额相乘，就可以得到每小时或每天服务收取的价格。这个通过系数设定的乘积应当能够使全部收费在补偿所有成本后，仍有一定的利润。

成本导向定价法主要包括成本加成法、目标收益定价法、平衡分析法和边际定价法等几种。有研究表明，成本加成定价法是服务企业最常用的一种方法。不过成本导向定价法在服务领域的应用会面临一些困难和存在一定的缺陷，主要表现在：

① 服务业成本很难确定和计算，特别是在企业提供多样化服务的情况下，例如银行要精确确定出纳员在开支发票、储蓄以及短期资金市场账户上的时间以确定收取多少服务费，这将是一件很困难的事情。

② 应用成本导向定价法很难定义一项服务的单位，尤其是对于那些不易描述和衡量的服务产品或者主要是劳动成本的服务产品。由于服务不能像产品一样用"条""个"

或"吨"等单位来衡量，这样在制造业产品定价中很容易了解的每单位价格概念在服务业中就成了一个模糊的概念。所以，许多服务都是以输入单位而不是可计量的输出单位来出售的，例如，大多数专业性服务（如咨询、技术、心理辅导）是以小时计量出售的。

③ 服务企业成本的因素主要是人而不是材料，而人所花费的时间价值，尤其是专业人员的时间价值是很难估算的。如客服热线的接线员每小时的工作价值有多大是很难判断的。

④ 服务的真实成本很难作为衡量顾客感知价值的参照，例如，裁缝修改一件价值3 500元的大衣和一条价值200元的长裤同样收取30元，裁缝的标准是两项工作需要同样的时间。但是，他可能忽略了一个事实，消费者愿意为那件昂贵的大衣付出更高的价格，但会觉得30元对于修改一条价值200元的长裤来说有些贵了。

（二）竞争导向定价法

竞争导向定价法是指以与竞争对手各方面之间的实力对比和竞争对手的价格作为定价的主要依据，以竞争环境中的生存和发展为目标的定价方法。竞争导向定价法主要包括根据市场均价定价、与竞争者相似定价、定价高于竞争者、定价低于竞争者及根据市场领先者价格定价等几种方法。最常见的竞争导向定价是根据市场均价定价。这种定价方法是努力把自己的价格保持在本行业内其他竞争对手的平均价格水平上，这也被称作"现有定价"或"模仿定价"。其主要原因是：当成本难以估算时，管理人员倾向于认为平均价格是行业内集体智慧的结晶，会给企业带来比较公平的回报，而且这种方法有助于行业内各企业之间的和谐。当然，也有一些健康管理服务企业倾向于采取和竞争对手类似的价格，或者瞄准市场领先者的价格来进行定价，这就要求健康管理服务企业必须持续关注竞争者的定价，以确保自己的价格战略得以实施。当服务企业能够成功实现差别化时，往往可以收取比市场均价更高的费用；而那些差别形成如果是由于健康管理服务水平较低而导致的，则应收取低于市场均价的费用并不断改善服务，以提高企业竞争力。

竞争导向定价法主要适用于以下两种情况：一是所提供健康管理服务的标准化。服务企业所提供的服务产品基本是一致的，顾客也可以了解到不同竞争对手之间的价格差异，并会对差异做出反应，如健康管理公司、干洗店、快递公司等。二是寡头垄断，即行业内只有少数大型服务供应商，如航空业、通信业、汽车租赁业。

相对于有形产品，服务业的竞争导向定价法也存在一些问题：首先，在竞争定价的情况下，服务定价更多考虑的是如何与竞争对手竞价而忽略了自己的成本或者市场需求状况，导致一些服务企业制定的价格不能与其自身情况相匹配。例如，公司希望得到一份合同，条件是它的报价比竞争对手低，而公司的定价又不能低于一定水平，因此，很难抉择。其次，一些较小的企业在竞争压力下，可能面临费用收取太低而不能获得足够空间的利润，以致无法在行业生存下去。最后，服务的异质性使得通过比较不同企业之间的服务然后定价变得更加复杂。例如，各大银行机构都提供金融理财服务，但各自收取的费用并不相同。对于高度定制化的服务，通过比较确定价格是很困难的，消费者要识别不同价格则更加耗费精力。

（三）需求导向定价法

成本导向定价法和竞争导向定价法主要考虑的是企业自身和竞争对手的情况，并没有考虑到消费者可能缺乏参考价格，可能对价格非常敏感，而且可能会以价格来判断质量的问题。尽管成本导向定价法与竞争导向定价法作为基本方法在企业定价中都很重要，但作为企业，更应该每时每刻都在思考顾客，并勇于根据顾客的需要来制定价格。需求导向定价法，即定价与消费者的感知相一致，定价以消费者会为提供的服务支付多少货币为导向。需求导向定价法着眼于消费者的态度和行为，服务质量和成本则为配合价格而进行相应的调整。

我们常常用顾客感知价值来度量顾客需求，不同的消费者会有不同的偏好，即使同一消费者在不同情境下对同一服务的价值也有不同的理解，消费者对价值有以下四种不同的描述：

① 价值就是低价。有些顾客认为价值等同于低廉的价格，其对价格非常关注。

② 价值是从产品或服务中获得的东西。顾客主要关注产品和服务为其提供的利益。

③ 价值是用支付价格换来的质量。这样的顾客把价值看作是货币和获得服务之间的交换，他们关注性价比。

④ 价值是付出的所有东西所得到的全部回报。这部分顾客不仅考虑在购买服务过程中支付的金钱，也会考虑他付出的时间、精力等全部成本以及服务企业能够提供的全部利益。

不管顾客对价值认同有何种差异，要想使其愿意购买，健康管理服务产品必须使消费者所感知的利益大于所感知的成本。如前所述，顾客感知价值可以用下面的公式表达：

$$顾客感知价值 = 感知利益 - 感知成本$$

这个公式表面简单，但它得出的结果却非常重要，也就是说，为使顾客价值最大，就必须使顾客的感知利益和成本差值最大。有形产品的需求导向定价法中，许多如何提高顾客感知利益和降低感知成本的方法都可以作为健康管理服务定价的参考，但在服务定价中应用时必须考虑以下因素：

首先，计算消费者感知价值时必须考虑非货币成本和利益。当健康管理服务需要花费时间，给顾客带来不便及增加心理和搜寻成本时，货币价格必须做出相应的调整予以补偿。如果服务可以节省时间、提供方便、节省心理及搜寻成本，消费者会愿意支付较高的货币价格。这里关键是确定所涉及的每个非货币因素对消费者价值的影响程度。

其次，消费者对健康管理服务成本的信息知之甚少，由于消费者很难确定服务的保留价格，这将导致货币价格的作用在初次购买时不像在购买产品时那么明显。

最后，在需求导向定价法中，对非货币成本的关注非常重要。提高顾客感知价值有时最简便的方法就是降低顾客的感知成本。顾客感知到的成本不仅包括货币价格，也就是说，服务产品需求函数不仅仅是货币价格的函数，它还受到其他非货币成本的影响。一般而言，顾客在购买和使用服务时付出的非货币成本包括时间成本、便利成本、心理成本、搜寻成本等。这些成本常常成为是否购买和再次购买服务的评估因素，其重要程度有时甚至会超越货币价格。比如消费者去银行转账、汇款，如果需要排很长的队、办理手续烦琐、工作人员态度恶劣，那么即使银行收取手续费很低，他也会觉得自己支付的成本很高。很多情况下，通过为客户减少这些成本，服务企业可以向客户收取额外的费用。

以上三种定价方法在实践中都各有优势，然而缺陷也是显而易见的。比如，成本导向定价法没有考虑顾客需求、没有考虑独特的服务特征和出售条件；竞争导向定价法没有在究竟比竞争者定价高或者低的问题上提出有意义的具体指导；需求导向定价法实施比较困难；等等。在现实中，健康管理服务企业为了更好地制定出适合自己的定价策略，则应该综合考虑服务定价的几个重要方面，包括市场状况、企业内部成本和收益结构、捆绑及非捆绑服务定价、额外服务的提供、价格标准、顾客导向的价格、需求敏感性等因素。诚然，这样操作时，复杂性会大大增加，但其代表着企业服务定价的一种方向，即综合考虑各种相关因素，权衡制定。

第三节　健康管理服务定价策略

随着经济的发展、消费者收入水平的不断提高以及生产专业化程度的提高，各种类型的服务企业在经营中应当根据自身具体情况，在以基本定价方法为导向的基础上，选择适当的价格策略，运用一些价格技巧，使企业定价与企业目标相一致。定价是企业争夺市场的重要武器，是影响产品和服务销售的关键因素。定价的重要意义在于使价格成为服务营销的有效手段，因此，服务业必须善于根据市场状况、产品特点、消费心理和营销组合等因素，正确选择定价策略，保证价格的适应性。

一、基于企业战略角度的健康管理价格策略

定价决策在实现企业整体目标过程中具有战略性地位，任何企业的定价决策都要同企业的战略目标一致。例如，一家新开的旅游公司为了迅速占领市场，可能在总体价格制定上采用低价位策略；另外，企业也可能为了树立自己在行业内只做专业、注重品质的形象而采用高价位策略。

在健康管理服务产品定价中，由于健康管理服务产品的特殊性，顾客有时很难确定一项健康管理服务的成本，也不清楚该服务的保留价格，尤其是在服务产品投放市场之初，这种情况更为多见。这就决定了在服务成本和市场需求状况决定下的价格低高限区间内，其基本价格的确定可以有以下几种策略：

1. 高价位策略

消费者不清楚健康管理服务成本及保留价格时，常常把价格作为判断服务质量的标准。这时，健康管理服务是缺乏弹性的，尤其是对于比较专业的服务来讲，价格的

变化不会对主要需求造成太大影响，这种情况下就可以采取高价位策略。

高价位策略的优点是：有利于企业迅速实现预期盈利目标，掌握市场竞争及新产品开发的主动权，减少投资风险；有利于在顾客对新的健康管理服务尚无理性认识之前，树立良好形象，强化企业高价、优质的印象；有利于新服务进入成熟期后拥有较大的调价余地，可以逐步降价保持企业在长时间内拥有一定的竞争力等。

高价位策略只有在某些情况下使用才会有效：

① 当健康管理服务刚刚导入市场，并显示出明显的优势。

② 专业化程度高、技术性强的行业。例如审计、金融理财、咨询、特殊教育等这样需要较高专业水平、知识含量的行业，消费者要获取关于服务及其替代产品的信息是比较困难的，而这些行业的服务对顾客来说往往比较重要，顾客愿意花高价购买让其放心的服务。

③ 拥有一定声望、知名度较高的企业，其采取这种高价位策略的目标对象是那些收入水平较高的目标顾客。

高价位不仅能够显示企业的卓越服务质量，也给予顾客在身份、地位、财富上的满足感和优越感，因此即使定价很高，顾客也愿意消费。

高价位策略的运用不仅受到一定条件的限制，而且也存在以下一些缺点：高价格不利于开拓和增加销量，不利于占领和稳定市场，即使是新服务的初次投放，高价高利容易引来众多竞争对手，最终迫使价格下降，缩短企业预期盈利期；高价在某种程度上损害了顾客利益，容易遭受顾客抵制，影响企业形象。因此，在顾客日益成熟、购买行为日趋理智的情况下，高价位策略应该谨慎运用。

2. 低价位策略

低价位策略，是与高价位策略相反的一种定价策略。在有形产品市场上，相对于高价位策略，低价易被顾客接受，迅速占领市场。但对于健康管理服务业来讲，使用低价位策略必须满足一定条件：

① 该服务行业的标准化程度高，服务企业之间很难通过差异化手段向顾客提供额外价值。比如街道的若干干洗店，顾客无论将衣服送到任何一个干洗店，尽管服务态度或时间上略有差别，但衣服洗净的效果基本是一致的。

② 某项健康管理服务的弹性需求大，消费者对价格变动的敏感性较高。如果服务的标准化程度较高，消费者认为服务企业提供的产品差不多是同质的，那么在不考虑时间成本、便利成本等条件下，消费者就会寻找价格最低的服务企业。

在满足上述两个条件时，低价位策略是非常有效的。但服务与产品在某些方面存在较大差异，例如，健康管理服务产品相对于有形产品来说是缺乏弹性的，而且消费者在比较服务时更容易把价格作为判断质量的标准。因此，在健康管理服务行业里使用低价位策略应该特别慎重。而且企业一味追求并维持低价，往往会在降低服务价格的同时，怠于提高健康管理服务质量，使实际管理服务缩水。当消费者发现企业这种行为，不但不会被低价格所吸引，反而会对企业留下不好的印象。这种情况在消费者对服务质量的关注程度较高时尤为明显。

3. 适中定价策略

适中定价策略又称为温和价格，是企业为了建立企业与服务产品的良好形象，把价格定在介于高价和低价之间。这样的适中价格，不高不低，给顾客留下良好的印象，不仅有利于招揽顾客，还能使生产者满意。适中定价策略尽量降低价格在营销手段中的地位，重视其他在市场上更为有效的竞争手段。许多服务产品都采用这种定价策略。

采用这种策略，由于价格比价稳定，一般会使企业实现预期盈利目标，并着眼于企业的长期发展，但定价较为保守，又缺乏主动进攻性。应注意的是，制定的适中价格也是由参考产品的经济价值决定的，并不是一定要与竞争对手保持一致或接近，它甚至可以是市场上的最高或最低价格。比如，当大多数潜在购买者认为某种服务的价值和价格相当时，即使价格很高，也属于适中价格。

二、基于顾客感知价值下的健康管理定价策略

健康管理服务产品的基本价格确定以后，企业还需要考虑到市场需求状况的变化，随时对基本价格进行调整以实现企业的战略目标。

在介绍需求导向定价法时，我们已经介绍过顾客感知价值的含义，也了解了消费者对感知价值的四种表述：价值就是低价；价值就是从产品或服务中得到的东西；价值是用支付的价格换来的质量；价值是付出的所有东西得到的全部回报。

因为顾客对健康管理服务价值的感受不同，对某项服务做出的不同水平的支付意愿也不同。服务企业可以根据顾客不同的价值感受，考虑顾客需求制定出相应的价格。具体定价策略如表 6-2 所示。

表 6-2　定价策略

价值感觉	价值就是低价	价值是用支付的价格换来的质量	价值就是从产品或服务中得到的东西	价值是付出的所有东西得到的全部回报
定价策略	折扣定价 尾数定价 差异化定价 渗透定价	超值定价 市场细分定价	声望定价 撇脂定价	互补定价 捆绑定价 结果导向定价

（一）基于"价值就是低价"的定价策略

1. 折扣定价

服务企业以打折或降价的方式使对价格敏感的顾客获得更高价值。在服务业中，常见的折扣有数量折扣（对购买量多的消费者给予折扣）、现金折扣（对提前付清全款的消费者给予折扣）、贸易折扣（为使代理商或分销商促销维护产品及服务而给予的折扣）。在实践中，折扣定价可以用来作为促销手段，既可以鼓励提早付款或者大量购买，也可促进服务的生产和消费。

2. 尾数定价

在整数价格之下制定一个带有零头的价格，比如 9.98 元、198 元，使顾客产生获得低价的感觉，也让顾客感到企业制定价格是经过了精心计算的，而非随便估价。

3. 差异化定价

这是一种"依顾客支付意愿"，针对不同顾客收取不同价格的方法。常见的差别定价的区分标准主要有以下几种：

① 时间差异，意味着取决于服务消费时间不同的价格变化，如电信公司制定的晚上、清晨的电话费可能只有白天的一半；航空公司或旅游公司在淡季的价格便宜，而旺季一到，价格立即上涨。

② 地点差异，比如演唱会不同位置的座位定价不同，火车卧铺的价格也随位置不同而不同。

③ 顾客支付能力差异，服务企业把同一服务按照不同价格卖给不同的顾客，在公园、旅游景点等将顾客细分为学生、老年人和一般顾客，对学生和老年人收费较低。

④ 服务产品的品种差异，如汽车租赁公司对使用不同品牌、型号汽车的顾客收取不同租金。

采用差别定价的条件是市场可以"根据价格细分"，差别价格不会引起顾客的厌恶和不满，并且必须保证这种差别不是非法的。但是，差别定价的使用可能导致顾客延缓购买，比如电话费在晚上 10 点钟以后更便宜的话，没有急事的顾客可能就会等到这个时间后再打。而且，某种情况下，顾客认为差别定价是一种变相的折扣，并认为是一种例行的现象，从而影响到现在的购买。

4. 渗透定价

渗透定价是在产品进入市场初期时将其价格定在较低水平，尽可能吸引最多的消费者的营销策略。价格的高低与产品周期相关。它是以一个较低的产品价格打入市场，目的是在短期内加速市场成长，牺牲高毛利以期获得较高的销售量及市场占有率，进而产生显著的成本经济效益，使成本和价格得以不断降低。渗透价格并不意味着绝对的便宜，而是相对于价值来讲比较低。

（二）基于"价值就是从产品或服务中得到的东西"的定价策略

1. 声望定价

声望定价是指健康管理服务企业制定高价传递其专属形象，也叫形象定价。某些企业有意造成高质量、高价位的印象，如高档健身俱乐部。该种定价往往适用于那些已经建立起高知名度或是已经培养出特殊细分市场的健康管理服务企业，当其对提供的奢侈性服务索要高价时，需求反而会随着价格提高而上涨，因为昂贵的服务在表现价值和声望方面具有更高的价值。

2. 撇脂定价

这种策略以高价和大量的促销投入推出健康管理服务。在新的健康管理服务能够替代原有服务并且具有较大优势时，可以在短期内获得较大收益。

（三）基于"价值是用所支付的价格换来的质量"的定价策略

1. 超值定价

这种定价将深受欢迎的几种健康管理服务组合在一起，而后制定一个总价格，该价格明显低于分别购买各项健康管理服务的价格之和，使顾客感到"付出少而获得多""物美价廉"。例如，麦当劳的各种套餐及移动通信公司的"超值话费套餐"等。

2. 市场细分定价

对同一服务，不同的顾客可能具有不同的支付意愿，而且对健康管理服务质量水平要求也不同。这一策略将顾客分为不同的细分市场，根据不同的细分市场分别制定不同的价格和服务组合。比如，有些服务企业采取会员制，将会员分为贵宾会员、普通会员、学生会员等，分别配置不同的服务组合，并收取不同的价格。

（四）基于"价值是付出的所有东西得到的全部回报"的定价策略

1. 互补定价

这种定价包含三种定价方式：

① 两步定价。这是指健康管理服务企业将价格分为固定费用和变动费用两部分。在一定范围内收取固定费用，超出范围则加收变动费用。如电信公司每月要收取座机费，还要收取通话费；游乐园或旅游景区通常在门票中包含了部分项目的费用，顾客想享受其他服务还得另外支付费用。采取这种策略时，企业往往将固定费用压得很低以便吸引顾客使用该服务项目，并通过变动费用获取利润。

② 俘获定价。这是指健康管理服务企业提供一种基本服务，而后提供继续使用该服务所需要的外围服务。如健康管理公司为顾客免费进行个别项目的体检，吸引顾客，而后以收取足够多的外围服务费来弥补体检费用的损失。

③ 牺牲定价。这是指对某项健康管理服务制定低价（甚至低于成本）以吸引顾客，再向其提供其他赢利更多、价格更高的服务。这种方法常用于零售业，将顾客熟悉和对价格敏感的商品和服务以特价推出，其他服务则以较高的价格提供给顾客。

值得注意的是，在现实生活中，这三种定价方式往往是相互关联的，就其表现形式上来讲，往往很难区别其归属。

2. 捆绑定价

捆绑定价是指对捆绑在一起的几种健康管理服务，制定具有吸引力的价格。捆绑在一起的健康管理服务中，包括一些单独出售时顾客可能不需要的服务。对于拥有多种产品的服务企业而言，捆绑定价是一种有效的价格策略，它不仅有助于产品的交叉互补销售，而且还能为顾客提供一组定制化服务。捆绑价格主要包括混合捆绑价格和主导混合捆绑价格。混合捆绑价格是指顾客可选择单独或成组购买服务，但后者价格更低。主导混合捆绑价格是指如果第一种服务是以全价支付，那么其他服务价格将得到优惠。

3. 结果导向定价

健康管理服务的特征决定了服务结果的不确定性很高，很多服务直到结束时才能判定其价值。结果导向定价就是一种以最终服务结果为定价依据的定价方法，能够降低消费者和服务企业的风险。比如，广告代理商和客户约定：若销售额增长 20%，收取全额费用；增长 10%，收取一半的费用；若低于 10%，则分文不取。常见的结果导向定价方式有以下几种：

① 或有定价。这是最常见的一种形式。律师们就常常采用这一定价方式，在案件结束后，客户按照案件标的金额的一定比例支付给律师。显然，这种服务价格直接与服务的结果有很大联系。

② 封闭投标。客户公开发标说明希望得到的服务结果，让有意提供健康管理服务的多家供应商进行封闭投标，一般由最低报价者得到提供服务的机会。

③ 退款保证。健康管理服务企业承诺如果服务没有达到与顾客约定的服务标准，顾客有权要求退款。这一方法适用于那些对自己服务结果高度自信的服务企业。

④ 佣金。这是指按照销售价格的一定比例来计算佣金和收取费用。

三、健康管理定价策略制定所需要注意的问题

选择健康管理服务定价方法，实施健康管理服务定价策略，可以帮助企业解决服务产品的定价和性能问题。但任何一家企业必须清楚地认识到：为一项服务定价是一个复杂的决策过程，企业必须综合考虑并利用各种相关信息。洛夫洛克认为，制定一个完整的价格策略最起码应该考虑如下问题：

1. 服务应当收取的价格是多少

围绕某项健康管理服务应该收取多少钱，企业必须深入思考以下问题：

① 企业提供健康管理服务的成本是多少？企业的目标利润率是多少？成本及盈利构成了制定服务价格的基础。

② 针对该项健康管理服务，顾客的价格敏感度如何？在不同的价格区间内，健康管理服务的价格需求弹性如何？这决定了服务价格的上限。

③ 竞争者的价格是多少？与竞争者在服务及价格方面的差距在哪里？

④ 是否应该给出折扣价格？何时、何地提供折扣？提供多少折扣？

⑤ 在基本价格水平上，是否需要选择适当的价格策略？选择怎样的价格策略来对价格实施调整？

2. 定价依据是什么

企业应当明确自己的定价依据是什么，在现实中，不同企业往往有不同的依据和标准，常见的有：

① 依据完成工作的数量，如干洗店洗一件衣服。

② 依据提供服务的时间单位，如宾馆一天的住宿费。

③ 依据服务所覆盖的地理位置，如货运公司按照距离确定运输品的费用。

④ 依据服务对象的重量或大小，如邮政快递包裹等。

⑤ 依据所消费的有形资源。

⑥ 依据交易价值提取，如代理商根据交易额提取一定比例的佣金。

⑦ 依据服务对象的类型，如中国联通对拥有联通手机的用户制定特别的服务。

⑧ 对一项服务是否单独收费？是否应该将各项服务要素进行整合，收取捆绑价格？

3. 由谁来收费

主要有两种方式：

① 由健康管理服务企业直接收取。

② 由一个专业的中间商收费。对于有些健康管理服务，将收款工作交给专业的中间商去做，不仅能够节约成本，而且往往能给顾客带来便利。比如，大型音乐会的票务销售，银行代缴水电费、话费等。

4. 应当在哪里付款

① 传递、交付服务的地点。

② 对于顾客较为便利的零售店或中间商。

③ 消费者住所。

健康管理服务企业所在地对于顾客来说总不是很方便，在顾客购买服务时，能为其提供付款的便利，也是一种吸引。现在越来越多的企业接受网络、电话预订和信用卡消费，这样既方便了顾客，也便于服务企业销售服务产品。

5. 应当在何时付款

服务付款形式多种多样，一般主要有以下三种：

① 交付服务之前。

② 交付服务之后。

③ 分期付款。

现实生活中，我们可以得到很多例子：门票、机票是在服务消费之前购买；餐厅的账单和修理费用则是在服务交付后付费；在家居装修中，我们更多见到的付款方式是先支付一笔首期费用，余下的金额分期予以支付。健康管理服务费用可选择在交付服务之前或者分期付款，分期付款有利于顾客对服务效果做出反馈，提升顾客的感知度。

6. 应当怎样付款

付款方式多种多样，现金付款在很多企业眼中可能是最简单的一种方法，但是它会带来很多安全问题及效率问题。常见的付款方式有：

① 现金（需要考虑到服务顾客和服务组织是否准备好零钱）。

② 信用卡、借记卡及代金券、支票等。

③ 第三方支付。

7. 如何把价格告知市场

在上述问题解决之后，服务企业还必须考虑如何把自己的价格信息以最好最经济的方式传递给目标市场。这时，主要需考虑以下问题：

① 如何清晰、明白地向顾客传达信息？是通过广告、标牌、电子显示屏，还是销售员及顾客口碑？

② 传播信息内容是什么？如何让顾客了解产品价格、付款方式、时间等？如何不让顾客被信息误导而对企业的道德标准产生怀疑？

思考与练习

1. 思考题

（1）服务定价的特殊性表现在哪些方面？

（2）服务定价的策略有哪些？

2. 训练设计

健康是促进人的全面发展的必然要求，是经济社会发展的基础条件。实现国民健康长寿，是国家富强、民族振兴的重要标志，也是全国各族人民的共同愿望。2016 年，中共中央、国务院印发了《"健康中国 2030" 规划纲要》，并要求各地区各部门结合实际认真贯彻落实。随后各个单位制定相关措施。假如你是一名创业者，你会为你的健康管理产品或服务如何定价？依据是什么？

第七章

健康管理服务分销

 学习目标

（1）掌握健康管理服务分销渠道、渠道冲突、评估分销渠道标准、特许经营、全渠道分销渠道模式等概念。

（2）掌握健康管理服务分销的设计与选择。

（3）熟悉健康管理服务分销的主要方式。

（4）了解健康管理服务分销的概念、特点及功能。

（5）了解健康管理服务分销的创新形式。

案例7-1

指尖上的医疗服务

近日，国家卫健委发文《关于印发医院智慧服务分级评估标准体系（试行）的通知》（以下简称《通知》），这标志着今后推进智慧医院建设，改善医疗服务有了国家标准。在21日的新闻发布会上，卫健委医政医管局副局长焦雅辉表示，针对智慧医院的疑问，《通知》圈定了智慧医院范围，主要包括以下三个领域：第一个领域，面向医务人员的"智慧医疗"，以电子病历为核心的信息化的建设；第二个领域，面向患者的"智慧服务"；第三个领域，面向医院管理的"智慧管理"。

"信息化质控和智慧医院建设"工作取得了阶段性成效，对此焦雅辉做出以下介绍：

（1）流程更便捷。医疗机构特别是三级医院利用信息化手段，为患者提供预约诊疗、候诊提醒、院内导航、检查检验结果查询、划价缴费、健康教育等服务，努力做到了"四个减少"：患者往返医院次数减少，在医院内的重复排队减少，门诊全程候诊时间减少，平均住院日减少。

（2）服务更高效。医疗机构通过应用移动医疗App，让"指尖上的医疗服务"变成现实。医务人员使用移动查房、移动医嘱、移动护理设备和智能化、动态无线监控设备，减少了医疗服务的空间限制。在诊疗过程中使用语音输入病历、综合预警提醒、智能化诊疗决策支持，极大提升了服务效率。

（3）管理更精细。目前，很多医院通过建立综合运营管理系统、医疗废弃物管理系统、智能被服管理系统、智能设备监控系统、智能能源管控系统等，实现了工作流程的闭环管理，相当于配备"智慧管家"，提高了医院管理的科学水平。

（资料来源：央广网，2019-03）

问题讨论：

如何理解信息化改善人民群众看病就医感受？

一项健康管理服务产品被制造出来后，它如何实现从服务制造商转移到消费者手里？这是所有健康管理服务制造商需要考虑的问题。并不是所有的服务制造商都拥有完备的分销渠道，因此，大多数的健康管理服务制造商会选择更多的合作伙伴加入到分销渠道中，来实现合作共赢的关系。随着上游制造业整合和下游零售业整合，健康管理服务分销渠道的生存空间趋于减小，但就国内市场而言，它在相当长的时间内仍是一种主流流通模式。

第一节　健康管理服务分销渠道概述

一、健康管理服务分销渠道的概念

我国经济的快速发展和科技水平的提高，在给众多服务制造商带来了巨大机会的同时，也饱含了较多的挑战。健康管理服务制造商想要保持经久不衰的竞争力，不仅需要保证健康管理服务产品的差异化，还需要保证健康服务产品能够准时送达至正确的消费者手里，这对于健康管理服务制造商的分销渠道要求是较高的，但我国大多数的中小型企业很难做到如此完善的分销渠道，对于健康管理服务制造商来说，完善的分销渠道是有可能做到的，但是却没有必要去做，因为这样并不能够实现企业收益最大化的目标，因此，通过服务分销渠道的中间商来完成商品或服务的转移过程就成为了市场经济的必然现象。

著名的营销大师菲利普·科特勒认为，分销渠道（Distribution Channel）又或者叫营销渠道（Marketing Channel），是指某种商品或服务从生产者向消费者转移的过程中，取得这种商品或服务的所有权，帮助所有权转移的所有企业和个人。从经济学的观点来看，健康管理服务分销渠道的基本职能在于把自然界提供的不同原料根据人类的需要转换成为有意义的货物搭配。健康管理服务分销渠道对健康服务产品从生产者传播给消费者所必须完成的工作加以组织，其目的在于消除健康管理服务产品与使用者之间的差距。一般来说，组成这座"桥梁"的常见渠道有直销、中介机构和新兴的电子渠道，如图7-1所示。

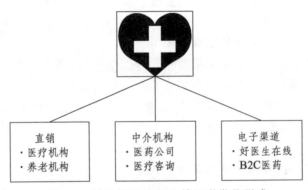

图7-1　健康管理服务分销渠道常见形式

二、健康管理服务分销渠道的特点

健康管理服务分销渠道是由处于分销渠道起点的服务制造商，处于分销渠道终点的消费者，以及处于服务制造商与消费者之间的中间商和代理商等中介机构构成。健康管理服务产品不同于实物商品，其特点包括不能存储、无形化等，其销售分销渠道在所有服务行业中所发挥的重要作用却是显而易见的。建立合理、适宜的健康管理服务产品分销渠道并对之实行有效的管理，正是管理健康管理服务产品这样具有无形化、难保存特征产品的关键所在。因此，健康管理服务分销渠道有以下特点：

（1）健康管理服务分销渠道反映某一特定健康服务的价值实现过程和商品的转移过程。健康管理服务分销渠道一端连接生产，另一端连接消费，是从生产领域到消费领域的完整的服务流通过程。在这个过程中，主要包含两种运动：一是服务价值形式的运动，二是服务自身的运动。

（2）健康管理服务分销渠道的主体是服务制造商、参与服务流通过程的中介机构和使用健康管理服务产品的消费者，健康管理服务分销渠道的客体是健康管理服务产品。

（3）健康管理服务产品从生产者流向消费者的过程中，健康管理服务商品所有权至少转移一次。大多数情况下，生产者必须经过一系列中介机构转卖或代理转卖健康管理服务产品。健康管理服务产品的所有权转移的次数越多，其分销渠道就越长；反之，健康管理服务产品的所有权转移的次数越少，其分销渠道就越短。

（4）在健康管理服务分销渠道中，与健康管理服务的商品所有权转移直接或间接相关的，还有一系列流通辅助形式，如信息流、资金流等，它们发挥着相当重要的协调和辅助作用。

三、健康管理服务分销渠道的功能

健康管理服务业包括医疗护理、康复保健、健身养生等众多领域，涉及药品、医疗器械、保健用品、保健食品、健身产品等支撑产业，因此健康管理服务分销渠道对健康管理服务的作用越来越大，尤其对于在全国范围内的分销，大多数健康管理服务分销渠道不仅仅起到销售的作用，还兼具售后服务、品牌推广等职责。据此，健康管理服务分销渠道的功能包括：

1. 谈判功能

参与健康管理服务分销渠道的成员之间，为了转移健康管理服务产品的所有权，而就其价格及其他有关条件，通过谈判达成最后协议，形成合作关系。

2. 促销功能

健康管理服务分销渠道成员可以在健康管理服务制造商的授意下，基于消费者的需求，对健康管理服务产品进行包装、诠释、公关等各种促销手段，把与健康管理服务产品相关的信息传递给目标消费者，刺激消费者的消费需求，促进消费行为，达成消费决策。

3. 分配功能

健康管理服务分销渠道的成员按照消费者或组织购买者的需求分类整理健康管理服务品种，如医疗保险组合、体检套餐、康复套餐等。

4. 反馈功能

健康管理服务分销渠道作为"桥梁"，不仅可以将健康管理服务产品的相关信息传递给目标消费者，而且消费者对于健康管理服务产品的评价、感受也可以通过该"桥梁"反馈给服务制造商，有助于服务制造商更好地改进、组合健康管理服务产品。

5. 风险承担

健康管理服务分销渠道成员之间在分享利益的同时，还需共同承担由健康管理服务产品的使用情况、需求变化、宏观环境波动等各种不可抗力因素所带来的各种风险。

6. 其他辅助功能

除上述功能之外，健康管理服务分销渠道还能帮助服务制造商实施一些其他辅助活动，如确定医疗保险相关潜在消费者的范围，协助处理渠道成员之间的矛盾等。

随着生活水平提高，广大群众对健康管理服务的需求持续增长。2020 年 6 月 19 日，在第四届中国医疗健康产业投资与并购大会上，北京大学国家发展研究院刘国恩指出：必须要有长远的眼光来进行中国大健康产业的发展。他指出大健康产业的投资方向之一，是医疗服务作为中心往前的一个移动，包括了很多新兴的服务，如健康信息、健康文化、健康服务。这些新兴健康管理服务的共性特点就是需要分销渠道成员发挥其功能性，在分销渠道成员各司其职的作用下，健康管理服务制造商的成本会下降，健康管理服务产品的价格也会随之降低。

四、我国健康管理服务分销渠道的现状

2013 年，国务院印发《关于促进健康服务业发展的若干意见》，该意见出台后，我国较多城市纷纷响应号召，例如北京、上海、深圳等地都出台了健康管理服务业发展规划，政策的扶持给大量中小型健康管理企业提供了更好的发展机会，健康管理正式在我国兴起。目前我国的健康管理公司品种繁多，规模较小，各有专攻，行业整体发展速度较快，然而，健康管理服务分销渠道还存在着以下一些问题：

1. 缺少行业规范和标准

随着我国健康管理服务制造商的增多，健康管理服务分销渠道的成员也随之增加，然而很多服务分销渠道成员是从药品、医疗器械等行业转型而来，其发展规模、质量、信誉度良莠不齐，所采用的相关营销手段还是以保健品销售为主，健康管理服务分销渠道的选择标准和行业规范几乎处于空白状态，不利于行业良性发展。

2. 公众认知度和接受度不高

一项健康管理服务的推广和接受需要分销渠道内的全体成员共同努力，由于健康管理服务拥有价格高、需求大、供需双方信息不对称等特点，故而公众认知度和接受度不高，部分消费者听到高昂的体检费用、保险费用后选择放弃购买决策，因此需要健康管理服务分销渠道成员们一起努力，共同推广，合作共赢。

3. 健康管理服务品种和质量难以满足消费者需求

目前，我国的健康管理公司主要的营业范围均为单一的体检服务，然而针对"三高（高血压、高脂血、高血糖）"疾病、康复保健、健身养生等相关的健康管理服务较少，健康管理服务制造商对于消费者的需求了解得不够详细，需要分销渠道成员做好"桥梁"的工作，将目标消费者的信息及时、准确地反馈给健康管理服务制造商，使其更好地开发出符合消费者需求的健康管理服务品种，符合消费者心理预期的健康管理服务质量。

4. 健康管理服务分销渠道运作机制不成熟

健康管理服务分销渠道成员之间合作少，在面对有限的消费需求时，成员之间表现更多的像是竞争关系，导致市场现状混乱，消费者很难选择到可以信赖的健康管理服务分销渠道。

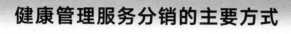

第二节　健康管理服务分销的主要方式

健康管理服务分销渠道的方式选择取决于对同一渠道层次的中间商数量的选择，根据服务制造商产品的特点和企业追求的产品曝光度，有以下三种基本分销渠道方式可供选择。

一、直接渠道

直接渠道又称为零级渠道，特指没有分销渠道商参与的一种分销渠道方式。这是最简单、最短，也是健康管理服务制造商最直接面对消费者的一种分销渠道方式。采用直接分销渠道的优势包括：

1. 直面消费者，了解市场动态

由于健康管理服务制造商和消费者直接接触，因而能及时、准确、有效地了解消费者需求的变化趋势、市场波动等，同时也能为消费者提供健康管理服务产品全生命周期的相关服务，即售前服务、售中服务、售后服务，在竞争激烈的买方市场中，该种分销渠道模式可为健康管理服务制造商带来强大的竞争优势。

2. 加快企业资金周转率，独占利润分成

由于健康管理服务制造商采取了直接渠道，健康管理服务产品可快速到达消费者手里，缩短了健康管理服务产品的周转流程，因此加快了健康管理服务制造商的资金周转率；同时分销渠道内没有其他中介机构，服务的全部利润分成均归健康管理服务制造商所有。

3. 分销渠道易于管理

健康管理服务制造商选择了此种分销渠道方式，对于分销渠道的管理强度较大，可减少渠道矛盾，也利于形成统一的分销渠道标准和行业规范。

但采用直接渠道也有很多缺点，例如需要健康管理服务制造商有较强的实力，建立直接渠道会占用企业大量的人力、物力、财力；健康管理服务制造商面临的终端消费者毕竟有限，会无形中损失部分潜在消费者等。因此，这种直接渠道方式适合服务种类较少、行业集中度高的企业使用。

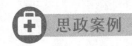

医养结合完善养老服务

不久前，国家卫生健康委和国家中医药管理局联合发布《关于开展医养结合机构服务质量提升行动的通知》，提出实施为期三年的医养结合机构服务质量提升行动，要求将医养结合机构医疗卫生服务质量管理纳入医疗质量管理体系范畴，鼓励医护人员到医养结合机构执业。

创造美满幸福的老年生活，不仅是家庭的责任，也离不开高质量医养结合服务的供给。2019年国务院办公厅印发的《关于推进养老服务发展的意见》提出，持续完善居家为基础、社区为依托、机构为补充、医养相结合的养老服务体系。2020年10月，国家卫健委等三部门发布《医养结合机构管理指南（试行）》，对医养结合机构的定位、服务内容、设置、管理要求等各方面进行了明确要求。《中共中央关于制定国民经济和社会发展第十四个五年规划和二〇三五年远景目标的建议》提出，"构建居家社区机构相协调、医养康养相结合的养老服务体系"。持续不断地支持和规范医养结合机构发展，有助于进一步健全养老服务体系，切实提升老年人的获得感和满意度。

（资料来源：《人民日报》，2021年1月7日）

二、中介机构

健康管理服务制造商在分销渠道中选择一定数量的中介机构参与其中，称为有中介机构的分销渠道，即间接渠道。健康管理服务产品从服务制造商传递到最终的消费者手中有不同的途径可以选择。中介机构是独立于健康管理服务的生产者，根据参与分销的角色不同可分为以下几类（图7-2）。

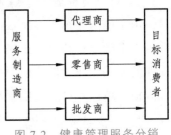

图7-2　健康管理服务分销中介机构分类

1. 代理商

代理商的作用在于扩大健康管理服务产品的销售面积，加快健康管理服务产品的流通速度，尤其是在开发国际市场时，在国外通过信托公司、经纪人或其他代理中间商开拓国际市场、沟通产需信息具有重要意义。

2. 零售商

通过采取零售商的中介机构分销渠道，可以借用零售商点多、面广的优点，克服健康管理服务的供需差异性和信息不对称性，将健康管理服务更广泛地推广给目标消费者。

3. 批发商

批发商作为分销渠道内"承上启下"的中介机构，不仅可以节约健康管理服务制造商的销售时间和成本，也可以节省零售商的时间和成本。

采用中介机构的分销渠道，优点包括：降低了对健康管理服务制造商的要求，可以让健康管理服务制造商将有限的资源专注于产品研发等；促进了健康管理服务的销售，借助中介机构的销售经验、市场专注力和完善的销售网络，可扩大健康管理服务的销售范围和市场占有率等。但采用中介机构的缺点也较为明显，例如降低了健康管理服务产品的周转率、增加了销售费用、中介机构彼此易产生矛盾冲突等。

三、电子渠道

电子渠道指的是健康管理服务制造商借助互联网和通信技术，将健康管理服务的销售数字化，实现健康管理服务的网上自由买卖的分销渠道方式，其包含两方面内容：一方面是为消费者提供健康管理服务的相关信息，另一方面是在原有传统渠道的基础上增加了电子化渠道，包括消费者选择健康管理服务后完成交易、医疗机构打印检查报告等一系列活动的实现过程。基于互联网的网络服务已经非常普遍地存在于消费者的日常生活中，远程医疗技术的实现，极大地缓解了我国部分偏远地区的医疗困境。

采用电子渠道的优点包括：

1. 提升服务水平，提高消费者满意度

电子渠道可以提供面向所有的消费者提供统一的、7×24 小时的、不受地域限制的自助服务。例如我国部分城市的医疗机构已开通网上预约挂号服务，缓解了就医挂号的难题。

2. 电子渠道与实体渠道互相支持

电子渠道不仅可以为消费者服务，还被投放到各个实体渠道，为实体渠道提供业务支撑，如可通过自助式服务机器打印检查报告、医疗费用详单等，不仅为消费者提供了自由的时间选择，还可以有效地保护消费者的隐私信息。

3. 降低分销渠道管理成本，节省营销费用

互联网和通信技术的应用可减少企业人力、培训、交通和通讯等管理成本费用和固定资产投入。通过电子渠道，健康管理服务产品的信息会得到更广泛的推广和使用，营销费用会大大节省。

采用电子渠道的劣势在于对于健康管理服务制造商的互联网和通信技术要求较高、对于部分目标消费者存在使用"门槛"、普及度较低、电子渠道的安全性尚难保证等。因此，电子渠道目前仅在部分城市推广应用，其未来前景和推广还存在着较多难题。

案例 7-2

医生线上开方　药品配送到家

慢性病患者足不出户，从开出处方到拿到药，在深圳只需半小时。1月20日，深圳首个互联网慢病续方及处方流转平台试点项目在华中科技大学协和深圳医院（南山医院）上线。

该平台上线后，糖尿病和高血压患者在互联网医院复诊开具处方后，通过处方流

转平台，可以在家门口的药店取药或选择送药上门。在试点阶段，该平台已对接线下药房逾200家，覆盖深圳10个区，最快可实现28分钟送药上门。此外，处方在外流时会在医院HIS系统中实现脱敏，仅留用药信息，保护患者隐私。

"这种方便快捷的服务，不仅能充分解决慢性病患者看病就医面临的挂号排队、看病等候、取药排队时间长和医生问诊时间短的问题，还能减轻医院门诊和药房压力，将互联网医院配药环节从线下解放出来。"深圳市医学信息中心主任林德南介绍，通过信息共享，让公立医院的处方流动起来，将诊疗和药品进一步分离，推动医药分开，形成更加合理的就诊秩序，有利于医改的推进。

华中科技大学协和深圳医院院长邓启文介绍，这项服务的一大创新就是构建了智慧"医＋药"的服务模式。平台以患者为核心，连接医院、药监、医保以及药店，从公立医院的互联网医院到零售药店，从医生开具处方到药师审核处方、药店获取处方、售药结算、配送到家，形成了一条完整的医药服务链条，实现了慢性病处方的闭环流转。

（资料来源：南方日报，2021年1月21日）

四、健康管理服务制造商与分销渠道成员的关系

所谓"得渠道者得天下"，这充分揭示了分销渠道对于企业发展的重要性，一方面，经济全球化、技术的发展与进步、消费者的需求日新月异等因素导致健康管理服务产品的生命周期越来越短，健康管理服务制造商所处的营销环境时刻都在改变，制造商仅凭一己之力要想"制霸于天下"非常困难；另一方面，随着分销渠道成员自身的实力增强，在分销渠道中的地位和价值越来越高，他们对于健康管理服务制造商的要求也越来越高。近年来，我国健康管理服务制造商与分销渠道成员冲突的情形屡有发生，因此如何正确地看待健康管理服务制造商与分销渠道成员的关系至关重要。

（一）建立良好合作关系的意义

健康管理服务制造商与分销渠道成员形成良性合作关系的意义包括：

1. 有利于进入新市场

健康管理服务制造商进入一个新市场，对于企业的挑战是巨大的，因此，与分销渠道成员形成良好的合作关系，可以借助其在新市场的销售经验、市场专注力和完善的销售网络等方面的资源，减少进入新市场的阻力，并且可以迅速在新市场占据有利地形，实现"双赢"的局面。

2. 有利于提高竞争优势

哈佛大学商学研究院迈克尔·波特认为，与五种竞争力量的抗争中，蕴含着三类成功型战略思想，这三种思路分别为总成本领先战略、差异化战略、专一化战略。健康管理服务制造商想要单纯依靠健康管理服务产品的特性来维持长久的竞争优势，在如今的买方市场上是不可能的。因此，健康管理服务制造商与分销渠道成员之间形成良好的合作关系，通过"桥梁"的作用，健康管理服务制造商可以制造出更符合消费

者需求的健康管理服务产品，从而促进消费者的购物决策，以此形成自有的、独特的竞争优势。

（二）影响双方形成良好合作关系的因素

健康管理服务分销渠道作为一个整体，只有所有的渠道成员具有合作愿望，才能建立起一个有效的分销渠道。影响双方形成良好合作关系的因素包括：

1. 信息共享

加强信息合作，对于健康管理服务市场上满足消费者需求的健康管理服务信息，让参与分销渠道的成员实现信息共享，以实现双方利益最大化。分享分销渠道成员之间的信息，以增强彼此的了解和沟通，最终促使大家形成长期良好的合作关系。

2. 渠道冲突

分销渠道冲突是不可避免的，得不到有效解决的渠道冲突和矛盾，必然会影响健康管理服务制造商的分销渠道的整体运营，更可能会使企业陷入生存困境。所以，在面对分销渠道冲突时，健康管理服务制造商应秉持效率原则、时间原则、选择原则、系统性原则、创新原则、权变原则，采取合适的处理方式。可采用的处理方式包括：通过谈判由分销渠道成员自己处理冲突、借助第三方处理分销渠道冲突等。由于行业的特殊性、产品的差异性等因素，导致分销渠道冲突和矛盾类型各不相同，但是在处理时遵循统一的分析框架，如图 7-3 所示。

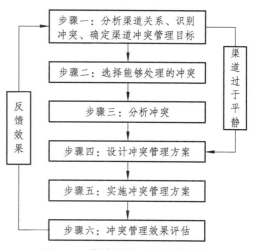

图 7-3　营销渠道冲突管理步骤

3. 利益分配

健康管理服务制造商与分销渠道成员各自作为独立的企业，在合作中都有自己的利益目标，尽可能地使自身收益达到最大，因此利益分配问题也就成为了双方合作的关键影响因素，这其中利益包括销售利润、品牌、专利权、顾客忠诚、渠道关系等。公平、公正、合理的利益分配对健康管理服务制造商与分销渠道成员合作关系的长期稳定发展具有重要意义，同时也是合作双方所希望的。健康管理服务制造商与分销渠道成员在合作过程中，利益是其首要关注点，合理的利益分配是其根本要求，利益分配问题解决得好，合作将会顺利进行，反之，将会使合作收益下降，甚至会导致合作关系的破裂。因此设计合理的利益分配方案对健康管理服务制造商与分销渠道成员合作关系的稳定发展是至关重要的。

4. 风险共同体

健康管理服务制造商在面对激烈变动的宏观环境变化时，采取措施的目的是减小风险，因此，作为风险共同体的分销渠道成员如果可以共同承担风险，是有助于彼此形成长久良好的合作关系的。由于风险具有不确定性，这对于健康管理服务制造商和分销渠道成员的合作无法按照一个固定模式来共同承担风险，所以在健康管理服务制造商与分销渠道成员在决定开展合作关系时，就应该对健康管理服务的市场竞争状况、市场前景以及国家政策导向等宏观环境以及品牌、营销资源等微观环境有较多的了解，以此评估出合作关系存在的风险和预期效益。当健康管理服务制造商与分销渠道成员各自所形成的风险认识能够达成一致，并且双方都认为自身具有承担这种风险的能力时，双方将会对合作关系持积极态度；当健康管理服务制造商与分销渠道成员的风险认识不能达成一致，或者认为自身在合作营销过程中承担的风险不合理，双方的合作关系将会难以达成。健康管理服务制造商与分销渠道成员合作关系的达成关键是找到其双方风险承担的一致点，制定双方都满意的风险承担机制。

综上所述，分销渠道是保证健康管理服务产品能够顺利到达消费者手中的"桥梁"，对于健康管理服务制造商的营销成功具有十分重要的作用。

（三）健康管理服务制造商与分销渠道成员可采取的合作方式

1. 分销渠道资源共享

健康管理服务制造商将原有渠道资源与分销渠道成员实现共享，可以借助企业自有网站、B2C 商城等对分销渠道成员进行宣传，并且为消费者提供分销渠道成员的线下地址。另外，利用分销渠道成员的空间优势，联合分销渠道成员推行线上支付、线下取货业务，缩短消费者的等待时间，实现即时消费购买决策。健康管理服务制造商可以利用分销渠道成员的渠道资源，对健康管理服务产品进行宣传，拉近与消费者的距离，了解消费者的需求变化，便于健康管理服务制造商对健康管理服务产品进行技术改进。渠道资源的共享，一方面可以增强健康管理服务制造商的市场竞争力，扩大市场份额；另一方面，节省了健康管理服务制造商和分销渠道成员渠道建设和管理的费用，降低了分销渠道的建设和管理成本。

2. 产品合作开发计划

健康管理服务制造商作为健康管理服务的制造者，专于设计和研究开发，渐渐地可能就会远离消费者瞬息万变的需求，而分销渠道成员作为每天直面消费者的企业，他们对于消费者的需求变化的情况掌握得更加清楚，所以健康管理服务制造商和分销渠道成员如果选择联手参与产品合作开发计划，就可以走上强强联合、优势互补、共同发展的良性轨道。

3. 激励措施

这实质上是健康管理服务制造商针对分销渠道成员的一种进攻性销售政策。健康管理服务制造商与分销渠道成员在展开合作关系时，当分销渠道成员从健康管理服务制造商所获得的优惠活动较大时，分销渠道成员可能就会采取一系列的积极营销活动来促进服务的销售额；当分销渠道成员获得的优惠活动较小时，分销渠道成员就有可能会做出消极怠工、增加内耗、积极性降低等反应，使健康管理服务制造商的营销费用上升，也得不到较好的营销效果。因此，在健康管理服务制造商的营销活动中对分销渠道成员进行适度的激励，激发其工作热情，才能提高合作效率，减少内耗，降低营销成本。这种政策的前提是健康管理服务制造商的某些服务产品在市场上还没有固定的消费群体，或消费者还未形成消费偏好，健康管理服务制造商往往会寻求分销渠道成员协助做出最佳选择。

4. 形成契约型分销渠道关系

契约型分销渠道关系是指在分销渠道中，参与健康管理服务产品分销的各分销渠道成员通过不同形式的契约关系来确定分工协作与权利义务关系而形成的一种分销渠道合作关系。特许经营便是一种典型的契约型渠道，在本章的第四节中会进行展开描述。

对于健康管理服务制造商来说，如何调整其市场的分销渠道模式，对分销渠道关系进行管理，将成为其在未来市场、行业生存的关键制约因素。同样，对于分销渠道成员而言，如何正视分销渠道关系，摆正其在分销渠道价值链中的位置，也成为了分销渠道成员发展壮大的关键。

第三节　健康管理服务分销的设计与选择

一、健康管理服务分销的设计

健康管理服务分销渠道的设计是指健康管理服务制造商为了实现计划的分销目标，通过对影响分销渠道因素的甄别与选择，从而对建立全新的分销渠道或调整已存在的分销渠道进行设计的营销活动。对于健康管理服务制造商来说，设计分销渠道是整合营销活动的重要环节，斯特恩等专家学者的"用户导向分销系统"设计模型，将渠道战略设计过程划分为五阶段，共 14 个步骤，如图 7-4 所示。

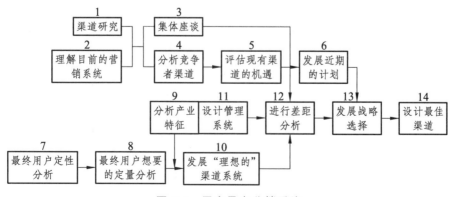

图 7-4　用户导向分销系统

（一）设计健康管理服务分销渠道影响因素

1. 产品因素

分销渠道的设计是源于消费者追求的健康管理服务产品的价值，健康管理服务制造商和分销渠道成员通过共同参与分销渠道的活动过程，各自履行分销渠道职能，以此来完成消费者对健康管理服务产品的价值的追求。健康管理服务产品的用途、性质和生命周期等是影响分销渠道的直接因素。健康管理服务作为特殊商品，因为健康管理服务和健康管理服务制造商的不可分离性使其在发生消费行为时通常就发生在生产地，消费者参与健康管理服务的产生和没有所有权，这些都是主导健康管理服务分销渠道选择的关键要素。对于健康管理服务制造商来说，选择这种特殊产品的渠道，是否需要中介机构和选择谁来做中介机构是非常重要的。

2. 市场因素

如果将消费者比喻成"树叶"的话，那么分销渠道就是"树枝"，健康管理服务制造商拥有的"树枝"越多，那么健康管理服务产品可接触到的"树叶"就更多，因此，健康管理服务制造商在设计健康管理服务产品的分销渠道时，要尽可能多地设计更多的"树枝"，这样才能接触到更广泛的"树叶"市场，健康管理服务产品的销售量才会提高。在考虑市场因素时，市场容量、市场范围、市场上零售商业规模大小和购买量大小、潜在的消费者数量、消费者需求的稳定程度和消费者的购买偏好等因素，都会不同程度地影响健康管理服务制造商设计分销渠道。例如，体检健康服务应设计较长和较宽的分销渠道，以此增加市场覆盖面积，开辟潜在的消费者市场。

3. 健康管理服务制造商和中介机构因素

健康管理服务制造商的实力强弱、规模大小、信誉度和美誉度的高低都将影响企业的分销渠道设计。如果健康管理服务制造商实力强大、资金雄厚就可以选择建立自有的分销渠道，如独立的销售终端、自有的中介机构等。如果健康管理服务制造商实力较小，则需选择相应的中介机构参与到分销渠道中，此时中介机构的综合实力，如销售队伍、销售资源、销售业绩等因素都会影响健康管理服务制造商设计分销渠道。

4. 营销成本及其他

哈佛大学商学研究院迈克尔·波特认为，总成本领先战略是一种非常成功的营销战略思想。成本因素是健康管理服务制造商设计服务分销渠道的重要影响因素之一。大多数的健康管理服务制造商在发展初期时，生产规模较小，流动资金也较少，有限的资源需使用在关键的企业活动中，此类健康管理服务制造商在设计分销渠道时则更多地会考虑选择中介机构参与其中，依靠中介机构分销健康管理服务产品，以此打开市场销路，发掘潜在消费者等。随着生产规模的扩大，健康管理服务制造商根据企业未来的发展方向来设计分销渠道，有些健康管理服务制造商会建立自有分销渠道，也有健康管理服务制造商仍会选择中介机构参与到分销渠道中，将企业的资源放到其他的活动中，如产品开发等。

5. 宏观环境因素

健康管理服务制造商在设计分销渠道时，还应考虑企业所面临的宏观环境，如相关的法律法规、技术和社会文化等。由于宏观环境因素是不以人的主观意志改变的因素，健康管理服务制造商必须设计和调整分销渠道来适应宏观环境，如技术环境使得远程医疗行业得到了快速的发展等。

（二）设计健康管理服务分销渠道的程序

健康管理服务分销渠道设计的程序一般分为：

1. 当前环境分析

当前环境包括服务制造商所面临的外部环境和内部环境。分析内部环境包括了解企业过去和现有的分销渠道分析以及现有分销渠道的经济性等。分析外部环境包括了解宏观经济、技术、法律法规对于分销渠道的影响。分销渠道环境越复杂、越不稳定，对于企业的分销渠道控制程度要求越高，因此，健康管理服务制造商在设计分销渠道时，应根据内部环境和外部环境因素，考虑不同的分销渠道设计方案。

2. 制定短期的分销渠道对策

根据前期的调研结果，健康管理服务制造商可使用 SWOT 分析法（态势分析法），充分抓住机会，躲避威胁，扬长避短地建立短期的分销渠道。

3. 分销渠道的优化设计

短期的分销渠道在运行一段时间后，会出现一些问题，这一步骤就是以分销渠道的问题为出发点，对分销渠道进行优化设计。首先对现有消费者和潜在消费者进行需求定性分析，如采用消费者满意度调查等调研形式，得到消费者的实际感受；其次对现有消费者和潜在消费者的需求进行定量分析，在定性分析的基础上，还需进一步了解现有消费者和潜在消费者对于服务的便利性、种类等服务产品特性，以此来设计分销渠道；再次，分析同质性和互补性服务产品的分销渠道，取其精华去其糟粕，以此为基础设计分销渠道；最后，总结前几个调研分析的内容，建立一个适合健康管理服务产品的分销渠道。

4. 限制条件分析

理想的分销渠道方案在现实的市场上运行时，难免会出现"水土不服"的现象，在这一步骤中，通过对理想与现实条件的差距进行分析，来调整理想的分销渠道方案，以便健康管理服务制造商进行最终的分销渠道决策。常见的限制条件分析包括设计分销渠道的约束条件分析，如不成文的规矩和道德限制，理想与现实分销渠道德的差异分析，若差异性较大，则需掌握产生较大差异性的原因，以及如何解决差异性等。

5. 分销渠道方案决策

在前面四个步骤的基础上，需要健康管理服务制造商的管理者做出最终的分销渠道方案决策，应将分销渠道的理想目标和限制条件等相关信息都呈现给管理者，让管理者评估该决策的合理性，经过几个环节的答疑、讨论等形式，最终形成一致性的意见和决策，此时的决策未必会是理想决策，但一定是最适合健康管理服务制造商当前发展环境、未来发展目标的最佳决策。

二、健康管理服务分销的选择

一般而言，健康管理服务制造商在选择分销渠道时，衡量标准应为此分销渠道是否能以最快的速度、最好的健康管理服务产品质量、最高的性价比将健康管理服务产品送到现有和潜在的消费者手中，最终达成健康管理服务制造商和分销渠道成员的发展目标。

（一）选择健康管理服务分销渠道的原则

1. 消费者导向原则

健康管理服务制造商想要在竞争中获得长久的发展，必须将消费者放在首位，建立消费者导向的经营思想，只有符合消费者导向原则的分销渠道，才是充分考虑了消费者需求特性、消费者购买的便利性以及售后服务的需求。

2. 效率性原则

健康管理服务制造商选择合适的分销渠道模式，目的在于提高健康管理服务流通的效率，不断降低健康管理服务流通过程中的费用，使分销渠道的各个环节、各个阶段、各个流程的费用合理化，这样才能够降低健康管理服务产品价格，取得市场竞争优势并获得最大化的效益。

3. 发挥企业优势原则

健康管理服务制造商在选择分销渠道时，要注意发挥自己的特长，确保在市场竞争中的优势地位。现代市场经济的竞争早已发展成为整个规划的综合性整体竞争。健康管理服务制造商应充分地发挥自己的优势，选择合适的分销渠道，达到最佳的经济效益。

4. 合理分配利益原则

合理分配利益是分销渠道合作的关键，利益的分配不公容易导致分销渠道成员之间的冲突和矛盾，因此健康管理服务制造商应设置一套合理的利益分配制度，根据分销渠道成员的职能、产出效益等因素，合理分配分销渠道合作所带来的利益。

5. 协调合作原则

分销渠道成员之间不可避免地存在竞争关系，这就要求健康管理服务制造商在选择分销渠道时应充分考虑竞争的强度，鼓励良性竞争，遏制恶性竞争，引导分销渠道成员之间的合作，协调冲突矛盾，鼓励分销渠道成员之间的合作，使成员之间目标一致，共同努力。

6. 整体性原则

健康管理服务制造商和分销渠道成员在开展分销渠道营销活动时，不能单一地只考虑分销渠道，还应考虑整合营销活动的其他环节，如健康管理服务产品质量、健康管理服务价格和健康管理服务产品促销活动，只有整合营销在全局的角度是一致的，才能称这个分销渠道是适合的，才可以发挥营销组合的整体性作用和功效。

（二）评估健康管理服务分销渠道的标准

分销渠道评估的实质是从那些看起来似乎都合理但又相互排斥的方案中选择最能满足企业长期目标的方案。因此，健康管理服务制造商在选择备选分销渠道方案时，评估标准应包括：

1. 经济性标准

经济标准是最基本的标准，同时也是最重要的评估标准，这是企业营销活动的出发点。在对备选分销渠道方案评估时，应将分销渠道实际运行时可能会带来的销售收入和成本费用进行比较，以此来选择最具有性价比的分销渠道。经济性标准包括：

（1）静态经济效益比较。

静态经济效益比较指的是在同一时间节点，对各个备选方案产生的经济效益和成本费用进行逐一比较，从中选择静态经济效益较好的方案。

（2）动态经济效益比较。

动态经济效益比较指的是对备选分销渠道方案在实施过程中所产生的经济效益和引起的成本费用进行比较，在不同的变化情况中选择适合的分销渠道方案。

2. 控制性标准

由于分销渠道成员众多，存在竞争性，可能会出现冲突矛盾，甚至可能会造成危害企业健康管理服务产品或企业形象的后果，因此健康管理服务制造商在选择分销渠道方案时，应将分销渠道的可控性作为评估标准之一。

假若健康管理服务制造商选择设计自有分销渠道，这是最好控制的分销渠道，但由于自有分销渠道成本较高、对企业实力要求较高、覆盖能力较差等原因，部分健康管理服务制造商会选择中介机构来参与分销渠道，此时，分销渠道成员的可控性就是选择健康管理服务分销渠道的重要影响因素。健康管理服务制造商在采用控制性标准来评估分销渠道时，应充分考虑企业健康管理服务产品的特性，并不是所有的健康管理服务产品都要求高可控性的分销渠道，对于市场受众较广、购买频率高、消费偏好较低的健康管理服务产品,健康管理服务制造商可以选择控制度较低的分销渠道成员。

3. 适应性标准

健康管理服务制造商在评估备选分销渠道方案时，应根据企业产品的生命周期、营销战略等来选择适合的分销渠道。例如健康管理服务企业对处于产品的萌芽期的服务产品选择分销渠道时，应选择覆盖性较高的分销渠道等。

案例 7-3
依赖线上销售渠道　重销售轻研发的某医疗公司能走多远？

2021 年 1 月 21 日，某医疗科技股份有限公司回复了监管问询，内容涉及线上销售、毛利率、疫情影响等多个方面。

据悉，该公司于 2020 年 7 月 20 日提交创业板上市申请，拟发行股票不超过 4 000 万股，募集资金约 1.01 亿元，将用于生产基地建设项目、产业园建设项目等。该公司线上销售比例逐年提高。招股书显示，2017 年至 2020 年上半年，该公司线上销售占比分别为 64.10%、64.95%、71.62%、75.89%。

该公司线上销售主要来自天猫和京东，2017 年至 2020 年上半年，该公司在这两个平台的营业收入占当期主营业务收入的比例分别为 61.85%、62.48%、67.62%、65.30%。

线上销售为该公司带来可观收入的同时，也显示出公司对大平台的依赖，销售渠道愈加单一。

该公司表示，如果其未来无法与电商平台保持良好的合作关系，或电商平台的销售政策、收费标准等发生重大不利变化，抑或其经营情况不及预期，将对其经营业绩产生不利影响。

对此，该公司向 GPLP 犀牛财经称，目前已建构了电商平台、连锁药店、自营门店等立体化营销渠道，将通过线上线下融合的方式，最大程度地覆盖用户的主要消费场景。

值得注意的是，该公司研发费用占比远低于行业平均水平。招股书显示，2017 年至 2020 年上半年，该公司研发费用占营业收入的比例维持在 1.50%左右，而行业均值在 5.00%左右。

（资料来源：GPLP 犀牛财经，2021 年 1 月 25 日）

第四节　健康管理服务分销创新

美国西北大学营销学斯特恩教授认为："一个公司可以在短期内变动产品价格、更换宣传广告、聘用或解雇市场调研机构、修改促销计划或者改变产品生产线，但管理者一旦建立起营销渠道系统，就很难、也不愿对其进行改动。"随着经济的快速发展、科技的进步，消费者的需求每一天都会有新的变化。服务制造商可以对健康管理服务产品的价格采取每日变动策略，也可以在短期内对产品的包装、规格进行改变，还可以定期更换宣传广告，然而当健康管理服务制造商一旦做出合理的分销渠道决策后，分销渠道很难做出改变。二十一世纪是"渠道为王"的世纪，重视分销渠道管理与创新是企业成功的重要条件。根据麦肯锡咨询公司的分析，新兴的分销渠道往往会带来全新的顾客期望值，并且会影响到成本，甚至可节省 10%~15%的成本，从而创造成本优势。分销渠道的创新和变更会给服务制造商带来意想不到的价值，诸如为消费者提供购买的便利、为服务制造商节省分销成本等。

一、健康管理服务分销渠道创新的必要性

1. 健康需求凸显

在十九届五中全会上，积极应对人口老龄化第一次上升至国家战略。"十四五"期间，我国将逐渐步入中度老龄化社会，也就是说，未来五年或将成为我国应对人口老龄化的关键"窗口期"。当新一代人群迈入老龄化阶段，他们的养老服务需求也将随之发生明显变化，加速老年消费市场的发展，这些影响因素都会对服务制造商的分销渠道产生深刻影响。

案例 7-4

60 后迈入老年行列　中老年健康护理产业迎来新机遇

2020 年 8 月 26 日，"2020 中老年健康护理产业研讨会"在京举办。近年来，中国老龄化程度持续加深，老龄化趋势不可逆转。专家认为，未来 10 年是中国构建老龄化应对体系的重要"窗口期"。如何满足不断增长的老年人群体在生活保障、养老服务和健康护理等方面的需求，将是极大挑战。

2020 年初，民政部等 5 部门联合印发《关于促进老年用品产业发展的指导意见》，正是为了应对人口老龄化，解决我国老年用品产业发展较为滞后，产品种类相对匮乏，有效供给明显不足的问题。全国老龄办党组成员、中国老龄协会副会长吴玉韶在会上表示，健康长寿是人类永恒的追求，健康是所有老年人的刚需。《健康中国 2030 规划纲要》指出，健康服务业总规模 2020 年超 8 万亿，2030 年将超 16 万亿。

"60 后迈入老年行列，作为新一代老年人，其消费实力、消费意愿以及品质追求等，为老年产业发展提供了机遇。"吴玉韶分析，未来我国老龄产业及养老产业发展会面临三大"机遇"、六大"趋势"。三大"机遇"即政策、需求、实践，六大"趋势"即更加注重保兜补强、健康服务、协同发展、跨界融合、科技支撑、内涵发展。

（资料来源：新京报，2020-08-26）

2. 传统分销渠道受到挑战

健康管理服务制造商面临的宏观环境，如经济环境、技术环境、法律环境的改变，使得健康管理服务制造商的传统的分销渠道不断地受到新挑战和新冲击。电子渠道的迅速发展使得人们享受"足不出户"的生活，只需凭借一部电子设备，消费者就可以购物、问诊、医疗咨询等。在面对新型的分销渠道的挑战，健康管理服务制造商如何对传统的分销渠道进行改进和创新变得愈发重要。

3. 分销渠道竞争激烈

随着国外的分销商加入分销渠道竞争、竞争垄断以及服务制造商和分销渠道成员的矛盾冲突不断等现象的发生，使得分销渠道竞争激烈。在这种环境下，健康管理服务制造商需要根据客观情况的改变，相应地对分销渠道做出改变。

二、健康管理服务分销渠道创新的主要形式

（一）特许经营

根据中国商务部定义，特许经营是指通过签订合同，特许人将其拥有的商标、商号、经营模式等经营资源，授予被特许人（也称受许人）使用，被特许人按照合同约定在统一经营体系下从事经营活动，并向特许人支付特许经营费。

特许经营的分销渠道模式最早起源于美国，1851 年 Singer 缝纫机公司为了推展其缝纫机业务，开始授予缝纫机的经销权，在美国各地设置加盟店，撰写了第一份标准的特许经营合同书，在业界被公认为是现代意义上的商业特许经营起源。特许经营这种现代分销渠道模式在过去几十年内取得了长足的发展，无论发达国家还是发展中国家都用实践证明了特许经营是一种行之有效的分销商品和服务的方法。特许经营通过分销渠道成员（受许人）加盟到服务制造商（特许人）之中，通过签订合同或契约关系，约定共同使用健康管理服务产品品牌及其相关资源，同时又存在着同一个企业内的共同治理、严明关系的科层制特征，因此分销渠道特许经营是一种典型契约型的分销渠道合作形式。

1. 特许经营的特点

按我国法律规定，特许经营是一种销售商品和服务的方法，而不是一个行业。作为一种分销渠道模式，在其经营过程和方法中有以下四个特点：

（1）个人（法人）对商标、服务标志、独特概念、专利、经营诀窍等拥有所有权。

（2）权利所有者授权其他人使用上述权利。

（3）在授权合同中包含一些调整和控制条款，以指导受许人的经营活动。

（4）受许人需要支付权利使用费和其他费用。

2. 特许经营的形式

特许经营按其特许权的形式、授权内容与方式、总部战略控制手段的不同，可以分为三种类型：

（1）生产特许。

受许人在与特许人签订合同或契约后，受许人可以通过自建厂房等方式，使用特许人的商标、专利、技术、生产工艺、生产标准等来制造取得特许权的产品或服务，然后经过分销渠道成员出售，采用这种特许经营方式的企业例如我国 2008 年奥运会生产"福娃"玩具的企业。

（2）产品与商标特许。

受许人使用特许人的商标和零售方法来批发和零售特许人的产品，与此同时受许人仍保持其原有企业的商号，单一地或在销售其他商品的同时销售特许人生产并取得商标所有权的产品。

（3）经营模式特许。

经营模式特许包括：受许人有权使用特许人的商标、品牌形象以及广告宣传，完全按照特许人设计的单店经营模式来经营；受许人在公开市场中完全以特许人企业的形象出现；特许人对受许人的内部运营管理、市场营销等方面实行统一管理，具有很强的控制权利。

案例 7-5

第三代特许经营来了

"2018 盟享加中国特许加盟展北京站"于 2018 年 5 月 5 日在北京举行，来自全球

20多个国家和地区的600多个优质加盟项目在展会上集中亮相。同期举办的赋能新势能新连锁高峰论坛上，来自特许经营行业的业内人士深入探讨了行业的数字化变革。

中国连锁经营协会公布的信息显示，今年的展会除了中西餐饮、快餐小吃、零售专卖、教育培训等常见业态外，还有抹茶甜品、无人超市、自助零售机、养老保健等新业态。

"对我国来说，特许经营是个舶来品，但由于我国市场巨大，20年来特许经营快速发展，在教育培训、洗衣服务、汽车后市场服务等领域我国已走到世界前列。"中国连锁经营协会会长裴亮表示："如今我国特许经营已进入第三代，第一代是产品品牌的特许，第二代是经营模式的特许。随着移动互联和网络社区的发展，第三代特许经营来了，我国进入数字化特许经营阶段。其特征一是总部与消费者联系发生变化，从B2B2C到B2C，连锁店总部可以直接触达消费者；二是过去连锁经营的重要岗位——督导变得不那么重要了，总部可以通过数字工具实时督导加盟店的经营状况。此外，服务类业态的培训课程也通过数字化直接传递给消费者。"他认为，我国特许经营利用数字化工具有可能在全球领先。

（资料来源：中国经济网—《经济日报》，2018-05-15）

3. 特许经营的优势

特许经营本质上是建立在契约关系上的一种销售商品或服务的方法。受许人和特许人在契约的基础上形成良好的合作关系，合作目的就是为了获得更多的经济效益。分销渠道特许经营合作的优势包括：

（1）复制成功的商业模式。

一个成功的商业模式通常都是企业经过了数十年的积累、沉淀、竞争而来的，采用特许经营方式，可以让受许人站在"巨人"的肩膀上，复制成功的商业模式，享受已有的品牌、商誉度、美誉度，同时还可以最大程度避免市场风险。受许人还可以从特许人那里获得多方面的支持，如培训、选址、广告、统一的宣传和促销活动等，可以节省受许人较多的营销精力和费用。

（2）精准的市场定位。

市场营销中的STP战略，即市场细分、目标市场和市场定位战略，是为了帮助企业更好地寻找目标消费者和扩大产品销量。采用特许经营的分销渠道模式就是采用了分销渠道中的"STP战略"，即受许人通过特许经营模式使企业选择准确的目标市场，针对目标市场进行整合营销策略，及时掌握市场和消费者变化的动态，使企业的产品和服务一直处于竞争的不败之地。

（3）共同分享规模效益。

在经济学中，只有当经营规模扩大，其产量增加的比例大于全部要素投入量增加比例时，这种经营规模才具有规模效益。服务制造商追求规模效益可以降低健康服务产品的成本，赚取更多的经济利润。通过特许经营模式，受许人和特许人可以共享的规模效益包括采购规模效益、经营规模效益、技术开发规模效益等。

（4）更多的自主独立性和灵活性。

特许经营模式是介于独立企业和受雇于人的一种经营方式，特许人和受许人通过合同或契约展开合作关系，双方在法律上是独立的，是一种买卖关系，这给双方带来增大生产、提高产品或服务销量的同时，还拥有相对的自主独立性和灵活性。特许人能够在实行集中控制的同时保持较小的规模，既可赚取合理利润，又不涉及高资本风险，更不必兼顾加盟商的日常琐事。受许人可以依托特许人的商业模式获得更多的销售支持、品牌支持、技术支持等优势。

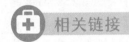 相关链接

《北京市促进社会办医健康发展若干政策措施》

为贯彻落实《国务院办公厅印发关于促进社会办医加快发展若干政策措施的通知》（国办发〔2015〕45号）、《北京市人民政府关于促进健康服务业发展的实施意见》（京政发〔2014〕29号）精神，推进社会办医疗机构持续健康发展，不断满足人民群众多样化、多层次医疗卫生服务需求，在继续实施《北京市人民政府办公厅印发关于进一步鼓励和引导社会资本举办医疗机构若干政策的通知》（京政办发〔2012〕35号）的基础上，进一步提出以下政策措施。

…………

（七）支持社会力量参与公立医疗机构改革。探索政府与社会资本合作（PPP）模式，支持公立医院以特许经营方式与社会办医疗机构开展合作。鼓励发展专业性医院管理集团，支持其在明确责权关系的前提下，参与公立医疗机构管理。在公立医疗资源丰富的区域，有序引导和规范部分公立医院改制。推动国有企业所办医院分离移交或改制试点，建立现代法人治理结构。支持保险机构与公立医院合作设立医疗机构，参与公立医院改制重组。

（资料来源：京政办发〔2017〕20号，有删节）

4. 我国特许经营的发展现状

特许经营作为一种成熟的商业经营模式，在低成本扩张、规范化管理、品牌效应、权责明晰等方面显示出其独特优势，在我国，特许经营模式的发展现状为：

（1）健全的法律法规制度。

2004年年底，中国商务部正式颁布了《商业特许经营管理办法》，从2005年2月1日该办法正式执行为标志，中国特许经营开始步入法制化时代。2007年5月1日，旨在规范商业特许经营活动并促进其健康有序发展的《商业特许经营管理条例》（下称《条例》）正式开始实施。为保证《条例》的贯彻落实，在深入调研和广泛征求各方面意见的基础上，颁布了《商业特许经营备案管理办法》和《商业特许经营信息披露管理办法》。这两个办法的颁布，是贯彻落实《条例》的具体措施，也是规范特许经营活动，促进商业特许经营健康、有序地发展的重要保证。

（2）发展迅速，覆盖行业众多。

特许经营的行业覆盖面越来越广，中国特许经营已经覆盖了数十大类别，多个细分行业和业态，主要集中在商业服务，如餐饮、快消品、服装、商超、便利店等服务项目。例如餐饮行业中，北京的全聚德就是采用特许经营的方式迅速成长起来的，2007年9月，在第二届亚洲品牌盛典中，"全聚德"品牌荣获第320强，是亚洲餐饮行业唯一进入亚洲500强品牌的企业。

（3）行业领域发生新变化。

从行业领域看，特许经营模式从以前的少数行业应用发展成为大多数的行业都在使用。以前的少数行业，例如餐饮业、便利店等民生行业较多地采用特许经营模式。随着经济的发展，特许经营模式在商品流通领域和社会服务领域有着巨大的发展空间，如药品、健康服务、公用品和基础设施建设等。总而言之，居民消费水平、消费变动方式和速度对特许经营的发展起主导作用。

（4）中小企业是中坚力量。

特许经营主要依靠中小企业和民营个体经济发展，成为我国混合经济形式的主要经营手段。特许经营普遍进入的商品流通业、服务性行业等都属于高竞争性行业，今后的发展都是以中小型企业和民营个体经济为主体，特许经营中加盟店投资少，风险小，多属于劳动密集型的行业，广大传统中小型企业和民间投资者缺乏的是管理的知识和投资的途径，所以特许经营将必然担负起这些民间资本的二次创业重担，引导他们进行业态创新、管理创新和技术创新，对发展地方经济、促进社会进步、扩大社会就业等都大有好处，特许经营企业将受到政府的特别关注而成为适度保护扶持的优势企业，发展前景广阔。

（5）特许经营成为企业扩张的主要手段。

不少连锁企业在城市市场相对饱和的情况下，通过特许经营开始由城市向周边地区延伸，在长江三角洲、珠江三角洲、胶东半岛等比较发达地区，一些连锁企业有半数以上的店铺开在县级以下的乡镇，这些企业绝大多数通过特许经营方式，利用自己的商誉、经营技术及商品采购优势向周边地区扩展。

（二）无缝分销渠道

传统分销渠道的运营机制一般都是健康管理服务制造商生产健康管理服务产品，其部分运营权和代理权由分销渠道成员承担，分销渠道成员根据运营权和代理权的大小来决定发生市场风险时是否和服务制造商共同承担，但是在现有市场环境下，健康管理服务制造商或者分销渠道成员想要依靠单一力量来维持不败的竞争优势是近乎神话故事。健康管理服务制造商在对企业内部微观环境进行改进创新后，发现内部生产力和创新力提高的空间较小，这时往往将发展的目光着眼于分销渠道的改进和创新。许多时候分销渠道成员之间的合作方式杂乱无章，因此，选择无缝分销渠道也是分销渠道创新和改进的方法之一。

美国西北大学营销学专家斯特恩教授认为，无缝营销渠道是指为了提高整条营销渠道的服务质量，从而为消费者创造更有价值的服务，营销渠道中的各成员组织打破原有的组织边界，在多层面的基础上相互协作，就如同在一个企业的团队中一样工作的营销方法。这里既包括制造型企业与其经销商之间可能建立的合作关系，也包括批发商与零售商之间的联盟。

在无缝分销渠道中，健康管理服务制造商根据企业的实力状况、产品生命周期等相关状况采用与之相匹配的合作模式。在实施无缝分销渠道时应注意，健康管理服务制造商需要依据对分销渠道成员的竞争实力、双方对合作前景的共识和信任等相关影响因素，适时适度地调整分销渠道和合作关系。无缝分销渠道策略的本质是强调企业间的协同效应，强调挖掘未被发现的价值。经过较多企业的实践，如宝洁公司、戴尔公司、杜邦公司等，证实无缝分销渠道具有能使合作双方甚至是多方共享信息、降低产品成本和营销成本等的实践价值和应用价值。

无缝分销渠道之所以被大型企业应用至今，它的优势价值体现在：

1. 发挥分销渠道成员的核心价值

无缝分销渠道强调的是各分销渠道成员组织之间打破原有的组织边界，扬长避短地发挥成员的核心价值，通过合理分工，各自在自己擅长的领域内完成工作，从而很好地发挥了核心价值。

2. 信息共享

服务制造商和分销渠道成员之间可以通过分享部分或者全部信息，使无缝分销渠道成员获得更多的有用信息，在多层面的基础上相互协作，发挥最大协同作用。

3. 提高经济效益，降低成本

通过合理分工，可以避免分销渠道成员之间的无效重复工作，从而降低成员的分销渠道成本。分销渠道成员之间不仅可以信息共享，还可以享受能力共享、资源共享带来的优势，提高企业的经济效益。

（三）无店铺销售

无店铺销售最早产生于美国，20 世纪 70 年代，美国一些大中型城市由于人口密度大，店铺售价昂贵，开设商店成本较高等原因，导致无店铺销售产生。我国于 2004 年 10 月开始实施《零售业态分类》，首次将 5 种无店铺销售形式列为零售业态，这是无店铺销售被我国零售业态正式承认。在继仓储式商场、大型综合超市、便利店成为零售业发展的热点之后，无店铺销售方式极有可能成为国内零售市场上新的关注热点。无店铺销售可以划分为三种基本类型：直复营销、直销和自动售货机销售。

1. 直复营销

美国直复营销协会对直复营销的定义："直复市场营销是一种互动的营销系统，运用一种或多种广告媒介在任意地点产生可衡量的反应或交易。"随着市场竞争的加剧，大多数的产品市场上产品质量良莠不齐，鱼目混珠，大量传统广告充斥媒体，被大家称为"眼球经济"。在当今经济发展的影响下，消费者追求个性化的产品和服务，人们不愿意接受和别人使用同样的产品和服务，直复营销应运而生，目前戴尔公司、日本DHC公司、凡客诚品、麦考林、益生康健等均采用直复营销经营模式。我国的保健品药品企业大多接受并采用了直复营销的方法，把直复营销作为进入市场的主要手段，可以极大地降低风险。

20世纪80年代以前，直复营销并不为人重视，进入20世纪80年代后，直复营销得到了飞速的发展，其独有的优势包括：

（1）真正的差异化。

企业想要获得经久不衰的竞争优势，方法之一就是产品的差异化，要以创造差异、创造个性去迎合消费者的差异化、个性化的消费需求和消费心理。直复营销正是以"点对点""人对人"的方式，和消费者进行直接的、面对面的交流，形成了营销人员与目标消费者之间的双向信息交流，在最大限度满足消费者需求的同时，也能够很好地达到服务制造商想要的营销效果。

（2）巧用数据库。

通过建立消费者数据库的方式，详细地记录消费者的消费偏好、个人描述性统计分析、消费的频率、消费习惯等信息，对消费者群体的市场细分做到细致入微，可以减少目标市场定位不准确而造成的营销费用浪费，也可以很好地提高营销效果。

（3）更多的顾客让渡价值。

"现代营销学之父"菲利普·科特勒认为"顾客让渡价值"是指顾客总价值与顾客总成本之间的差额。这也就是说，顾客让渡价值是指企业转移的，顾客感受得到的实际价值。直复营销减少了复杂的中间环节，减少了健康管理服务产品的流转环节，可以为健康管理服务制造商省固定支出如店铺租金等，直接与消费者进行面对面的交流，使得营销成本大幅度地降低，也就降低了健康管理服务产品的成本，价格也随之下降，这样就可以提供更多的顾客让渡价值。

（4）随时随地的"双向交流"。

直复营销这种形式的分销渠道强调在任何时间、任何地点都可以实现服务制造商与目标消费者的双向信息交流。互联网的全球性和持续性特性，使得目标消费者可以在任何时间、任何地点直接向服务制造商提出要求和反映问题，服务制造商也可利用互联网技术，与消费者进行低成本的跨越时空限制的交流活动。

案例 7-6
新形势下关于直复营销和精准数据库营销如何进行

直复营销经常被误解为"直邮广告"的复杂称谓，实际不然，在案例中，不仅直邮广告可以用作直复营销的载体，电视、报纸，甚至现场展示都被利用起来充当信息的传递工具。除了我们耳熟能详的普通大众传媒以外，电话、电子邮件、传真、互动电视、移动网络短信息等都已经被广泛开发利用成直复营销载体。当然，在这些五花八门的载体当中，直接邮寄、电话等一对一的工具被更加密集地使用，这是因为直复营销有对"特定人群"传播的使命。有时候，在具体详细的顾客数据库无法获得，或者获得的成本很高时，大众传媒如电视和报纸也是不错的替代工具，只不过一定要对读者或观众的人群分布有清晰准确的了解，看是否符合产品的目标顾客群特征。因此，直复营销不等于"直邮广告"，要远远大于这个概念。

（资料来源：上海梦古人工智能公司，2020-05，有删节）

2. 直　销

世界直销协会对直销是如此定义的：直销是指在固定零售店铺以外的地方，由独立的营销人员以面对面的方式，通过讲解和示范方式将产品和服务直接介绍给消费者，进行消费品的行销。通常，直销分为狭义直销、多层次直销两种。根据商务部发布的直销产品类别及生产指引，直销产品的类别包括化妆品、保洁用品、保健食品、保健器材、小型厨具、家用电器等6类产品。直销这种分销渠道模式从进入中国市场以来，成长迅速，尤其是在政府相关政策引导下，直销行业朝着稳健良性的方向前进。通过对直销模式的正面宣传和知识普及，社会对直销的认可度也获得了提升，这大大调动了直销人员从事直销的积极性。中国直销行业市场规模将会继续扩大，其未来市场容量的空间巨大。

3. 自动售货机销售

这种分销渠道模式指的是利用自动售货机销售商品的方式，在最开始进入市场的时候，主要用于出售口香糖、香烟或罐装清凉饮料和含酒精的饮料，但随着自动售货机生产技术的改进，现在出售的商品已扩展到冰淇淋、速食品、日用杂货、周边商品、图书、玩具等。自动售货机一般设置于图书馆、博物馆、剧场、车站、旅游景点等人流密集的地方，这种分销渠道成功的原因在于它可以24小时全天候营业，购买程序简单、迅速，尤其是电子支付的流行，使得自动售货机销售更加简便。

由于大多数的消费者在做出购买决策时会更倾向于"眼见为实""货比三家"，所以消费者对于无店铺销售这种分销渠道总是会心存疑虑。但是，随着人们生活节奏的加快，在中大型城市生活的人们，其工作时间不固定、工作要求高，这些目标消费群体需要能够提供全天候的零售服务的无店铺销售，因此，我国的无店铺销售的市场潜力巨大。针对供需矛盾，无店铺销售商应该从自身做起，逐步提高消费者的信任度，培养消费者的消费习惯，建立一套以保证商品质量、包退包换为核心的服务承诺制度，完善服务措施，建立配送中心为无店铺提供物流服务并建立快速反应系统，保证销售快速、有规模和有效，同时政府的支持更有利于此类分销渠道的推广和应用。

（四）分销资源计划

分销资源计划（Distribution Resource Planning，DRP），指的是用来帮助企业实现一系列运营管理的信息管理系统，包括企业的信息、财务资源、物流等，如图7-5所示。应用DRP可使服务制造商具备对订单和供货具有快速反应和持续补充库存的能力。目前，DRP像以往的ERP（企业资源计划系统）、电子商务等新理念一样，DRP在国内的发展也经历了从概念传入到市场启动这样一个过程，而这些新理念在国内的发展对推动国家信息化建设正发挥着积极的作用。

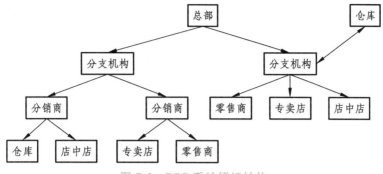

图 7-5　DRP 系统组织结构

DRP 的工作机制是通过互联网技术将服务制造商和分销渠道成员联系在一起，双方可以实现实时提交订单、查询产品状态、信息交互支持，缩短了供销链，使得服务产品流转周期缩短，新的分销渠道模式不再受到时间和空间维度的限制，企业之间的合作效率有效提高。DRP 的应用价值体现在：

1. 提高企业管理效益，降低经营成本

对分销渠道管理来讲，一个全面的分销渠道信息管理系统可以为企业实现很多管理效益，例如管理系统中的库存管理可以实现库存资金占用的合理减少，库存残损的降低，库存的合理调拨等；管理系统中的销售管理可以实现服务水平的提升，合理预测销售的趋势，科学销售组合等；智能化信用管理设置能够帮助服务制造商及分销渠道成员减少资金占压，并相应减少坏账损失。

2. 管理规范化

DRP 的实施过程中涵盖了供应与分销环节的生意流程优化和操作管理规范化。根据企业的实际状况，结合国内外先进的分销运作管理模式，在改善整体运作效率的同时也规范了总公司、分公司及其他分销组织的运作，从而帮助企业提高实地运作的效率。

3. 合理分配资源

企业资源的有限使得服务制造商在分配资源时，应有效地管理生产企业的分销网络，并合理地利用分销网络的资源，减少分销网络的资金、人力和物力占用，从而优化物流、资金流、信息流和服务流的运作，尤其是服务制造商对不同区域分公司之间的货物调拨功能更加强化了这一应用价值。

4. 提高了分销渠道成员之间的忠诚度

DRP 帮助服务制造商在多方合作关系之间完成了多种角色转换活动。通过使用DRP 不仅可以强化与分销渠道成员之间的联系，还可以改进服务制造商在商品运作过程中与中介机构之间的沟通、产品销售模式等。在对分销渠道流程进行业务优化过程的同时，强化了分销渠道成员的忠诚度。

（五）整合分销渠道

面对市场竞争的激烈化以及企业面临的分销渠道环境的复杂，服务制造商可以通过整合分销渠道这种模式来应对，整合分销渠道通过利用现代发达的信息技术来细分目标消费者群体，针对不同的目标消费者，整合服务制造商和分销渠道的资源，为消费者提供更好的产品和服务。还可以针对不同的目标消费者，服务制造商和分销渠道成员进一步清晰分工，实现优势互补，进而培养各自的核心能力。整合分销渠道的核心是双赢式的协作关系。这种协作关系是以双方核心能力的互补性为支撑，这种互补性的高低将决定整合分销渠道创造的价值的大小。

作为管理理论，整合分销渠道是企业发展战略和经营战略的重要组成部分。通过对企业内外部各种资源和要素的整合，真正使企业完成从以生产为核心向以营销和顾客服务为核心的转变，其具体整合的内容包括：整合生产商与分销商的关系、与渠道末端消费者关系的整合、生产企业的内部整合、生产商与渠道竞争者之间的整合。整合分销渠道的指导思想是为了创造市场与创造价值，现实情况是服务制造商采取的营销活动实施过程不同，但企业的核心思想都是想要争夺更多的生产份额，这对于企业和分销渠道的竞争者来说，如何从对方手中夺取全部或部分市场份额是工作的重点。整合分销渠道的指导思想是以创造市场、创造价值为核心，通过全员创新、团队学习等方式来达成服务制造商和分销渠道成员的共同目标。例如服务制造商和分销渠道成员之间的利益分配问题，整合分销渠道模式可以通过重视分销渠道的无形资产，重视分销渠道成员之间的合作关系所能带来的长远利益，建立公平合理的利益分配机制来代替分销渠道成员之间内部竞争的非理性行为。

（六）全渠道分销渠道模式

美国当代创意开发权威塔克尔在《未来赢家》一书中指出，"企业成功的关键在于：尽量接近顾客。真正的接近，是每一分钟都要接近。要做到每一分钟都接近，就需随时掌握信息。"全渠道分销渠道模式的目的是建立各个渠道上一致的消费者体验，使无论组织消费者还是个人消费者都可以通过线上、线下多种方式购物及享受服务，消费者都会得到一致的客户体验。采取这种分销渠道模式策略可以让服务制造商和分销渠道成员运用更多的能力，带给消费者真正"以用户为中心"的体验。全模式分销渠道模式的渠道演化的路径是从单渠道到多渠道，每个渠道都是完整的，都可以独立完成消费服务全过程，同时渠道间可以相互整合，形成渠道的协同效应，为消费者带来更好的销售服务体验。服务制造商采用全模式分销渠道模式的重点不再是单一渠道的最优或最强，它的终极目标是各渠道之间达到高度协同，从而为用户提供无缝的最佳体验。

服务制造商和分销渠道成员采用全渠道分销渠道模式的好处包括：

1. 单渠道、多触点

全渠道分销渠道模式在实施某一个营销活动时可以只部署一个渠道，但是却可以布控在该渠道的多个触点，也就是说可以按照目标消费者在该分销渠道到达的触点时间优先级进行推送活动，包括优惠信息、产品宣传信息等，该目标消费者在其中某一个触点订购成功，剩余触点自动失效。

2. 营销活动可实现独立实施

全渠道分销渠道模式无论选择在一个还是多个分销渠道采取营销活动,都可以做到营销活动在任意一条渠道都能实现独立实施,这就意味着所有分销渠道的营销政策、目标客户统一管理,一旦消费者在任何一个分销渠道营销活动成功,即消费者采取购买决策,那么其他分销渠道不再对该消费者进行任何营销活动,可节约营销资源,减少对消费者的无效打扰。

3. 打通线上线下"壁垒"

随着科技的发展和互联网的推广,消费者对于线上分销渠道接受程度越来越广阔,服务制造商和分销渠道成员可以选择打通线上线下"壁垒",包括线下实体门店、自建电商平台、入住知名 B2C 电商平台、社交自媒体内容平台、CRM(客户关系管理)会员系统。打通线上线下"壁垒",可以实现商品、会员、交易、营销等数据的共融互通,向消费者提供跨渠道、无缝化体验。

案例 7-7
智能营销系统,提升企业全渠道营销管理能力

喜推公司坚持"赋能、融合、连接"理念,持续创新,打造业内首个将小程序与快应用进行融合管理的超级智能轻应用平台——二十核智能营销系统。所谓"二十核",是指企业用户借助喜推智能营销系统,无需自主开发,只需拖拽相关可视化组件,就可一键生成专属于自己的微信小程序、百度小程序、支付宝小程序、抖音小程序、今日头条小程序、QQ 小程序、360 小程序、皮皮虾小程序以及 12 大手机厂商的快应用等 20 种轻型应用,几乎囊括了目前所有的主流轻型应用,并实现了所有数据的统一管理和一体化运营,从而为企业快速搭建起集销售、服务、品牌建设于一体的超级入口。

另外,喜推二十核智能营销系统通过引入大数据和 AI 技术,可以智能跟踪用户行为、采集用户信息,并沉淀所有数据,同时具备强大的数据挖掘和分析能力,保证了数据在各个场景维度中形成相关性,实现了所有数据的一体化运营,从而破除了数据壁垒,打通了不同平台,不仅可帮助企业构建起适应全渠道的移动互联网新营销体系,实现营销与销售无缝衔接,同时也给企业更加灵活的选择空间,满足不同企业在不同发展阶段的差异化需求。

(资料来源:喜推人工智能,2019-09)

思考与练习

1. 思考题
(1)简述分销渠道的含义及特点。
(2)你是如何理解我国健康管理服务分销渠道现状的?
(3)健康管理服务制造商在设计分销渠道时,应考虑哪些影响因素?

（4）如何理解全渠道分销渠道模式？结合自身购物经验，谈谈全渠道分销渠道模式给你带来的变化。

（5）传统健康管理服务制造商在互联网背景下应如何寻求新的立足点？

2. 训练设计

（1）请为健康体检服务设计一个适合的营销渠道。

（2）请选择一家你熟悉的健康管理服务企业，探讨它的分销渠道是怎样的，以及该分销渠道的优势和劣势分别是什么。

第八章

健康管理服务促销

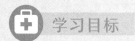 学习目标

（1）掌握服务促销、服务沟通、整合营销传播、数据库营销、社会交往促销法等概念。

（2）掌握健康管理服务促销的工作流程。

（3）掌握健康管理服务沟通的工作流程。

（4）熟悉服务促销与服务沟通的关系。

（5）了解健康管理服务促销的内涵及其分类。

（6）了解健康管理服务沟通的内涵及其分类。

案例 8-1

"医疗+"社区地产：提高健康服务可及性

2020 年 8 月 16 日，"2020 全生命周期健康保障圆桌论坛"在海南博鳌召开。本届全生命周期健康保障圆桌论坛以"抢滩全生命周期医疗健康服务新时代"为主题，旨在推动发展社区医疗服务，开拓地产服务新模式。

发展社区医疗服务，开拓地产服务新模式

南方医科大学健康管理中心欧阳平主任和首都医科大学全科医学与继续教育学院葛彩英教授分别从医疗专业的角度，就当前医疗体制大跨步改革下，精准医学普及的意义以及社区医疗服务不断发展的价值的主题内容进行了探讨。

房产物业新赛道

近年来，国家越来越重视健康产业，出台了一系列鼓励政策，市场需求旺盛与政策支持，房地产开发商纷纷布局健康地产。

中国房地产协会荣誉副会长苗乐如以"房地产与健康产业融合新机遇"为题进行主题发言，指出房地产业发展风险步入敏感期，留给纯地产的空间已然渐小，政府对地产商拿地门槛的升高、宏观调控政策加码，粗放式地产开发已渐被精细运营方式取代，市场集中化越来越高，地产商纷纷往精益化、特色化方向转型，谋求新方向与原地产的价值协同，提升保值增值能力。与大健康产业融合的领域，将是房地产行业未来发展的一大主流趋势。

某地产集团负责人从房地产行业的角度，指出企业布局医疗产业一方面是当下房地产转型探索，另外一方面也充分看好"健康+地产"结合发展趋势前景。国家政策鼓励民营资本办医，大力发展新型医疗模式，尤其是倡导围绕家庭医生服务，从"疾病治疗"转型到"健康干预"。以社区作为入口，把社区里的人以及他们的生活需求作为核心的资源加以利用，是未来着力要考虑的重心。

康养产业新里程

北京某养老（集团）产业投资有限公司负责人谈到，在积极应对人口老龄化与健康中国上升到国家战略的新时代背景下，应以需求为导向，通过居家适老化改造服务推动改善老年人居家生活照护条件，增强居家生活设施安全性、便利性和舒适性，从而提升居家养老服务质量，适老化基础设施建设让全生命周期健康管理理念落地有了前提保障和必要支撑。

（新闻来源：http：//www.xinhuanet.com/health/2020-08/16/c_1126373762.htm，本文有修改）

问题讨论：

（1）你所了解的健康服务产业是什么？

（2）在互联网+产业蓬勃发展的背景下，请你浅谈健康管理服务的发展前景。

健康管理服务产品是如何由提供者到达消费者手中？期间经历了哪些环节？如何有效地做好产品促销？这些问题都需要服务或产品提供商、中间商的斟酌。在竞争的市场环境下，企业不仅需要研发出优质的健康管理服务产品，提高产品的购买力，还要向消费者或潜在的利益相关者以及大众进行服务传播。因此，企业营销的成功在于说什么、怎么说（时机以及频率）以及对谁说。如果能有效地做好健康管理服务产品的促销与沟通，可以给企业带来巨大的回报。

第一节　健康管理服务促销概述

一、促销的界定

促销（Promotion）是营销活动中的关键环节，由各种激励工具构成，主要是短期激励工具，用来激励消费者或经销商更快或更多地购买产品或服务。比如由于消费者对新产品或服务的抗拒心理，使用新产品的成本较旧产品的高，为了降低消费者的顾虑，企业则需要进行促销活动。促销需要在某一适合时间段、适合地点，再针对目标顾客，通过提供附加的利益来激起消费者或市场中介者的响应。其中，目标顾客（Target Consumer）是指产品或者服务的受众，是企业产品或服务的直接购买者或者使用者。目标顾客不仅包括消费者市场（由有购买力的个人或家庭组成），还涵盖了生产者市场（由通过生产获取利润而需要购买原材料的个人和企业组成）、中间商市场（由通过转卖来获取利润而产生购买行为的批发商和零售商组成）、政府市场（由为了履行政府职责而进行购买的各级政府机构组成）、国际市场（由国外的购买者组成，比如国外的消费者、生产者、中间商和政府机构等）。顾客的需求正是企业营销策划的起点，因此深入分析目标顾客的需求及其特点和变化趋势是企业至关重要的基础工作。而不同的目标顾客在消费需求和消费方式上存在鲜明的特色，那么，到底怎样有针对性地提高促销的转换率值得企业营销者思考。

同时，由说服或者吸引消费者产生购买行为的过程来看，促销实质上是一种沟通活动。营销者（即信息发送者）发出能够刺激消费的各种信息，把信息传递到一个或更多的目标对象（即信息接受者，如听众、观众、读者、消费者或者用户），以影响其对某一特定产品或服务的态度和行为。

二、健康管理服务促销的界定

服务促销（Service Sales Promotion）是为了与目标顾客及相关公众沟通信息，让消费者、市场中间商等促销对象更好地了解企业及其所提供的服务，刺激消费需求所设计与开展的不同的营销活动。

关于健康管理服务促销，还没有权威的定义，但是作为一种营销传播工具及方式，本节做出如下解读。首先，需要了解大健康产业（Big Health Industry）。目前，国内外业界有相对明确的范畴界定，即大健康产业是维护健康、修复健康、促进健康的产品生产、服务提供及信息传播等活动的总和。《中国大健康产业发展蓝皮书（2019）》首次提出大健康产业概念，即以优美生态环境为基础，以健康产品制造业为支撑，以健康服务业为核心，通过产业融合发展满足社会健康需求的全产业链活动。中国民政部养老服务业专家委员会委员乌丹星指出，从全球看，大健康产业有以下商业模式：健康产业集群（比如健康城，即集看病、检查、治疗、护理和疗养于一身的房地产项目）、传统药业延伸、旅游合作、商业地产合作、政府合作、电子商务、"医养结合"、社区综合健康服务、医疗不动产以及健康服务组合模式等。作为具有巨大市场潜力的新兴产业，大健康产业已成为全球热点。国务院《"健康中国 2030"规划纲要》定下明确目标：到 2021 年，大健康服务业总规模超 8 万亿，2030 年将超过 16 万亿。同时，青年人健康意识的提高会带动海量的市场空间。我国学者指出中国健康产业将迎来重大的转折点：一是大健康产业开始逐步形成闭环，商业模式开始凸显从粗放式发展模式向精细化发展的转变；二是以移动医疗、云计算、大数据、物联网为主的信息技术已经开始渗透到健康产业的各个环节，支撑了产业的转型，壮大了医疗信息服务产业的发展。由此，在大健康产业蓬勃发展的背景下，向目标顾客或相关公众推广健康服务或产品的信息显得尤其重要。大健康促销是指通过传播有关大健康产品或服务的信息，向消费者告知产品或服务的存在及其性能特点，引起消费者的注意和兴趣，激发购买欲望，促进购买行为的发生。随着大健康时代的到来，市场逐步从以"医疗"为主的商业形态，到精准医疗、健康大数据、医疗旅游等大健康新领域的消费迭代升级。健康需求迫切且多样化地拉动市场快速增长。其中，健康服务业包括医疗、养老产业、健康保险、健康管理、健康文化、健康旅游、第三方服务，以及健康信息技术等。消费者有更充分且完整地了解与掌握相关信息的权利与必要性。

其次，需要了解健康管理服务的特点。健康管理服务具有无形性，这一特点导致消费者获取服务的准确信息变得困难。同时，服务业的非实体性影响消费者在做出购买决策的时候，通常是凭着对服务与服务表现者的主观印象。只有通过高效的服务沟通或其他促销方式，才有助于目标顾客对企业信息的理解，及时更新信息、消除对产品的误读，增强消费群体对健康服务业的正确认知及支持。

最后，大健康产业需要政策的规范与指导。政策的利好有利于行业的蓬勃与发展。比如，有关中国居民的膳食健康问题，相关部门先后制定出或修订《食品安全国家标准食品营养强化剂使用标准》（GB14880-2012）、《中国居民膳食营养素参考摄入量 DRIs》（2013 版）、《食品安全国家标准辅食营养补充品》（GB22570-2014）、《食品安全国家标准孕妇及乳母营养补充食品》（GB31601-2015）、《国民营养计划（2017-2030）》，在法规上为健康服务业的发展提供指导与保障。

三、健康管理服务促销的分类

1. 按照促销主体分类

促销活动从实施的主体上看，分为厂商促销和渠道促销。

厂商促销，是指产品制造商或服务供应商作为促销主体，针对中间商（即各级经销商和零售商）、消费者和内部销售人员开展的各类促销活动。

渠道促销，是指各级经销商或零售商作为促销主体，针对次级经销商、消费者和渠道内部销售人员开展的各类促销活动。

2. 按照促销对象分类

促销（Sales Promotion，SP）的对象是井然有序的。不同的市场主体，有着不同的促销目标；同时也构成了不同层次的促销类型。

一级 SP，是指单层次促销，即包括制造商对批发商的促销；制造商对零售商的促销；制造商对消费者的促销；批发商对零售商的促销；批发商对消费者的促销；零售商对消费者的促销。

二级 SP，是指双层次促销，即包括制造商对批发商、零售商的促销；制造商对零售商、消费者的促销；制造商对批发商、消费者的促销；批发商对零售商、消费者的促销。

三级 SP，是指三层次促销，即是指制造商同时对批发商、零售商、消费者的促销。

3. 按照促销能够给顾客提供的附加利益分类

企业的产品或服务是能够满足购买方的实际需求及利益的载体。附加利益则是指在产品或服务所带来的产品价值、使用价值或其他效用的基础上，产品生产者或服务提供商额外再提供给顾客的价值。而顾客利益是顾客价值的特定表达形式，是顾客通过交换所得到的各种好处。学者研究指出：额外价值能让顾客与供应商之间建立起感情纽带。企业需要了解顾客利益，同时通过满足顾客的附加利益以达到提升促销效果的作用。其结构包括性能利益、体验利益、财务利益和社会心理利益。以消费者市场的促销为例，附加利益可以包括：

（1）以提供性能利益为主的促销，即能够通过产品的性能、质量和各种实质性的技术特点，提供给消费者一些额外的附加利益。

（2）以提供体验利益为主的促销，即顾客在拥有、使用或消费一项产品或服务时，所体会到的物质享受及相应的情感体验。

（3）以提供社会心理利益为主的促销，即顾客在使用或消费特定产品或服务时对自我身份和社会认同产生的影响。通过产品的品牌、实物、赠品及购买过程，满足消费者的心理利益，包括赠送免费样品、有奖促销等。

（4）以提供财务利益为主的促销，即能够为消费者提供实际的价格减免，使得消费者能够从直接的价格差中获得经济利益的满足。通过促销活动为顾客节省成本或支出，包括折价、优惠等。

其中，顾客受让价值是顾客做出购买行为的决策依据之一。顾客受让价值是指顾客在交换过程中获得的总价值与其支出的总成本之间的差额。此差额越大，顾客购买产品或服务的可能性就更高。

四、健康管理服务促销的作用

根据相关行业报告的数据，现阶段我国大健康产业主要以医药产业和健康养老产业为主，市场占比分别达到 50.05%、33.04%，而健康管理服务产业比重最小，只有2.71%。《健康管理蓝皮书：中国健康管理与健康产业发展报告 No.2（2019）》指出，我国的健康服务业发展呈现六大新趋势，包括政策更完善、服务更系统、业态更成熟、模式更创新、产品更智能、技术更精准。新趋势与新挑战凸显。企业营销者需要合理地做出战略规划、有效地制定服务促销策略，才能达到以下目标：

1. 提供信息，疏通渠道

健康管理服务产品在进入市场前后，企业都要通过有效的方式以及渠道向消费者和中间商及时提供有关产品或服务的信息，以引起目标顾客的注意，激发他们的购买欲望，促使其产生购买行为。同时，企业需要及时了解终端消费者和中间商对产品或服务的反馈意见，迅速解决中间商销售中遇到的问题，从而加强大健康产业链的信息流、合理化利润分配，密切产品生产者或服务提供者、中间商和消费者之间的关系，畅通销售渠道，加强产品或服务流通。

2. 引导消费，扩大销售

促销工具能够在短期内产生较强的销售反应，直接促进销量，消费者不仅会购买健康管理服务产品，甚至会囤积产品，也会出现品牌转换。品牌转换行为的出现，与促销手段的多样化密切相关。层出不穷的促销方式也会给消费者以极大的诱惑，最大程度地动摇消费者的品牌忠诚度。美国营销学家所罗门提出，对于同类产品或服务，消费者在心目中有一个由 2～6 个品牌构成的清单，在可能发生的品牌转换过程中，消费者会在自己的清单上进行选择。促销人员应当思考如何运用促销工具，鼓励或教育消费者，提高品牌转换率。

3. 提升美誉，稳定市场

对于经营者而言，促销应该既能产生短期立竿见影的销售影响，同时也能增加长期品牌资产（Brand Equity）。品牌资产是指赋予产品或服务的附加价值，它能切实反应出消费者对相关产品或服务的想法。深层品牌资产包括品牌美誉度、品牌忠诚度以及品牌溢价能力。其中，品牌美誉度（Brand Favorite）也是品牌力（Brand Power）的组成部分之一，是市场中潜在消费者对某一品牌的好感和信任程度。可以通过事件营销（Event Marketing）及各种营销载体提升品牌知名度，正如强势品牌（Strong Brand）能够为消费者提供清晰可见的产品特征，驱动消费者的购买行为，提升市场销售力。同时，可以提供折扣，比如数字优惠券（即消费者可以利用智能手机进行兑换或者下载），给消费者更多的选择机会或便利。因此，通过打造品牌突出特点有助于企业与目标顾客建立真正的共鸣，提升品牌转入率。

4. 突出特点，强化品牌优势

通过促销手段所传递的信息，产品生产商或服务提供商可以宣传和介绍产品或服务的特点，增强消费者对品牌的印象和好感，提高该产品或服务的差异化优势（Differentiation Advantage），也可以传播该产品或服务能给消费者带来的特殊利益，从而促进购买行为。差异化竞争优势是指一个企业能够为顾客提供满足其特殊偏好的某种独特产品或服务，从而使该企业具有区别于其他竞争对手的差异性及差异化竞争优势，强调企业的个性，开发具有特色的长期利基（Niche）。同时，在竞争环境下，企业营销者不断提炼品牌核心价值（Brand Core Value）的取向与组成。其中，品牌核心价值是品牌资产的主体部分，能够让消费者明确地识别并记住品牌的价值与个性，是驱动消费者认同、喜欢以及偏好一个品牌的主要力量。综上所述，可以看出服务促销在大健康产业经营与推广中的重要性。

五、健康管理服务促销的步骤

在开展促销活动的时候，公司必须针对健康管理服务产品，从制定促销策略、设计促销目标、选择促销工具、编写促销方案、实施和控制方案以及评估结果等环节（图8-1）循序渐进地推进，保证企业销售目标的完成。

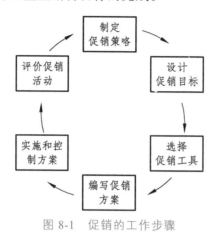

图 8-1　促销的工作步骤

现将具体的工作步骤阐述如下：

（一）制定促销策略

促销策略（Promotion Tactics）是一种促进商品销售的谋略和方法，是市场营销组合的基本策略之一。制定促销策略可以按照顾客在购买活动中心理状态的变化，相应地调整展示商品的方式以刺激顾客的购买欲望，诱导或激发顾客的购买兴趣，通过教育或沟通达到强化商品的综合印象以促进顾客的购买行为。促销策略可以分为以下两类。

1. 推式策略

推式策略是一种直接方式，运用人员推销的手段，把产品推向销售渠道。流程比较清晰：企业的推销员把产品或服务推荐给批发商，再由批发商推荐给零售商，最后由零售商推荐给终端消费者。激励内部销售人员积极开发市场、扩大销售，鼓励中间商更积极地向消费者进行推广。由于服务促销的特殊性，需要进行讲解或示范，可以采用推式策略。但是，推式策略需要庞大的销售队伍。

2. 拉式策略

拉式策略是一种间接方式，通过广告和公共宣传等措施吸引终端消费者，使消费者对企业的产品或服务产生兴趣，从而引起需求，做出购买决策。其作用路线为：企业通过各类促销活动，促进消费者购买该企业的产品或服务，进而产生零售商向批发商求购产品或服务，批发商向企业购买的良性循环。

同时，创意对促销的成功至关重要。如何做出"新、奇、特、简"的策划，更具有针对性地吸引消费者的兴趣，激发消费者的购买欲望？促销创意一般包括选择适当的促销工具、确定促销主题等。比如促销主题的确定，企业营销者可以利用"超序联想相干法"，即打破所有的物质和事实的时间序、空间序、功能序的界限，通过联想、假想、超想一些不相干的实物，将它们相互结合，从而得到无穷的创意思路。

（二）设计促销目标

企业所制定的目标体系，具有一定的逻辑关系。同时，需要结合严谨的市场调研，比如市场促销环境、竞争对手的促销策略及促销方案、顾客的消费心理等，依据以上数据或调研报告去制定促销目标。其中，企业系统目标的逻辑性体现在：促销目标源自传播目标，传播目标则源自根本的产品或服务的营销目标，而营销目标应服从于企业经营目标。可以根据促销对象的不同，将促销目标做出以下解读：

1．消费者

对消费者而言，促销目标包括鼓励健康管理服务产品的使用者更频繁的购买行为或更大的购买量，使未使用者进行试用以及从竞争品牌吸引转换者。

2．零售商

对零售商而言，促销目标包括说服零售商购入新产品或持有更多库存、鼓励淡季购买、鼓励囤积相关产品或服务、抵制竞争者的促销、建立品牌忠诚以及获得新零售店惠顾。

3．销售人员

对销售人员而言，促销目标包括鼓励他们支持一款新产品或服务、鼓励他们寻找更多潜在客户以及刺激淡季销售。

在管理实践中，企业促销人员可依据"SMART"原则去制定目标。SMART 原则的具体内容如下：

S（Specific），即目标必须是具体的。所谓"具体的"就是要用明确的语言清楚地说明要达成的行为标准。目标设置要有项目、衡量标准、达成措施、完成期限以及资源保障，使考核人员能够清晰地了解相关部门或科室的具体计划。

M（Measurable），即目标必须可以衡量。衡量性是指有一组明确的数据作为目标是否达成的判断依据。目标的衡量遵循"能量化的量化，不能量化的质化"，也就是目标设置的过程中，应该从数量、质量、成本、时间、上级或客户的满意程度等五个方面进行流程化的量化，或定性描述。

A（Attainable），即目标必须是可以实现的。目标的可实现性是指要让目标执行人可以实现或达成的目标。因此，目标设置的过程中要坚持员工参与、上下左右沟通，使拟定的工作目标在组织及个人之间达成一致。

R（Relevant），即必须是相关的。目标的相关性是指实现此目标与其他目标的关联情况。

T（Time-based），即目标必须是有时间限制的。目标的时限性是指目标有时间期限，可以根据工作任务的权重、事情的轻重缓急，拟定出完成目标项目的时间要求，定期检查项目的完成进度，及时掌握项目的开展情况，及时反馈与调整工作计划。

　　符合 SMART 原则的目标体系，更具有行为的导向性。因此，帮助促销人员掌握基本的管理思维或促销工具，对企业提升销售额尤其重要。

（三）选择促销工具

　　促销方式是企业改造市场以增加业绩的得力手段，是促进销售的方法。现针对消费者、中介市场、销售人员等不同主体，总结不同促销方式的具体执行工具与主要形式。其中，常见的促销方式包括：无偿促销、回赠促销、双赢促销、竞赛促销、服务促销、直效促销（包括活动促销）、折价促销等促销方式（见表 8-1）。

　　1. 针对消费者的促销工具

表 8-1　主要针对消费者的促销工具

促销方式	促销工具	主要形式
无偿促销，是指针对目标顾客不收取任何费用的一种促销手段。如企业换代新产品，可以通过赠送促销的方式，向消费者介绍某种产品的性能、特点、功效，以达到促进销售的目的	免费样品	通过送货上门、邮寄、店内获取、随附在另一产品上或在广告商附赠等方式，提供一定数量的免费产品或服务。需要决定企业的目标市场、目标消费群，如何将样品分送到目标顾客
	无偿附赠	将价格相对较低或免费的商品或服务作为购买特定产品的激励。包装内赠品随附在产品包装内或包装上。免费邮寄赠品是将赠品邮寄给提供了购买凭证的消费者。注意抽样检查核实赠品发送的情况，减少赠品流失、提高促销效果
	免费试用	邀请潜在购买者免费试用产品或服务，以期望他们能够产生购买的欲望
	免费抽奖	免费抽奖是受消费者欢迎的一种促销方式，注意开奖规则的真实性、公平性
回赠促销，是指对目标顾客在购买产品时所给予一种优惠待遇的促销手段	优惠券	确保持券人旨在购买特定产品或服务的时候，能够节省一定金额的凭证。邮寄、随附在其他产品上、加在杂志和报纸广告中以及通过电子邮件或在线发生
	自偿付赠品	自偿付赠品是在消费者主动要求时，以低于正常零售价的价格进行销售的赠品
	返现（回扣）	在购买后而不是在零售店提供的减价：消费者将"购买凭证"寄给制造商，制造商通过邮寄方式将部分购买金额退回给消费者
双赢促销，是指两个以上市场主体通过联合促销方式，来达到护卫利益的促销手段	特价包装、减价促销	为消费者提供低于产品标签或包装上的正常价格的省钱方式。减价包装是以低价进行销售的包装（如只付单价购买两个产品）。捆绑包装是将两个相关产品捆绑在一起进行销售。捆绑销售是将两种产品捆绑起来的销售和定价方式
	搭售促销	两个或更多品牌或公司联合推出的优惠券、返现金或者竞赛，以增加拉动力
	交叉促销	使用同一个品牌为另一个非竞争品牌做宣传

促销方式	促销工具	主要形式
竞赛促销，指利用消费者的好胜和好奇心理，通过举办趣味性和智力性竞赛，吸引目标顾客参与的一种促销手段	常客奖励计划	根据消费者购买公司产品或服务的频率和数量给予奖励的计划
	游戏竞赛	竞赛要求消费者提交一份答卷，然后由一组裁判评选出最佳答卷，能够帮助消费者赢得奖品。比如有奖征集活动，向消费者或相关公众征集品牌商标、广告标语的促销方案
	光顾奖励	根据对某个消费者或一组消费者的光顾次数，按比例提供现金或其他形式的奖励
服务促销，是指为了维护顾客利益，并为顾客提供某种优惠服务，便利于顾客购买和消费的促销手段	产品质保	销售者明示或暗示地向消费者承诺产品性能与说明书相符，否则在特定时间段，销售者会负责修理或向顾客退款
直效促销，是指具有一定直接效果的促销手段，能够增强促销活动的现场性和亲临性	购买点陈列和演示	在购买点或销售点进行购买点陈列和演示

2. 针对中介市场的促销工具（见表 8-2）

中介市场是指在市场经济活动中，在生产型企业或服务提供商之间、生产型企业和终端消费者之间提供消费服务的服务型企业，以及在终端消费者之间从事信息沟通和获取、产品传递、资金流转以及辅助决策，并为企业的生产经营提供劳动力、资金等生产要素服务的一类企业或组织。中介市场包括商业中介和渠道中介。

表 8-2　主要针对中介市场的促销工具

促销方式	促销工具	主要方式
折价促销，是指在目标顾客购买产品时，所给予不同形式的价格折扣的促销手段	价格减让（按发票减让或按价目表减让）	在特定时间段内，对于每次购买都在价目表价格上给予直接折让
	折扣	当零售商同意以某种方式强调制造商的产品或服务的时候，作为回报支付给零售商的金额。广告折扣是因零售商做广告宣传制造商的产品而给予的补偿；陈列折扣是补偿零售商对产品进行的特别陈列
无偿促销	免费商品	向购买特定数量、口味或型号的中间商提供额外数量的商品

3. 针对销售人员的促销工具（表 8-3）

表 8-3　主要针对业务和销售人员促销工具

促销方式	促销工具	主要方式
活动促销,是指通过举办与产品销售有关的活动,来达到吸引目标顾客注意与参与的促销手段	贸易展和会议	行业协会或相关单位以组织年度贸易展和会议的形式,以形成一定的声势和规模。参展商家能够得到新的销售线索,维持与顾客的联系,介绍新产品,结识新顾客,向现有顾客销售更多产品,以及通过出版物、视频和其他试听资料去引导消费者
竞赛促销	销售竞赛	销售竞赛的目的是促使销售人员或经销商在特定时间段内提高销售结果,获胜者将得到奖品（如现金、旅行、礼品或积分）
惠赠促销	纪念品广告	纪念品广告包括销售人员送给潜在和现有消费者的印有公司名称和地址,常带有广告信息的实用、低成本的物品。常见的物品有圆珠笔、日历、钥匙链、手电筒、手提袋和记事簿等

（四）编写促销方案

在策划促销方案的过程中,企业营销者需要考虑将几种媒体或促销工具融合到一个整体活动的概念中,即激发整合营销系统。

（五）实施和控制方案

在正式推广之前,企业需要试验并不断完善促销方案。在推广实施阶段,企业要严格按照促销方案和预算执行,促销活动负责人要做好监督、指挥、协调与沟通。

（六）评估促销的有效性

在活动过程中或活动完成后,参与促销活动的人员需要对该次促销活动进行总结与评估,形成完整的书面报告,为后续促销工作做好准备。

由此可见,严格管理是成功促销的关键。综上,为了保障服务促销方案的回报率,可根据质量管理的实用性工具 PDCA 循环,即戴明循环（Deming Cycle）,进一步细化与完善促销的各个环节。其中,PDCA 循环是一个持续改进模型,它包括持续改进与不断学习的四个循环反复的步骤,即计划（Plan）、执行（Do）、检查（Check/Study）、处理（Act）（表 8-4）。戴明循环适合于日常管理,有助于供应商管理,以及新产品开发管理。该工具包括四个阶段,具体内容如下:

■　P（Plan）,计划。即通过集体讨论或个人思考确定某一行动或某一系列行动的方案。

■　D（Do）,执行。即按照计划去做,落实计划。

■　C（Check）,检查。即按照控制点、管理点去收集信息,计划执行得怎么样?有没有达到预期的效果或要求?找出下一阶段的问题。

■　A（Action）,效果。即对检查的结果进行处理、认可或否定的过程。

表 8-4　PDCA 循环的步骤与具体方法

阶段	步骤	具体方法
P	（1）分析现状，找出问题	鱼骨图
	（2）分析各种影响因素或原因	
	（3）找出主要影响因素	
	（4）针对主要原因，制定措施计划	思考"5W1H"： 为什么制定该措施（Why） 达到什么目标（What） 何处执行（Where） 由谁负责完成（Who） 什么时间完成（When） 如何完成（How）
D	（5）执行、实施计划	控制图
C	（6）检查计划执行结果	
A	（7）总结成功经验，制定相应标准	制定或修改工作规程、检查规程及其他有关规章制度
	（8）把未解决或新出现的问题转入下一个 PDCA 循环	

　　表 8-4 展示了质量管理工具 PDCA 循环的具体步骤和操作性强的具体方法。其中，鱼骨图分析法（或称因果图、石川图），指的是一种发现问题"根本原因"的分析方法，是进行因果分析时经常采用的一种方法，简洁实用，直观。

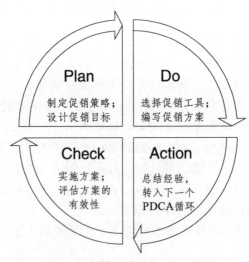

图 8-2　促销活动的 PDCA 循环

　　图 8-2 展示了如何整合促销活动与 PDCA 循环的四阶段，可以看出合理地规划促销的工作流程，严谨按照质量管理的步骤去设计与执行促销活动，可以循环上升式地提高销售团队的促销效果，提升目标顾客的转换率。

第二节 健康管理服务沟通概述

一、健康管理服务沟通的界定

1. 营销沟通的概念

促销实质上是一种沟通活动，即营销者（信息发送者）发出作为刺激消费的各种信息，把信息传递到一个或更多的目标对象（即信息接受者，比如听众、观众、读者、消费者或用户等），以影响其消费态度和消费行为。营销沟通（Marketing Communications），或称为营销传播，是指公司试图用来直接或间接向消费者告知、说服和提高有关其销售的产品或服务和品牌相关信息的方法，包括广告、人员推销、销售促进、公共关系等。通过准确传递企业产品或服务的相关信息，最大限度地发挥整体效果，从而顺利实现企业目标。

2. 健康管理服务沟通的概念

服务（Service），是具有无形性却能够给消费者带来某种利益或满足感的可供有偿转让的一种或一系列活动。

健康管理服务沟通是指健康管理服务提供商以传递服务的相关信息与特色为出发点，在营销传播的整体框架下，选择广告、公关、销售、人际等传播方式，将特定的健康服务推广出去，以建立品牌形象，促进市场销售。

二、健康管理服务沟通的分类

（一）按照功能，健康管理服务沟通可分为工具式沟通和感情式沟通

1. 工具式沟通

工具式沟通是指信息发送者将健康管理服务产品的信息、知识、想法、要求等传达给信息接受者，目的是影响或改变接受者的行为。

2. 感情式沟通

感情式沟通是指沟通双方表达情感，获得对方精神上的同情和谅解，最终改善相互间的关系。

（二）按照沟通双方的性质，健康管理服务沟通可分为人际沟通、群体沟通、组织沟通和大众传播媒体等

1. 人际沟通（Interpersonal Communication）

人际沟通是指人们之间的信息交流过程，即人们在共同活动中彼此交流各种观念、思想和感情的过程。主要通过言语信息，或表情、手势、体态以及社会距离等非言语信息来传递。

2. 群体沟通（Communication in Groups）

群体沟通是指组织中两个或两个以上相互作用、相互依赖的个体，为了达到基于各自目的的群体特定目标而组成的集合体，并在集合体中进行交流的过程。

3. 组织沟通（Organiztional Communication）

这是人力资源管理中最为基础和核心的环节，关系到组织目标的实现和组织文化的塑造。

4. 大众传播媒体（Media of Mass Communication）

大众传媒是指对广大群众进行传播信息的工具。在现代社会里，大众传播媒体影响着社会的政治、经济、文化等方面，同时影响着人们的工作、学习、娱乐和休息。在发挥传播的告知、劝服、教育等功能上起到相当大的作用，对信息的共享、共同意识的建立、社会价值的传递、大众文化（Mass Culture）的转变都具有重要的意义。其中，大众文化是一种以文化产业（Culture Industry）为特征，以现代科技传媒为手段，以市场经济为导向，以市民大众为对象的社会型、大众化的文化形态。它具有商业性，具有强烈的实用功利价值，能够反映现代工业社会和市场经济条件下大众日常生活、适应大众文化品位、为大众所接受和参与的生产与流通的精神创造性活动及其物化的产品或服务。

（三）按照信息传递的方向，健康管理服务沟通可分为单向沟通和双向沟通

1. 单向沟通（Unilateral Communication）

单向沟通是指信息发送者和信息接受者之间的地位不变，一方只发送信息，另一方只接收信息，没有反馈的信息传递过程。

2. 双向沟通（Bilateral Communication）

双向沟通是指信息发送者和信息接受者之间的位置不断交换，信息发送者以协商和讨论的姿态面对信息接受者，信息发出以后还需及时听取反馈意见，必要时双方可进行多次重复商谈，直到双方共同明确和满意为止。

（四）按照沟通目的，健康管理服务沟通可分为告知性沟通和说服性沟通

1. 告知性沟通

告知性沟通是指传播者的目的在于传播健康管理服务产品的相关信息，对相关公众进行广而告之的过程。

2. 说服性沟通

说服性沟通是指受传者的态度沿传播者说服意图的方向发生变化的过程。

三、健康管理服务沟通的作用

（一）提供企业服务产品的有关信息

健康管理服务沟通可以告知消费者为何使用这一商品或服务，如何使用，包括谁使用、在哪用、何时用等基本信息。

（二）赢得消费者对服务企业的忠诚与支持

健康管理服务沟通可以通过将企业品牌与特定的人、地点、事件、经历、感觉和事件等连接起来，通过在消费者记忆中建立品牌以及品牌形象，以此提升品牌资产，提高消费者对品牌的依存性。同时，通过对目标受众的影响，激发潜在购买者，开发新顾客。解决如何管理关键客户对于提高服务沟通的效用而言非常重要。同时，企业管理者需要知道传播投资能给企业带来多大的创收。比如效果层级模型（Hierarchy-of-Effects Model），通过服务沟通，消费者对服务或产品会产生不同程度的认知：

1. 知　晓

传播者成功地在潜在消费者群体里，建立了品牌知晓度。

2. 了　解

传播者应当将品牌知识作为传播目标。达到此程度时，目标消费者不但已知晓品牌，同时对服务内容也有了一定程度的了解。

3. 喜　欢

目标受众了解品牌知识，对品牌产生积极正面的认知。

4. 偏　好

传播者通过与其他类似竞争者比较质量、价值、性能和其他特征，成功让目标消费者建立起品牌偏好。

5. 信　服

传播者需要将目标消费者的偏好转换成实际购买行为，加强消费者的购买意向。

6. 购　买

传播者需要引导消费者完成购买行为，可以提供低价、赠品、试用品等形式，让目标消费者感受到受惠。

（三）向企业员工及相关公众传播信息

相关公众是指与企业所提供的产品或服务有关的消费者和与其营销业务有密切关系的其他经营者。通过大健康服务产品的传播与普及，能够提高居民的健康意识，拉动大健康产业的发展。同时，促销活动所营造的企业形象或品牌认知，可增强企业文化的软实力，吸引优秀人才加入大健康服务产业。根据 7Ps 营销理论（The Marketing Theory of 7Ps），企业员工是企业组织的主体，他们的参与度与对健康管理服务产品的认可程度对整个促销活动具有重要的意义。因此，招纳适合的员工对于促销活动的开展至关重要。

（四）保持或提高服务型企业的公众形象

保持或提高企业的公众形象，可以从打造商誉与品牌知晓度两个角度去思考。

1. 商　誉

商誉（Business Reputation）是指能在未来期间为企业经营带来超额利润的潜在经济价值，或一家企业预期的获利能力超过可辨认资产正常获利能力的资本化价值。

2. 品牌知晓度

品牌知晓度（Brand Awareness）是指消费者知晓品牌是否存在的程度。品牌知晓度可以解释消费者在他们的大脑记忆里追溯特定品牌属性的能力，表现在辨认品牌的正确性以及回忆品牌的容易度与清晰度。品牌知晓度由回忆度（Recall）和再认度（Recognition）组成，回忆度可以再分为无辅助回忆度（Unaided Recall）和辅助回忆度（Aided Recall）。相关研究表明，品牌的辅助回忆度与销售额有更密切的关系。

四、健康管理服务沟通的模型

（一）服务传播的模型

1. 反应层次模型

AIDA模型是比较经典的反应层次模型（Response Hierarchy Model）之一，是由国际推销专家海英兹·姆·戈德曼总结得出的西方推销学中一个重要的模型。作为营销传播的微观模型，反应层次模型关注消费者对传播的特定反应，即假设购买者要按照某种顺序经历认知阶段、情感阶段和行为阶段。一个成功的促销员可以把顾客的注意力吸引或转变到产品上，使顾客对促销人员所推销的产品产生兴趣，再促使采取购买行为，达成交易。

AIDA模型包括以下四个阶段。

（1）注意（Attention）：为了成功引起目标客户的注意力，商家必须向客户提出问题或是提出某个想法，旨在表明其产品或服务可以有针对性地满足客户的需求。

（2）兴趣（Interest）：通过向目标客户展示产品或服务的特色，或是向他们解释产品或服务将如何促进他们的工作和生活，进而引起他们的兴趣。

（3）欲望（Desire）：目标客户在表示出对产品或服务的兴趣后，要激发或推动他们产生购买的欲望，缩短犹豫期。

（4）行动（Action）：销售过程中，促销人员要求客户做出明确的购买决定。

2. 效果层次模型

效果层次模型（图8-3），包括知晓、了解、喜欢、偏好、信服、购买等不同效果，以表示传播活动的成功概率。

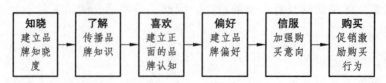

图 8-3　健康管理服务促销的效果层次模型

（二）开展有效沟通的步骤（图8-4）

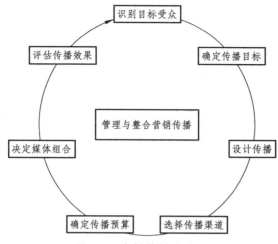

图 8-4 有效传播的流程

1. 识别目标受众

识别目标受众是有效传播的关键。目标受众包括：健康管理服务产品的潜在购买者、现有用户、决策者或者有影响力的人，包括个人、团体、特定公众或一般公众。对于消费市场的细分，确定出多元细分市场，企业可以更好地设计、定价、公开信息、运输产品或服务。因此在差异化营销（Differentiated Marketing）的战略下，企业可以将不同产品或服务卖给市场中的不同的细分市场。

2. 确定传播目标

企业营销者可以根据效果层级模型去设定传播目标。

3. 设计传播

高效的传播过程需要回答"3W"原则：What（说什么，即信息策略），How（怎么说，即创新策略），以及 Who（谁来说，即信息源）。

4. 选择传播渠道

（1）人员传播渠道（Personal Communication Channels）：涉及两个或更多的人相互间的直接沟通，包括面谈、电话、通信、网络聊天等沟通方式。包括倡导者渠道、专家渠道、社会渠道。

（2）非人员传播渠道：即是大众媒体沟通，是指不经人员之间的接触和交流而进行的一种信息沟通的方式，是一种单向沟通。包括媒体、气氛、特殊活动。

5. 确定传播预算

公司应当如何确定传播预算？预算管理对于帮助管理层弄清楚传播的效用，明确传播的价值至关重要。常见的确定预算方法如下：

（1）量力而行法，即将传播预算设定在企业可以承受的程度范围之内。

（2）销售比例法，即将传播预算设定为当前或预期销量或售价的待定比例。

（3）竞争等价法，即以获得与竞争者相同的媒体占有率为目标制定传播预算。

（4）目标任务法，即通过确定具体目标、明确实现目标必须完成的任务、再估计完成任务所需的成本，而这些成本的总和即为传播预算。

6. 决定媒体组合

在充分了解了营销传播的不同媒体后，需要再考虑以下因素去做出营销传播组合的决策，包括：健康管理服务产品的市场类别，消费者是否准备好进行购买以及产品处于生命周期的哪个阶段。

7. 评估传播结果

营销者需要做好传播过程的反馈测量。

（三）管理与整合营销传播

在评估一个整合营销计划的整体影响时，营销者的主要目标是创造出效果和效率都较高的传播计划。以下的"6C"标准能够帮助营销者确定是否真正实现了整合。

（1）覆盖（Coverage）。覆盖是指采用的每一种传播方式到达的受众比例，以及不同的传播方式间存在多大的重叠。

（2）贡献（Contribution）。贡献是一种营销传播从那些没有接触其他传播方式的消费者处获得期望反应和营销效果的内在能力。

（3）共性（Commonality）。共性是指在不同传播形式间，强化共同联想的程度，即指不同传播形式传递的信息在多大程度上有共同的意义。

（4）互补性（Complementarity）。互补性是指不同的传播方式对不同联想和链接的强度程度。

（5）一致性（Conformability）。一致性是指一种营销传播方式对不同种类的消费者都有效的程度。

（6）成本（Cost）。营销者必须根据以上这些标准及其成本来评估各种营销传播，以期形成最有效果和最有效率的传播计划。

五、有效的健康管理服务沟通方式

在大健康产业蓬勃发展的大环境下，企业需要通过营销传播活动增加目标客户对健康管理服务的记忆点，提升品牌形象，拉动销售。因此，需要企业经营者顺应经济环境的变化，不断调整经营管理的策略。卓有成效的营销传播组合（Marketing Communications Mix），包括以下几种主要的传播方式：

（一）广告

广告（Advertising），即广而告知。狭义的广告即经济广告，以营利为目的的广告，是为推销商品或服务，以付费方式通过广告媒体向消费者或用户传播商品或服务信息的手段。美国现代广告之父 Albert Lasker 认为：广告是印刷形态的推销手段。特定赞助商采用付费形式，通过印刷媒体（如报纸、杂志）、广播媒体（如无线电、电视）、网络媒体（如电话、有线电视、卫星、无线）、电子媒体（如录音带、影碟、网页），以及户外媒体（如广告牌、招牌、海报）等形式，对观念、产品或服务进行的非人员展示和推广。在 AI、5G 等信息技术赋能下，消费者接触信息的方式与渠道倾向于快节奏、碎片化、情绪化的内容，对于消费者的认知迭代，应更加精准地多方位地曝光广告信息，实现广告对目标顾客的反复触达，进而带动市场消费。

1. 广告目的

首先，需要明确广告的目的是什么。广告目的（Advertising Objective）是指一定期限内必须针对既定的视听对象完成特定的沟通任务。

以广告目标区分，可将广告分为以下几类（表 8-5）。

表 8-5　与广告目标相对应的广告内容

广告类型	使用阶段	广告信息
服务告知型广告	大健康服务的拓展阶段，目标在于建立潜在消费者的基本需要	表明服务产品的基本信息，包括用途、价格、产品功能等； 说明所提供的服务，更正错误的印象，建立公司形象
服务说服型广告	市场相对饱和且产品相对丰富阶段，目标在于建立选择性需要	创造品牌偏好；说服顾客的购买行为；鼓励消费者改用企业的品牌；说服顾客接受推销访问；改变顾客对大健康服务产品特性的正确认知
服务提醒型广告	大健康服务成熟阶段，目标在于强化消费者对服务的认知与购买行为	提醒消费者对大健康服务的需求；激发顾客的淡季消费需求；提醒与强化顾客的购买行为；维持品牌的知晓度

（1）告知型广告（Informative Advertising），旨在为产品或服务的新特性创造品牌知晓度和知识。

（2）说服型广告（Persuasive Advertising），旨在创造对产品或服务的喜爱、偏好、信服和购买意愿。

（3）提醒型广告（Reminder Advertising），以刺激产品或服务的重复购买为目标。

（4）强化型广告（Reinforcement Advertising），旨在说服现有购买者相信他们做出了正确的选择。

2. 优化广告方案的方法

在广告的目标体系基础上，需要制定出广告方案。可以按照广告方案去回答以下 5 项决策，即"5M"方法，再进一步去完善与优化广告内容与效果（图 8-5）。

（1）任务（Mission）：企业营销者需要回答广告目的是什么？

广告目的应该产生于对现有市场情况的深入分析。充分从市场需求、顾客需求、产品自身发展阶段等角度去完善广告投入的决策。

（2）资金（Money）：需要的广告支出是多少？如何在不同媒体类型之间进行分配？

在决定广告预算时，应该考虑以下五个特定的因素：产品生命周期阶段（新产品一般需要花费高额广告预算来建立知晓度并获得消费者的试用，而成熟品牌通常所需要的广告预算较低）；市场份额与消费者基数（市场份额较高的品牌要维持份额一般需要的广告支出占销售额的比例较低）；竞争和干扰；广告频率（向消费者重复品牌信息的次数对广告预算有明显的影响）；产品可替代型（即差异度较低或者相似度较高的产品或服务，则需要大量广告来建立独特的形象）。

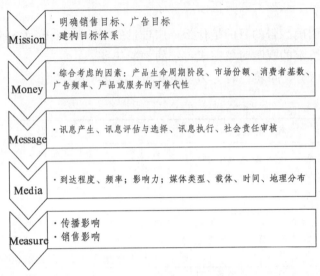

图 8-5　优化广告方案的 5M

（3）信息（Message）：广告活动应该传递什么信息？

（4）媒体（Media）：应该使用哪些媒体？

信息确定后，广告商的下一个决策是选择传播信息的媒体。可以参考以下步骤：确定期望的到达程度、频率和影响力；从主要媒体类型中进行选择；选择具体的媒体载体；确定媒体投放时间和地理分配。其中，到达程度（Reach），是指在特定时间段，某特定媒体计划向多少个不同的人或家庭至少曝光一次。频率（Frequency），是指在特定时间段，平均每个人或家庭接触到信息的次数。影响力（Impact），是指曝光在特定媒体上的定性价值。表 8-6 为主要媒体类型的优劣势对比。

表 8-6　主要媒体类型的对比

媒体	优势	劣势
报纸	灵活，及时，本地市场覆盖好，接受范围广，可信性高	保存期短，印刷质量差，传阅者少
电视	结合图像、声音和动作，感染力强，吸引消费者的高度注意，到达强度高	绝对成本高，干扰大，曝光时间短，受众选择性较低
直邮	受众选择性高，灵活，在同一媒体内没有广告竞争，个性化	成本相对较高，易产生"垃圾邮件"的印象
广播	大众化，在地理和人口统计方面选择性高，成本低	只有声音展示，比电视获得的注意少，费率结构未标准化，曝光时间短
杂志	在地理和人口统计方面选择性高，可信，权威，印刷质量高，保存期长，传阅者多	广告购买的前置期长，存在一定的发行浪费

续表

媒体	优势	劣势
户外	灵活，高度的重复曝光，成本低，竞争小	受众选择性有限，创意受限
黄页	本地覆盖率高，可信度高，到达广，成本低	高度竞争，广告购买的前置期长，创意受限
新闻简报	高度选择性，控制全面，有互动机会，成本相对较低	成本可能会失控
宣传手册	灵活，控制全面，能够使信息戏剧化	过量制作可能导致成本失控
电话	用户多，有接触个人的机会	成本相对较高，消费者阻力越来越大

（5）测量（Measurement）：如何评估广告效果？

传播效果研究（Communication-effect Research），又称作文案测试（Copy Testing），目的是确定一个广告的传播是否有效。

广告是关于目标市场、品牌定位和营销方案的决策。广告目标需要在一段特定时间内实现对特定受众的特定传播任务和所达到的程度。了解广告对品牌知晓度、品牌认知和品牌偏好的潜在影响，对广告商或企业营销者而言至关重要，广告才能更好发挥它的作用：普遍性、表现力放大、控制。同时，进行传播效果研究能确定一个广告的传播是否有效，沟通的效用如何等。

（二）人员推销（Personal Selling）

人员推销是指以展示、答疑和获得订单为目标，与一个或多个潜在购买者进行面对面交流。博雅公关的一项研究表明，一位有影响力的人所说的话平均会影响另外两个人的购买态度，而这种影响力在网络上更会扩展到八个人。人员推销的作用表现在：有针对性、关系导向、反应导向。

1. SPIN 方法

人员销售是一门古老的艺术。销售代表可以参考"SPIN"方法来与潜在消费者建立长期的关系，SPIN 包括以下四类问题：

情景问题（Situation Questions）、疑难问题（Problem Questions）、暗示问题（Implication Questions）和需求-收益问题（Need-payoff Questions）。

2. 人员推销的具体步骤

有效的销售过程包含以下六个步骤：

（1）寻找和界定。

销售的第一步骤就是识别和界定潜在消费者。比如 IBM 公司按照"BANT"标准来寻找消费线索：顾客是否具备必要的预算（Budget）、购买的权限（Authority）、对产品或服务的强烈需求（Need）以及可能被满足的发货时间期限（Timeline）。随着消费大数据的运用，对潜在消费者的评估方式更加多元化与准确。

（2）事先调查。

消费代表首先必须全面了解顾客的购买过程与习惯，包括回答"何人、何时、何地、如何以及为何购买"等问题，从而确定拜访目标：界定潜在消费者、收集信息或者立刻进行销售。其次，需要决定选择哪一种接触方式，包括个人拜访、电话随访、发送邮件等。最后，销售代表需要制定一套个性化的全面的销售策略。

（3）展示和介绍。

销售代表可以按照常规的"FABV"方法去展示健康管理服务产品：特色（Features）、优势（Advantages）、利益（Benefits）和价值（Value）。特色是指产品或服务的物理特征。优势是指产品或服务特色能够为顾客提供什么样的好处。利益是指产品或服务带给顾客的经济、技术、服务和社会效益。产品的价值是指以货币形式去进行衡量。其中，特色和优势是产品为导向，利益和价值是顾客为导向。销售代表应考虑如何向潜在消费者进行销售，才能够提高转换率。

（4）消除异议。

潜在消费者对健康管理服务产品通常会提出异议，比如心理抵触、对现有供应商或品牌的偏爱、对销售代表的不良印象、预先确定的想法等都有可能阻碍购买行为的发生。尤为重要的在于销售代表如何积极地正面地去解决这些异议，找准痛点，精准地解决潜在消费者的顾虑。

（5）完成交易。

消费者可以用来表示完成交易的信号包括采取消费行动、声明或评论以及提问。

（6）跟进和维护。

跟进维护是保证顾客满意度和重复购买的必要条件。销售代表可以为顾客制定一个维护和发展的计划。

3. 设计销售团队

销售团队在营销战略中至关重要，企业首先会努力通过更好地选拔、培训、监督、激励和补偿措施来提高销售团队的效率。其中，销售代表（Sales Representative）涵盖了六个职位，可以从对创造力的需求由低到高这一角度去介绍以下职位：

（1）配送人员（Deliverer）：主要任务是配送产品或服务。

（2）接单人员（Order Taker）：内部接单或外部接单人员。

（3）宣传人员（Missionary）：帮助公司建立商誉，劝导现有或潜在消费者。

（4）技术人员（Technician）：具有高技术水平的销售人员。

（5）需求制造者（Demand Creator）：依靠创造性的方法销售有形产品或无形产品（保险、广告服务或教育）的销售人员。

（6）解决方案的提供者（Solution Vendor）：利用公司的产品或服务系统（比如CRMS）为顾客解决问题。

其次，企业需要运用战略的视角去部署销售团队。销售人员需要指导如何分析销售数据、测量市场潜力、收集市场情报以及开发营销策略和方案。营销团队与销售团队在企业中发挥的作用是有区别的，如何加强与改善双方的沟通与合作，对企业实现经营目标是有相当的帮助的。

在企业确定了销售团队的策略后，企业可以使用直属或契约销售团队。其中，直属销售团队（Direct Sales Force 或 Company Sales Force）由全职或兼职雇员组成，为企业的销售业务服务。契约销售团队（Contractual Sales Force）包括制造商代表、销售代表和根据销售赚取佣金的经纪人。

4. 管理销售团队

管理销售团队的策略有许多，可以从以下角度去思考：① 招聘和选拔销售代表；② 培训和监督销售代表；③ 销售代表的工作效率；④ 激励销售代表；⑤ 评价销售代表。

5. 关系营销

关系营销强调建立长期的供应商与顾客的关系的重要性。人员推销的六个步骤中，跟进和维护对于消费者的重复购买行为是相当重要的。因此，销售人员应做好跟进拜访，以确保消费者能够正确使用产品或服务以及确保消费者应得的利益。

（三）促销（Sales Promotion）

促销是使用多种短期激励工具的组合，鼓励消费者试用或购买某一产品或服务，包括消费者促销（如样品、优惠券和赠品）、贸易促销（如广告、陈列折让）以及业务和销售人员促销（如销售代表竞争）。促销的作用，表现在：

（1）创造需求，扩大销售。企业需要针对消费者的心理动机，采取灵活有效的促销手段，诱导或激发消费者的需求，进一步扩大产品或服务的销售力。

（2）突出服务特色，增强市场竞争力。企业通过促销活动，宣传产品或服务的信息，使消费者充分了解本企业产品或服务的特色（或能给消费者带来的特殊利益），引起消费者的注意或欲望，提高企业的市场竞争能力。

（3）反馈信息，提高经济效益。通过消费者对促销活动的反馈，及时调整促销决策，使企业生产经营的产品适销对路，扩大企业的市场份额，从而提高企业营销的经济效益。

（四）公共关系（Public Relations）

公众（Public）是指对企业实现其目标的能力有实际的或潜在的兴趣或影响的任何群体。公共关系（Public Relations，PR）包括宣传或保护企业形象或个别产品的各种计划。因此，营销公共关系（Marketing Public Relations，MPR）对于企业健康管理服务产品的宣传及形象塑造很重要。

1. 营销公共关系的作用

公共关系部门在企业中应当充当以下职能：以积极的方式呈现关于企业的新闻和信息，保持与新闻媒体的良好互动；以赞助活动等形式宣传特点产品或服务，做好产品宣传；通过内部沟通和外部宣传，促进相关方对企业的认知；就公共议题、企业定位和企业形象（Corporate Image）向管理层建议；在更广泛的层面上，公共关系部门需要游说相关立法部门或政府官员，从而促进相关法律法规的出台。

2. 营销公共关系的主要步骤

（1）调查分析。

公关调查是运用一定的方法，有计划、有步骤地去考察组织的公关状态，收集必要的资料，综合分析各种因素及相互关系，以掌握实际情况、解决组织面临的实际问题的一种社会实践活动。

（2）建立明确的工作目标。

营销公共关系可通过在媒体中植入故事来吸引潜在消费者对产品、服务、个人、组织或想法的关注，从而建立知晓度。并通过新闻报道传播信息来建立可信度。好的营销公共关系的运动能够达到多重目标。应围绕目标与目标公众，制定公共关系活动计划。

（3）选择公共关系的信息和载体。

传播信息的原创性与吸引性，能够加快营销事件的发酵。同时，可借助网络和直接营销的技术与方法一对一地到达目标受众。

表 8-7 为常见的几种公关模式的具体方法与作用。

表 8-7 常见的几种公关模式

公关模式	具体方法	作用
宣传型公关	公关广告、发新闻稿、印发宣传册、设立标识和板报、进行演讲、举办展览会、召开记者招待会、制定视听材料	传播面广、主导性强、时效性强，能有效地与公众进行联系和沟通
交际型公关	召开座谈会、招待会、慰问活动、宴会等	直接沟通、信息反馈快，对于加强组织与公众之间的情感联系，效果很好
征询型公关	设立热线电话、公众意见箱、开办各种咨询业务、建立来信来访制度和合理化建议制度	以输入信息为主，对民意及时反应，保持组织与公众之间的平衡状态
服务型公关	提供义务教育和培训、义务消费指导、义务咨询，免费上门服务，扶持社区企业	以实际行动感化社区公众，使组织与公众之间关系更加融洽和谐
社会型公关	赞助各种文化、教育、体育、卫生等方面的事业，支持社会或社区的福利事业、慈善事业	侧重于组织的长远利益和整体形象，影响面大，影响力强，但投入较高

（4）执行计划。

整个公关关系工作程序中最为关键的环节，保证计划顺利完成。

（5）评估结果。

一个更好的测量指标是营销公共关系所导致的产品滞销、理解或态度的改变。

综上所述，企业进行服务沟通（传播）需要围绕促销目标、传播目标，有效地做出传播工具的选择与整合。以上几种服务沟通工具的对比见表 8-8。

表 8-8　健康服务沟通 4 种工具对比

服务沟通工具	优势	劣势
广告	传播面广，传播信息及时，信息艺术化，可重复多次宣传，可根据产品的特点及消费者的分析状况灵活选择广告媒体	费用较高，单向传播，购买反馈滞后，效果难确定，可信度受到限制
人员推销	面对面双向交流，有利于沟通、建立长期关系，便于及时了解回答顾客对产品的各种疑问，促进及时成交	辐射面小，费用高，受队伍规模及人员素质的限制
促销	刺激强烈，见效快，吸引力大，能改变消费者的购买决策	作用时间短，对品牌有削弱作用
公共关系	可信度高，费用低，有利于赢得公众信任，树立企业良好的公共形象	见效慢，企业有时无主动权

第三节　健康管理服务促销与服务沟通

一、健康管理服务促销与服务沟通的整合

企业必须担当传播者和促销者的角色。企业可以通过"3W"原则去解决这一难题，做出传播什么（What），对谁传播（Whom）和怎样传播（How）的决策。服务促销的过程中，企业营销者可以通过事件和体验（Events and Experiences）等传播模式，旨在创造品牌与目标客户之间的日常或特别的活动，包括娱乐、旅游、公益事件、面对面交流等，激发消费者对健康产品或健康服务的需求，影响购买意愿。服务促销与沟通可以为大健康产业起到以下效应：宣传服务、说服尝试、明确定位、展示差别、纠正偏差、培养忠诚、强化记忆。提供健康服务的企业首先应充分创造和利用服务的可见要素使无形的服务有形化，以此为服务品牌信息的汇集提供视觉载体；其次，在品牌传播实施过程中应以整合营销传播的观念和方法作为指导，整合营销传播（Integrated Marketing Communication，IMC）是适应信息多元化条件下实现统一品牌信息传达的有效方法；最后，服务品牌的传播应注重为顾客营造良好的服务接触体验，并通过品牌内部化的措施加以实施保证。

二、健康管理服务促销的整合策略

（一）整合营销传播策略的概述

整合营销是一种对各种营销工具和手段的系统化的结合，随着经济环境的变化进行即时性的动态修正，以使交换双方在互动中实现价值增值的营销理念与方法。整合营销传播策略亦称整合营销沟通，该理论是由美国学者舒尔茨等学者于 1992 年提出的，是以消费者为核心重组企业行为和市场行为，综合协调地使用各种形式的传播方式，以统一的目标和统一的传播形象，传播一致的产品信息，实现与消费者的双向沟

通，迅速树立产品品牌在消费者心目中的地位，建立长期关系，更有效地达到广告传播和产品销售目标。

（二）整合营销的前提条件

整合营销最主要的前提条件是目标市场是否具有针对性。理想化的营销哲学是：对消费者的需求，企业的反应能够最优化、将精力浪费降至最低。同时，整合营销需要考虑如何与消费者沟通。沟通是企业与外部环境建立联系的桥梁，是实现管理职能的基本途径。同时，沟通能够协调相关个体、相关要素，起到凝聚剂的作用。

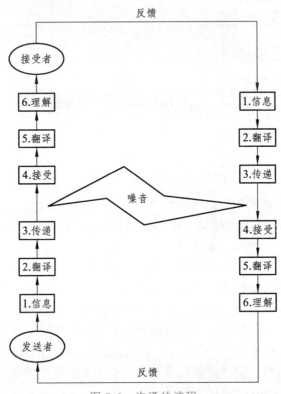

图 8-6　沟通的流程

如图 8-6 展示了沟通的宏观模型，包括有效传播的 9 项关键要素：信息传播的主要参与者，即发送者和接受者；信息传播的主要工具，即信息和媒介传递；信息传递的主要传播流程，包括编码翻译、解码接受、理解和反馈；以及信息传播的干扰因素——噪音，即可能干扰传播的随机性和对抗性的信息。信息沟通的具体步骤可以进一步总结为：提取关于产品或服务的相关信息、对信息内容进行编码与加工、通过某种媒介渠道或沟通渠道将信息传递给对方、接受信息、反馈信息的传播效果。

整合营销传播强调在消费者沟通的过程中，为了达到理想（即明确、一致、高效）的沟通与传播效果，要充分整合营销沟通要素与沟通工具，如广告、公关宣传、促销、人员销售等，相互配合、整合为一体，与品牌的市场定位相一致，与产品、价格和分销渠道相协调。所以，整合营销传播被称作 "Speak with one voice"（用一个声音说话），即营销传播的一元化策略。同时，要求企业能够综合利用健康管理服务产品的传播组合工具与目标客户在售前、售中、售后等阶段进行交互式的沟通。比如翻耕促销法（Tillage Promotion），即通过以售后服务形式招徕顾客的促销方法。这种促销方式的关键在于企业具有完善的顾客管理系统，通过专门访问或发放调查表的形式，与顾客保持常态化的深入沟通。

（三）整合营销传播的不同层次

1. 认知的整合

要求营销人员认识或明了营销传播的需要。

2. 形象的整合

确保信息与媒体一致性的决策。信息与媒体一致性是指广告的文字与其他视觉要素之间要达到一致性，以及不同媒体商投放的广告需要一致。

3. 功能的整合

传播的直接功能是服务于营销目标，那么每一个营销的传播要素的优势劣势都要经过详尽的分析，并与特定的营销目标紧密结合起来。

4. 协调的整合

这是指人员推销功能与其他营销传播要素的整合。

5. 基于消费者的整合

营销策略必须在了解消费者的需求和欲求的基础上锁定目标消费者，在给产品以明确的定位后才能开始营销策划。

6. 基于风险共担者的整合

营销人员需要认识到目标消费者不是唯一的传播对象，其他共担风险的经营者也应该包含在整体的整合营销传播战术中。

7. 关系管理的整合

关系管理的整合是整合营销的最高阶段，是指要向不同的关系单位做出有效的传播，公司就必须发展有效的战略。这些战略需要包括营销战略、制造战略、工程战略、财务战略、人力资源战略以及会计战略等。

（四）整合服务营销传播的方法

1. 建立消费者资料库

服务型企业需要建立消费者和目标顾客的资料库，涵盖人口学基本信息、消费者态度以及以往购买记录等基本信息。目标顾客或潜在消费者是整合营销传播的焦点。

2. 研究消费者

将消费者及潜在消费者的消费行为方面的相关资料进行划分，可以将消费者细分为：对本品牌的忠诚消费者、其他品牌的忠诚消费者以及犹豫不决的消费者。参考不同消费者的类型及其特点，可以有针对性地选择促销与沟通的方式。

3. 接触管理

接触管理是指服务型企业可以在某一适当时间、某一适当地点或场合与潜在消费者进行沟通。

4. 发展传播沟通策略

该步骤需要为整合营销传播计划制定明确的营销与传播的目标,即数字化的目标。比如消费者试用免费产品或服务后,品牌转入率的具体数值。

5. 营销工具的创新

需要决定运用什么营销工具来完成传播目标。整合营销传播需要结合广泛的营销工具来完成与消费者的沟通,尤其沟通的要素涵盖了服务特色、价格等信息。其关键点落脚到工具的选择,以及哪一种结合最能够协助服务型企业达到服务传播的目标。

6. 传播手段的整合

选择有助于达成营销目标的传播手段,可以包括广告、直销、公关及事件营销,还有产品包装、商品展示、店面折扣活动等促销手段,协助达成营销及传播目标。

(五)促销与沟通的重要性凸显

在商品竞争的市场环境下,有效地进行服务促销与沟通才能帮助企业成功地抢滩顾客资源。从运营的角度,企业需要持续完善服务促销与沟通机制,帮助消费者形成对产品的观念,才能在激烈的市场竞争中谋求差异营销。同时,营销理论的核心是顾客战略,与消费者建立有效的沟通能够提高市场占有率。因此,企业可以适当地通过使用一些卓有成效的营销理论来扩大营销市场份额,赢得消费者,提高自身的可持续竞争力。现代意义上的营销思想始于 20 世纪初,表 8-9 罗列了自此一些具有影响力的营销理论,包括吉罗姆·麦卡锡于 1960 年提出的 4Ps 以及以关系为中心的 4Cs,为企业做好营销组合夯实理论基础。同时,丰富的营销实践活动,也促进了营销理论的迭代更新。

表 8-9 4Cs 与 4Ps、New 4Ps 的相互关系对照表

类别		阐 释
4Cs	客户(Customer)	研究客户需求欲望,并提供相应产品或服务
	成本(Cost)	考虑客户需要付出的成本、代价是多少
	便利(Convenience)	考虑让客户享受第三方物流带来的便利
	沟通(Communication)	积极主动与客户沟通,寻找双赢的认同感
4Ps	产品(Product)	服务范围、项目,服务产品定位和服务品牌等
	价格(Price)	基本价格,支付方式,佣金折扣等
	渠道(Place)	直接渠道和间接渠道
	促销(Promotion)	广告、人员推销,营业推广和公共关系等

续表

类别	闸　释	
New 4Ps	个性化（Personalization）	通过互联网实现产品或服务的客户化定制
	参与度（Participation）	让顾客参与品牌建设
	对等（Peer-to-Peer）	客户网络和社区
	预测模型化（Predictive modeling）	营销事物中的高级演算法

综上所述，为了扩大化整合营销的效用，企业经营者需要做好产品或服务的促销与传播。

第四节　健康管理服务促销与服务沟通的创新

一、大数据挖掘

（一）大数据的概念

大数据（Big Data）是指无法在一定时间内用常规软件工具对其内容进行抓取、管理和处理的数据集合。

（二）大数据的特点

业界专家詹姆斯·柯比勒斯提出大数据具有以下特点：大体量；高速率（以实时的亚秒级的速率传递）；多样性（包含结构性的、非结构性的和半结构性格式：信息、图像、GPS 信号和传感器数据）；易变性（在应用程序、网页服务器和社交网络中数百个新的数据来源）。

（三）大数据的作用

大数据的出现让营销者更了解目标客户，并制定更具个性化、更相关的营销传播途径。数据库营销具有个性化、前瞻性、互补性的特点。大数据分析最重要的应用领域之一是预测性分析，即从大数据中挖掘出特点，通过科学地建立模型，之后便可以通过模型带入新的数据去预测未来的数据。许多企业都在尝试应用大数据。比如英国超市巨头乐购（TESCO）每月收集 15 亿条的数据，以此为依据制定价格和促销策略。《中国大健康产业发展蓝皮书（2019）》指出应借助互联网、大数据的发展趋势，以健康和养老为关键突破口，发挥商业健康保险的作用，大力发展大健康产业的新业态、新模式，推动大健康产业转型升级，努力形成以优美生态为基础，创新驱动为引领，产业链条完整、竞争力强的大健康现代经济体系。

（四）数据库营销

1. 数据库营销的概述

数据库营销（Database Marketing）是建立、维护和使用顾客数据库或其他数据库（产品、供应商或分销商数据库）的过程，从而联系、处理并建立顾客关系。其中，顾客数据库（Customer Database）是将现有的、可接触到的并可以对其采取行动的每一位顾客或潜在顾客的综合性信息进行有组织的汇总，以便生成销售线索，挑选顾客，销售产品或服务，以及维系顾客关系。

2. 数据库营销的具体运用

通过数据挖掘（Data Mining），企业营销统计人员能够从大量的数据中挖掘出关于顾客个人、流行趋势和细分市场等有用信息。比如基于顾客年龄、性别、收入、人口统计数据和其他类似因素，对顾客购买某一具体产品或服务的可能性做出预测；能够根据数据库中顾客信息特征有针对性地判定营销策略、促销手段，提高营销效率，同时帮助企业研发适销的产品或服务以及合理定价。可以说，专用数据库能为公司带来显著的竞争优势，挖掘出市场潜力。通常，公司可以在五个方面使用数据库：

（1）确定潜在顾客。

（2）为顾客提供更优质的服务，决定哪些顾客应该收到特别的产品或服务。同时，顾客数据库中的信息是个性化营销和顾客关系管理的重要基础。有利于开展关系营销，培养和识别顾客忠诚，与顾客建立长期的服务关系。

（3）强化顾客忠诚度。可以利用数据库的信息，计算顾客生命周期的价值，以及顾客的价值周期。

（4）分析顾客购买行为。

（5）市场调查和预测。数据库为市场调查提供了丰富的资料，可以根据顾客的相关信息分析潜在的目标市场。新4Ps营销理论（Four new Ps of Marketing Mix）中，提出预测模型化的趋势，是指对营销事物进行高级演算，包括市场衰退研究等。

（五）建立数据库的步骤

顾客数据库的建立可以有效地对目标市场进行划分，可以向直复营销人员提供信息，比如提供市场分众化（Market Demassification）的相关信息，有利于销售人员更高效地筛选与接触到潜在顾客。其中，直复营销（Direct Marketing）是一种使用消费者直接渠道，而不通过中间人，来接触顾客并向其交付健康管理服务产品的营销方式。顾客数据库的建立，大致有以下六个阶段：① 决定建立顾客数据库；② 顾客资料的搜集；③ 个别顾客资料卡的内容填写；④ 资料的整理及筛选；⑤ 智慧型信息的完成；⑥ 灵活使用顾客数据库的信息。

（六）收集、使用数据应严格保护个人隐私

数据是资产、数据有价值已经是一种社会共识。伴随着大数据的广泛运用，生活与工作得到便利的同时，也出现了信息过度采集、一揽子授权、强制同意、大数据"杀熟"、隐私保护与数据利用有冲突等现象。比如大数据"杀熟",是指互联网平台利用大数据以及算法对用户进行画像分析,从而收取不同价格等不公平行为。我国将于2021年11月1日起施行首部针对个人信息保护的专门性立法《中华人民共和国个人信息保护法》,旨在规范市场行为以及保障居民的切身利益,进一步强化个人信息安全监管与治理。国家相关法律政策体系的完善,企业依法治理能力的提高,应当能在对个人信息数据的使用和保护之间寻找到平衡点,在隐私保护允许的范畴内充分发挥大数据的应用优势,推动大数据的发展。

二、渠道创新

以社交媒体为主体的传播趋势,成功促销需要保证做好针对渠道的品牌竞争。同时,随着社会化媒体的发展,整合营销提出了个性化的要求,即通过互联网络实现对产品或服务的客户化定制。不断出现的新技术,将推动营销活动的迭代更新,以及营销观念的丰富化。

(一)社交媒体

社交媒体(Social Media)是消费者之间或消费者与企业之间分享文本、图片、音频和视频等信息的一种方式,是数字营销的一个重要组成部分。社交媒体使营销者能够在网络上发布公共信息并引起关注热点,能够以低成本高效益的方式加强其他传播活动的效果。同时,社交媒体具有及时性,能够促使企业保持创新性与关联性。

(二)社交媒体的作用

社交媒体使得消费者能够同时在接触的深度和广度上与品牌进行互动。

(三)社交媒体平台

(1)在线社区和论坛。在线社区能够取得成功的要素之一是能够开展各种个人和群体活动来将社区成员紧密联系在一起。同时,信息流是双向的,企业营销者能够从社会获取反馈信息得到有价值的线索。

(2)博客。即定期更新的在线日志,已经成为口碑的重要传播途径。

(3)社交网络。社交网络已经成为B2C和B2B营销领域的重要力量。

(四)直　播

2020年6月8日,中国商业联合会牵头由该会下属媒体购物专业委员会起草制定的《视频直播购物运营和服务基本规范》和《网络购物诚信服务体系评价指南》等标准亮相,这是直播行业首部全国性标准。2020年7月1日起,中国广告协会制定的《网络直播营销活动行为规范》实施,重点规范直播带货行业中出现的刷单、虚假传播等情况。

三、创造差异点:利用公益活动打造品牌

(一)社会营销的概念

事业关联营销(Cause-Related Marketing),是企业社会营销(Corporate Societal

Marketing，CSM）的组成部分。事件关联营销需要支持一项公益活动，而非盈利组织或政府组织的社会营销则旨在推进一项公益活动。那么，企业如何运用社会营销去创造价值？

其中，社会交往促销法或许能提供一些思路。社会交往促销法（Social Interaction Promotion Law）是指企业在开展公共关系活动中，通过加强与社会各界的联系，密切与公众群众的感情，增进彼此之间的理解和信任，从而间接地起到促进产品或服务销售作用的一种形式。企业的生产经营活动不是封闭的，不仅与市场有着密切的联系，而且与相关公众也存在不可分割的联系。通过公关关系活动，加强与社会各界的交往，赢得支持，是搞好生产经营活动、促进产品或服务销售的重要保证条件之一。

（二）社会营销的目标

可以从以下角度去思考一些社会营销活动的目标：

（1）针对认知的活动，如解释不同食物的营养价值，阐述保护环境的重要性等。

（2）针对习惯的活动，如宣传吸烟的危害，吸毒的危害，过度饮酒的危害等。

（3）针对行为的活动，如吸引人们接种疫苗，激励人们对社会事件的认知，鼓励人们献血等。

（4）针对价值观的活动，如改变对人工流产的看法，改变人们对事件的偏见等。

（三）社会营销的过程

社会营销需要回答四个问题：我们在哪里？我们想去哪儿？我们如何去？我们如何实施？

Question 1：Where are we？首先，企业营销者需要做出如下决策：选择活动焦点，识别活动目标，完成态势分析 SWOT，回顾以往的活动。

Question 2：Where are we heading？企业营销者需要选择目标受众，识别阶段性目标和终极目标，分析目标受众和竞争情况。

Question 3：How do we go？从产品（设计市场供应物）、价格（管理行为变化的成本）、分销（使得产品可以方便地获得）与传播（创建宣传信息，选择合适的媒体）等 4 个方面去策划。

Question 4：How do we achieve the goal？需要建立评估和监控计划，确立预算并找到资金来源，完成执行计划。

思考与练习

1. 思考题

（1）服务促销的工作流程是什么？

（2）针对消费者、中介市场、营销人员，企业分别可以采用哪些促销工具？

（3）服务沟通的工作流程是什么？

2. 训练设计

（1）运用 SMART 原则，为以下产品制造商或服务提供商制定促销目标。

① 养老院

② 医疗＋地产项目

③ 健康体检机构

④ 健康食品

（2）针对医疗＋地产项目制定促销方案。同时，运用 PDCA 循环，对促销活动进行管理，提高促销产生的效果。

第九章

健康管理服务人才

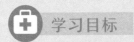 学习目标

（1）掌握健康管理服务人才、产教融合、多层次教育模式、核心竞争力、健康管理技能、人才培养目标等概念。

（2）掌握健康管理服务人员培养现状及发展路径。

（3）熟悉当前国内外健康管理服务人才培养经验。

（4）熟悉健康管理服务人才核心竞争力的内涵。

（5）了解健康管理服务人才的社会需求。

（6）了解健康管理服务人才核心竞争力培养模式。

案例 9-1

理性看待"健康管理师热"

中华医学会健康管理学分会候任主委　郭清

2017 年 9 月国家职业资格目录发布以来,我国卫生健康行业特有的健康管理师职业成为了许多人眼中的香饽饽,经过媒体和社会培训机构的推波助澜,健康管理师成为风靡一时的明星。我认为有必要给健康管理师热降降温,理性客观地看待这个职业,让其在健康中国战略实施过程中发挥应有的积极作用。

健康管理师是健康管理与服务提供者之一

健康管理是在健康医学理论指导下的医学服务,其主体从业人群是经过系统医学、护理学和卫生相关专业教育并取得相应医药护技执业资格的医务工作者。医生、护士、健康管理师、心理咨询师、医疗护理员、养老护理员等,他们都是健康服务与管理的提供者。健康管理师是众多健康服务人群中的一员。

2005 年 10 月健康管理师职业首次发布。健康管理师主要的工作岗位是在社区卫生服务机构、健康体检(管理)中心、健康保险公司、健康管理公司和相关企业等,其与执业医师、执业护士和执业药师的职能不同,不能完全替代后者。

健康管理师的知识和技能要求较高

健康管理的宗旨是利用有限的资源达成最大的健康效果。根据《健康管理师国家职业标准》,健康管理师应掌握健康的基本理念,并了解临床医学、预防医学、中医学、康复医学、健康信息学、健康保险学的基本知识,熟悉常见慢性病、流行病与统计学、健康教育学、营养与食品安全、身体活动、心理健康以及健康管理相关的伦理、法规等知识,并掌握健康监测、健康风险评估和分析、健康指导、健康风险因素干预等技能。由此可见,要成为一名合格的健康管理师,需要较高的专业知识和专业技能。据了解,近两年来,健康管理师考试通过率仅为 40%左右,大部分考生的专业知识和专业技能还不能达到岗位能力的要求。

高标准、严要求培养健康管理师

我国人民生活水平的不断提高,对健康服务与管理人才提出了更高的要求和挑战。健康管理师作为专业的健康管理人员,应该由具有较扎实的医学基础理论知识,熟悉健康维护相关操作技能的专业人员来担任,并拥有健康服务业工作岗位较长期的实践经验,否则,很难适应实际岗位要求。

警惕虚假宣传和培训乱象

由于健康服务业和大健康产业蓬勃发展带来的旺盛需求,社会上有部分培训机构开展虚假宣传,通过网络盲目招生和培训。目前有些健康管理师培训机构以"低价格、低水平、低要求"抢占培训市场;部分培训机构师资力量不足,甚至存在从理论知识到实践技能共计 21 个章节的学习内容,仅由 2~3 个师资承担全部授课任务的现象,培训质量无法保证,学员学习满意度低。健康管理作为一门涉及面较广的交叉学科,囿于目前师资的知识储备和专业特长的局限,一些培训机构显然无法满足学员的实际工作需求，也无法满足学员追求和领悟健康管理新知识和新技能的需要，更不能学以致用，无法在实际工作中发挥应有的积极作用。更有甚者，一些培训机构为吸引生源，不惜降低门槛，实施伪造学历证件和工作证明等违法行为，为学员成长和职业发展带来严重的负面影响。

目前，从国家政策层面来看，尚无针对健康管理师工作岗位的硬性要求，社会上对健康服务与管理人才的需求正在逐步上升，但用人单位更看重的是包括实践能力在内的综合素质。如要报考健康管理师职业资格证书，一定要对该证书的实际效用有所了解，对自身的职业定位做出清晰的预判，知晓自己的就业领域。如报考条件、适合人群和证书的含金量，结合个人兴趣、专长及职业规划进行选择，切忌盲目追逐热门。健康管理师属于技能类的非准入类证书，该证书仅证明达到了从事该职业相应的知识和技能水平。人力资源和社会保障部2017年发布国家职业资格目录清单时明确强调，"目录之内除准入类职业资格外一律不得与就业、创业挂钩"。换言之，健康管理师职业资格不是准入类职业资格，并没有国家法律法规要求其必须持证才能上岗。此外，国家卫生健康委人才交流服务中心是经人力资源和社会保障部公布的技能人员职业资格实施单位，在国家卫生健康委领导下负责卫生健康行业职业技能鉴定相关工作。

（资料来源：中国卫生人才网，2020-01-03）

问题讨论：

应该怎样培养合格的健康管理师？

随着全球经济体系的一体化，我国已然步入了知识经济的发展时代，为了能在国际经济市场占据一定的有利地位，必须加强和促进健康管理服务人员的培养，打造出一条符合我国国情的特色性产业。人才的核心竞争力是产业经济发展不可或缺的成分，在健康产业的发展方面处于不可替代的关键性地位。结合我国目前的发展现状进行探究，我们应对人才的核心竞争力进行一个准确的定位，有助于开展人才的核心竞争力培养工作，通过培养人才的核心竞争力来增加产业优势，使得我国的健康产业地位得以稳固，为健康产业的可持续发展任务奠定了一定的基础。

第一节　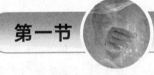健康管理服务人才的社会需求及培养现状

随着社会和经济的发展，各行各业的物资费用开销增大，涉及健康相关的医疗费用也跟随着物价的上涨而不断增加。对此，通过进行健康管理服务管理自身的身体，做到"一级预防"显得尤为关键，有助于降低各类疾病的患病率。通过运用专业的医疗知识来实现健康管理，依据被管理对象的健康状况，设计出符合其评估情况的个性化健康管理方案，然后运用有限的社会医疗资源，来对影响健康的一系列因素进行修正。采取科学有效的管理方案来对自己的身体进行管理，使得不良生活方式、不健康心理等危险因素得以改善和修正，帮助人们从原来的被动治疗变成现在的主动预防，积极主动地维护自身健康。

一、健康管理服务人才的社会需求

（一）人口老龄化趋势需要大量的健康管理服务人才

据国家统计局于 2020 年发布的《2020 年中国人口报告统计》数据显示：截止到 2019 年年末，我国的新出生人口的数量下降至 1 465 万，死亡人口数量为 998 万人，人口的自然增长率有明显的降低，其中 65 岁及以上的老年群体占总人口数比重为 12.6%。根据预测数据显示，我国的老年人口数量将会在"十四五"期间突破 3 亿，老龄化程度将从轻度迈入中度。由于社会物价的上涨速率加快，年轻人的生活压力加重等原因，育龄阶段的妇女生育意愿已经大幅度下降，致使我国的出生人口数持续减少，在我国人口数破 14 亿的背后，2019 年我国的新生儿的出生率创建国以来最低记录，人口的出生率相较于老龄化的速率难以持平。

根据《健康老龄化蓝皮书：中国大中城市健康老龄化指数报告（2019—2020）》中，对未来我国人口老龄化进行测算：我国的老龄化程度，将会在 2053 年时，达到老龄人口的最高值，到那时我国的老年人口数量将达到 4.87 亿，将是那时全球老年人总数的 25%，位居全球老年人数量之最。从目前的趋势来看，人口老龄化导致了我国健康管理服务人员的缺口不断加大，市场的需求量也随老龄化人数的增加而急剧上升，导致健康市场上的专业人才供应量无法满足市场的需求量。健康管理人才的需求量也将顺应市场发展，随市场的缺口增大而不断增加人才的社会需求量，人才的培养工作十分紧迫。此外，由于我国的人口基数较大，对健康管理服务人员人才的核心竞争力培养路径，也应充分结合我国的实际情况进行可行性方向的培育调整。

（二）慢性病人群需要健康管理服务人才

世界医学研究报告数据显示：慢性非传染性疾病的致病因素中，社会因素占 10%、遗传因素占 15%、医疗因素占 8%、气候因素占 7%，而不良的个人生活方式占比达到了 60%，从中可以看出，影响人类健康的最重要的危险因素是个人不良生活方式。与生活方式相关的慢性疾病的患病率、病死率正在不断地上升，人类的健康正被这些慢性疾病所影响。

在日本，不到 2 亿的人口就有 60 多万营养师为人们提供专业的健康管理服务。而在美国的"健康国民 2010"计划中，有超过 75% 的公司，为其职员提供全面的健康管理，防止工作时的灾难性损伤等，以此来促进其公司的有效运营。相较之下，我国拥有 14 亿人口，服务于社会的健康管理专业人才只有不到 30 万，通过横向对比可以看出，存在的服务缺口是巨大的，在未来的十年内，市场需求缺口将扩大至 1 000 万左右，健康管理专业人才的培养迫在眉睫，人才核心竞争力的培养工作也需要进行适应性调整。

对此，专业化管理对于改善人类的健康尤为重要，将会在保障国民健康生活水平上起到关键性作用，通过专业的健康管理服务对人群进行健康评估、健康监测、健康管理等一系列的健康管理工作。运用专业知识对需求人群进行生活方式管理，来改正其不良生活方式，降低该类人群患上慢性疾病的风险，改善其自身的健康水平，有助于慢性病人群健康的良性发展。

（三）全人群需要健康管理服务人才

由于物质环境的改善，国民的生活品质变得越来越高，健康状况却并未随之提高，且许多疾病的发生年龄也越来越低龄化。伴随着这些现象的普遍性，社会公众对健康普遍担忧，健康意识不断提高，健康概念也在不断深入寻常百姓之中。健康管理的需求量不断增加，各种各样的保健服务工作随之广泛开展，更多的人选择专业的健康管理为自己的健康进行服务，做到早期预防工作，来消除疾病、预防疾病，让自己的健康状况得到改善，有利于生活质量的提升。

随着生活水平的提高，人群对健康水平的需求也越来越高，比如美容、养生保健等。据 WHO 的一项研究报告显示，人类 1/3 的疾病是可以通过预防保健而避免的。哈佛公卫学院研究显示，通过有效改善生活方式，80%的心脏病与糖尿病，70%的卒中与癌症是可以避免的。可见，通过各年龄段人群的健康管理，可以有效"防病"，从整体上提高人群的健康水平。"健康中国 2020"战略明确提出到 2020 年我国主要健康指标基本达到中等发展中国家的水平，人均预期寿命从 2005 年的 73 岁增加到 2020 年的 77 岁，卫生总费用占 GDP 的比重要增加到 6.5%~7%，提高两个百分点。这一政策可谓将"健康强国"作为一项基本国策，提高到了一个国家战略的高度。除此之外，国务院于 2013 年 9 月发布了《关于促进健康服务业发展的若干意见》，提出建立覆盖全生命周期的健康服务业体系，健康服务业总规模达到 8 万亿元以上。可见，全人群的健康管理需要专业健康管理人员。

市场对于健康管理人才需求量与日俱增，专业人才的培养工作迫在眉睫。因此，国家应在相关专业人才的培养资源方面，提供各项政策来推进人才的培养工作，将专业人才的培养体系进行拓展和完善，积极拓展健康管理专业的人才培养技能实践领域，提高专业人员的职业素养。培育出具有中国特色的健康管理人才，打造出我国特有的健康管理产业的人才核心竞争力，推动我国的健康产业发展。

二、健康管理服务人才的国内外培养现状

（一）国外健康管理服务人才培养的发展现状

健康管理学最早于 20 世纪 30 年代由美国的保险公司推广应用于保险行业。在 20 世纪中末期，美国慢性病发病率迅速攀升，医疗费用急剧增长不断加重经济负担。20 世纪 70 年代为缓解国民持续不合理的医疗费用增长，美国政府逐步将健康管理思想纳入国家医疗保健计划，到 1978 年首个健康管理研究中心在密执安大学成立，健康管理才正式在美国兴起。随后英国、德国、芬兰等欧洲发达国家也相继效仿与建立自己的健康管理体系。作为一个学科和行业健康管理在美国也只有 30 余年的研究历史，如今在美国，每 10 个人就有 7 个享受着健康管理服务。健康服务业目前已发展成为全球十大产业之一，有相关统计指出，估计到 2020 年健康产业全球总产值将达到 19.3 万亿美元，相比 2011 年将增长近 2.8 倍，全球每年人均健康支出将达到约 1 882 美元。

（二）国内健康管理服务人才培养的发展现状

我国健康产业则起步较晚，直到 2001 年才成立了我国第一家健康管理公司。据 2013 年数据统计，全国健康管理（体检）机构数量已有 1 万家以上，从业人员近 50 万人，年体检人次超过 4 亿。而健康管理非医学机构逾 60 万家，从业人员 3 000 万左右。近十年来，预防医学和流行病学关于健康风险、循证医学及健康干预的大量研究以及健康教育学的发展为健康管理的起步提供了理论和实践基础。此外，互联网、物联网的出现和信息产业的迅猛发展为健康管理的发展提供了条件：近年来不少小型、可携带、可穿戴的仪器被开发出来，如动态的血压监测，体成分测量，睡眠监测，手链式的脉搏、心率、体温、体力活动能量消耗监测等，这些大大增强了健康管理人员的实操能力。但是，目前国内在健康评估、健康维护、健康产品、服务模式、运行模式、服务范围上都与国际水平存在一定的差距，我国在健康管理学术理论和技术方面的研究还有很多工作要做。

就健康管理专业人才而言，目前全国高校中，仅前几年在杭州师范大学、海南医学院、浙江中医药大学等 10 余所院校开设了健康管理专业。该专业以前多是放在公共事业管理专业下作为健康管理方向招生，从 2016 年开始才正式成为我国高校设置的普通本科专业。但近年来国内多所高校已陆续开设了健康管理有关的专业。人才培养首先是学历教育存在问题，政府对健康管理人才培养还存在认识不到位，健康管理专业人才培养目标不统一，课程设置有待完善，教材缺乏统一和规范，实践基地条件缺乏保障，师资队伍素质参差不齐等。其次职业教育现状不容乐观，由于各类培训混乱，国家人力资源和社会保障部和国家卫健委职鉴中心仍未全面放开，职业教育存在问题，主要反映在准入门槛低，培训时间短，培训教材不太适用，培训层次、模式欠研究，师资缺乏统一培训，无资质机构乱招生等。

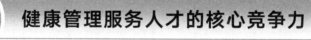

第二节　健康管理服务人才的核心竞争力

健康管理作为一门复合型学科，为更好满足社会的需要，健康管理服务人才需要熟悉我国健康管理行业发展方针、政策和法规，掌握现代医学、管理学及社会学等知识，了解国内外养生保健与健康促进前沿理论、发展趋势及实践现状，具有良好的人际关系和沟通能力，是"懂医学、会管理"具有核心竞争力的复合人才。

一、健康管理服务人才核心竞争力内涵

由于我国的人口基数较大，随着新增人口的出生率降低，人口老龄化的速度有所加快，患上慢性疾病的人数与日俱增，不良生活方式更导致这些慢性疾病逐渐向低龄化发展，使得健康市场上需要进行健康管理的人越来越多，市场缺口也变得越来越大。为顺应健康产业的持续发展，国内的一些高等院校，开始尝试健康服务与管理专业人

才的培养。通过专业人才核心竞争力的培养，在弥补我国市场需求缺口的同时，有利于开拓符合我国国情的健康管理市场，并尽可能地缩小与西方国家间健康管理行业的差距，改善我国居民的整体健康水平。

人才核心竞争力作为专业人才在就业时的竞争优势，它可使专业人才摆脱在服务内容上的同质化，作为专业人才在竞争时脱颖而出的个人优势，也可以作为产业可持续发展的助推力。其中健康管理服务人员相较于其他类似行业人才，存在比较差异化的独特优势，即综合能力强、服务范围广、就业范围大、面向人群广等特有的竞争优势。在培养过程中，应当注意对专业人才以下几方面的能力进行重点培养，即沟通、调查、写作、健康干预等专业技能的综合性培养，通过对这些多元化技能的培养，可使专业人才在对自身理论基础进行有效实践，形成核心竞争力的同时，也能使自身的专业综合能力得到提升，在今后的工作中，能够提供给被管理对象更优质高效的健康管理服务。

在专业人才的核心竞争力形成以后，还应根据市场实时的波动变化，避免核心竞争力的再度培养或提升风险。如若不然，可能会因为科学技术的更迭和市场的新旧交替，致使专业人才原有的核心竞争力优势逐步丧失，而变成普通的竞争力，同时应根据产业的发展动向，进行核心资源的调整优化，保证对人才的核心竞争力实现实时更新，保证人才核心竞争力的竞争环境优势和学习资源得以维持和扩展。所以，要长期保持人才的核心竞争力优势，就应该对核心竞争力进行持续创新和培养。

二、健康管理服务人才核心竞争力基本构成要素

早在 1990 年的时候，海默和普拉海拉德对当时十分盛行的"竞争力理论"进行定义的解析和延伸，随后产生了"核心竞争力"的概念。他们将其定义为："组织中的学识性积累性，特别是如何协调不同的生产技能，以及整合多种技术的学识。"通过对此定义进行解析，我们可以将这一概念引申至人才核心竞争力视角，来进行同义概念的探究，可知人才的核心竞争力不是以单一形式存在，而是以多元化技能与核心技术相融合的复合形式存在。

为确定健康服务与管理专业的人才能力要求和课程体系，编者曾到部分健康管理企业进行了调研，调查了解企业招聘健康管理工作人员所需要的技能，主要目的是根据所需要的职责和任务，分析所要求的职业素养与职能能力。通过调研，发现目前对健康管理人才的需求岗位主要有健康顾问、健康管理师、健康专员、健康咨询员、健康管理业务主管、健康教育经理、健康市场专员、健康维护师、保险代理人等，岗位职责主要是能够为客户提供专业的健康医学解答、提供健康管理咨询服务、提供健康监测的提醒服务以及满意度回访工作、做好医生与用户桥梁沟通工作、为会员制定个性化健康评估和指导方案、健康档案的管理、健康产品的销售、健康中心的管理等。基于这些特征并结合当前人才培养实际，可将健康管理服务人员核心竞争力基本要素分为以下七个方面：

1. 沟通技能

指在进行人际交流时运用语言和非语言的方法，达到预期目的的一种交流技能。其中包括倾听、激励、表达三个部分。倾听即在交流时认真地听对方说，并合理地运用非语言方式和对方进行反馈；激励即在交流时对于对方的进步或改善之处，做出积极性反馈，激励对方继续坚持；表达即在同对方交流时，说出在进行健康管理时必要的解释说明，以及管理对象情况的询问。

2. 调查技能

指通过各种渠道和方法，去了解被管理对象的基本情况。其中包括调查方法、访谈技能、统计学应用、流行病学应用等多个角度的综合性技能的运用。

3. 写作技能

指的是在日常的工作中，使用文字符号来记录叙事，用以表现事物、传递知识信息、实现交流沟通等创造性脑力劳动的过程。其中包括日常文章写作、专业写作、科普知识写作、健康报告的写作等与健康管理工作相关的一系列的写作。

4. 检测与评估技能

指在进行健康管理时对特定人群或人群样本的健康状况的检测与状况评估。其中包括营养学评估、运动功能检测、心理检测、临床检测、外部致病因素检测、中医检测等基本手段，对被管理对象的健康状况进行综合性评价。

5. 健康干预技能

通过对被管理对象的健康情况进行基本评估后，针对评估的结果以及对影响健康的因素进行评定后，制定出符合其评估情况的健康管理计划，为对其健康状况的干预提供个性化的健康指导。其中包括认知障碍的干预、心理障碍干预、营养障碍干预、不良生活方式干预等影响被管理对象健康的各种危险因素的干预。

6. 健康教育技能

指有系统性、计划性地组织受众群体进行学习的社会性教育活动，使他们能够有意识地采取行动改善不良的生活方式，使影响健康的风险因素得以修正，以此来预防疾病和改善生活质量。其中包括演讲技能、组织活动技能、信息传播技能、文章撰写、健康宣教 PPT 制作等与健康教育相关的基本技能。

7. 职业素养

职业素养对工作的推动作用不言而喻，作为一名专业的健康管理人员，健康管理涉及多学科多领域，在日常工作中健康管理人员不仅需要单位同事协同合作，同时也经常需与政府、各类企事业单位交流协作，所以需具备和谐的人际关系与组织协调能力。除此之外，健康管理专业人才还需具备责任心、耐心、爱心、职业道德、进取精神等职业素养。

人才的核心竞争力培养需要长期的探索和专业技术对培养过程的支持，高校在进行健康管理人才培养时，应对人才核心竞争力的培养任务备加重视。有关部门也应酌情增加对健康管理人才培养的投入，在促进健康管理领域科学技术成果价值转化的同时，也助力具有中国特色的健康产业的良性发展。

三、健康管理服务人才核心竞争力培养的基本思路

（一）产教融合是新型人才培养模式

2005 年，为了探索新的人才培养模式，达到工学的有效融合，我国的各类院校同各自专业相关的企业进行了积极的沟通交流，通过对管理理念、产业机制与发展模式等方面进行融合对接，建立起一种产学融合的深度交流的校企联合体，称为"产教融合"。产教融合是产业与教育的深度合作，是院校为提高其人才培养质量而与行业企业开展的深度合作。自此，产教融合渐渐成为高校人才多元化培养的一种新的模式，也是高校人才培养深度融入产业创新的重要举措，是由理论向实践应用转变的重要标志。

这是一种结合服务、合作和专业于一身的新型人才培养模式，是以产教融合模式为支持背景，探索出的高技能人才培养的互惠互利的合作形式，并成为高校学科建设的创新点。对此，党的十九大之后，国家相关部门在《关于深化产教融合的若干意见》中提出，要将"产教融合"这一概念运用到国家教育改革及人才资源开发的基本制度安排之中。并在指导意见中对办学院校的"产教融合"工作提出了要求，督促高校在完成基本的素质教育计划的同时，不断地为人才培养提供学术支持。

高校通过产教融合的方式来进行人才培养，以需求为导向，培养学生的职业竞争力，将市场需求作为人才核心竞争力的发展平台，实现工学交替的深度融合，将人才的自身优势充分运用到社会实践之中，达到学以致用的目的。

（二）产教融合是健康管理服务人才核心竞争力培养的必然选择

健康产业是面向市场服务需求进行服务开展，应结合社会的需求不断地优化，将资源集成机制进行优化以实现人才的增值，扩大质量教育和服务能力，最大限度地提高竞争优势。高校应充分利用产教融合这一新型教学模式，作为健康管理专业人才核心竞争力的培养新模式。该模式不仅突破了往常的封闭式教学，还将学校和企业的综合资源进行有效整合。通过产教融合的培养模式，将高校的人才培养优势同产业发展的竞争优势进行结合，推进高校向社会输出高质量、高素质人才的培养工作。

随着大健康行业的不断发展和市场需求的日益多样化，健康管理服务人才在与行业相关的企业接洽时的需求优异性越来越明显。在继续进行人才培训工作的同时，高校应充分结合健康管理的专业特点，不断地对专业人才的竞争优势进行扩展，引入更多优质的人才培养资源，对健康管理专业的人才培养体系进行升级，推动跨学科之间的学科融合及资源分配，使得专业人才的核心竞争力成为行业发展的重要助推力。

在专业人才的核心竞争力培养阶段，产教融合的培养模式不但彻底改变了健康产业市场对人力资源的竞争力，同时也改变了专业人才就业的现状，更易实现学以致用的结果。通过定位学校管理区位优势，最大程度发挥产教融合教学特色，实现人才培养的个性化发展，可以使健康管理人才的核心竞争力优势得到提升，令专业人才的市

场占有率有所增加，以不断改善和满足社会需求为主旨，输出健康产业的高质量人才，促进国民整体健康水平的提升。

未来我国健康产业的产业特点，将会是通过为被管理对象提供高质量健康管理服务，来推动产业的稳健发展，为日后我国的健康管理产业发展夯实基础，人才核心竞争力的培养和技术服务创新发展，将会是健康产业发展的引擎，推进健康产业发展成为国家经济增长的新支柱。另外，从全球健康经济的角度看，健康管理的未来市场需求量是极大的，它的发展前景十分广阔，在某种程度上，与其他几大产业一样，也是助力国家经济增长的支柱产业。对此，培养出高质量的应用型技能人才满足健康产业的发展需要，符合健康中国的发展趋势，我们在这过程中，应当抓住时代的发展速度，把健康产业的发展视为一场新的产业经济革命，来推动我国的健康管理发展，积极开展专业人才的核心竞争力培养，为社会输出越来越多的健康管理专业人才，给国民的身体健康提供专业化服务支持。

第三节　健康管理服务人才培养存在的问题及路径

产业要发展，人才是关键，但当前健康管理人才无论从数量还是质量上均远远无法满足社会的需求。为打破人才匮乏这一制约健康产业发展的瓶颈，培养知识与技能并重、具有良好职业素养的优秀的健康管理服务人才成为该学科、该领域发展的重中之重，需要政府、社会和高校的共同努力。

一、健康管理服务人才培养存在的问题

现阶段，我国在健康管理的服务内容、模式和人才专业程度等方面，仍然相对单一化。健康管理专业人才队伍相对薄弱，绝大多数健康管理机构之中，缺乏具有学历和数据分析能力的复合型人才。对此，应该对健康管理专业人才进行准确的定位，对人才的核心竞争力培养及过程进行细致的探析，保证专业人才在走向社会服务民众时，能够提供优质的健康管理，给予被管理对象专业化的服务体验。

（一）人才核心竞争力培养优势不突出

目前，国内开办健康管理类专业的院校，正随着市场的需求和人们对健康的认知改变，而变得越来越多。现阶段国内开设该专业的院校主要分为医学和非医学院校，且因为院校的类别不同，主要的培养方向也有所差异。开设健康服务与管理专业的医学类院校有成都医学院、大连医科大学等医学院校；开设健康服务与管理专业的非医学院校则有杭州师范大学、四川文理学院等非医学类院校，除此之外还有诸多的高职高专院校也开设了健康相关专业。

因开设院校的类别各有不同，加之其办学基础、办学理念和培养方案的差异，在专业人才核心竞争力的培养上并无统一的标准，导致人才的核心竞争力培养优势无法

突出。若专业人才培养差异过大，将导致专业人才缺乏个性化的竞争能力，造成学术冗杂的局面，最终将导致人才核心竞争力的优势不明显，降低专业人才的市场占有率。

（二）课程体系特色不明显

在对不同类型的院校培养课程体系进行分析发现，各院校在专业人才培养的课程内容、课程目标、课程结构、课程方式等方面因侧重点的不同，而导致课程体系各不相同，都没有明显的体系来体现专业特色，基础专业课程的开设主要涵盖医学、管理学两个大的模块。为培养适应健康模式的变化，满足社会体系的多元化服务，以及符合健康产业发展的应用型人才，健康管理类专业课程体系通常是与其他专业课程相互组合，进行一个较为综合性的培养，其中主要有医学院校的侧重于医学培养课程体系及非医学院校的侧重于管理的非医学课程体系，例如管理类健康管理课程、医学类的健康课程、工科类院校的互联网＋健康课程等。

由于国内这类专业的开办时间较短，可用的教育资源有限，因此大多数院校都没有可用于健康服务与管理专业的特殊教育设备，在授课过程中，无法根据市场需求来调整课程体系。在实践培训阶段，由于培养方向的各异，导致理论实训的地方也大有不同，如医学类的实训场所主要集中在医疗机构、区域卫生服务中心和保险公司等地方，而非医学的院校的专业人才实训，大多数都是进入相应公司、健身机构、保健机构等地方。这些课程体系间的差异，可能导致对专业人才的培养有所限制，无法形成具有特色性的课程体系。

（三）师资队伍结构不合理

鉴于健康管理是个新兴的专业，大多数开设该专业的院校都没有对应的专职教师，加上该专业方面的高层次人才较少，师资力量相较于其他的专业师资较为单薄。对此，大多数院校都依据相关课程，把学校水平的教育资源与教学科目或专职教师的一部分合并，并将相关的教学任务下派给相关专业的教师，造成师资任务过重。

另外该专业的师资力量主要是学校的相关专业专职教师和外聘的相关课程教师，很少有专业的专职教师，主要原因是该专业的发展是一个全新的领域，在我国只有很少的具有相关专业经验的硕士生和博士生，导致专职教师极度短缺，师资队伍的结构组成不合理。

二、健康管理服务人才培养路径

健康管理属于经济体系中新兴的新型产业，在我国正处于探索发展的重要时期。推进健康管理的发展进度，培养出更多专业人才，为国民健康提供保障，将在这特殊时期起到关键性的作用。与此同时，在健康产业市场需求的助推作用下，培育出具有中国社会主义特色的健康管理人才变得愈加重要，符合我国庞大人口基数的健康管理人才核心竞争力培养路径也应顺应时代发展进行改变。

近年来，健康管理学科和以健康体检中心为主的健康产业发展迅速，但健康管理的专业教育则发展缓慢，健康管理专业人才非常短缺。虽然各国在健康管理人才培养模式各有长短，但立足本国国情，培养适应我国发展的健康管理人才才是出路。基于这些因素，专业人才的培养任务非常紧迫，我们应该抓住健康产业的专业人才特点，侧重于核心竞争力的培养，从其基本要素入手进行探究，探索出符合我国发展条件的有效发展策略，以此来促进我国健康管理人才的适应性成长，使我国的健康管理服务人才培养工作取得显著成效。

（一）强化政府的顶层设计

发展健康管理利国利民，但培养高质量的健康管理专业人才是一项艰巨而长期的工作，并非一蹴而成，政府需要在政策上给予支持，制定并完善该领域相关法规、制度，提供从业人员就业保障；加大对健康管理专业人才培养的投入，增加人才供给；建立一整套标准的培训管理体制，包括：准入资格、培训开发、绩效评价和薪酬管理等，从政府层面不断完善其宏观管理，为合格人才的培养营造一个良好的大环境。

（二）采用差异化战略明确人才核心竞争力培养定位

每个学校都拥有自己的办学特点和区位优势，在培养体系上与其他同专业的人才有所区分，该学校与其他大学的同学科之间就形成了明显的差异，如果在学科建设方面取得成就，那么该校的该学科就获得了绝对的竞争优势。对此，我们可以这样进行理解：医学院侧重于学生的医学素养及医学水平的培养，而商学院侧重于学生的商务运作能力的培养，健康管理学科的人才培育就应侧重于学生的健康理念和健康管理的思维培养。

健康管理人才的职责主要是对被管理对象的健康状况进行评价，为其提供有针对性的健康指导、健康管理，运用最少的卫生资源来达到健康效益的最大化。通过专业人才的核心竞争力定位，根据定位对其核心竞争力进行差异化培养战略，使其拥有属于自己独特的知识水平和技能特点，并获得了医学和管理方面的基本知识和技能的锻炼，作为自己的个人竞争优势。

此外，通过产教融合的方式，将学生的理论基础运用到社会实践之中，提高学生的理论知识和实践工作相互融合的综合能力，利用产教融合的人才培养模式以半开放的方式令学生走向社会，将感知到的知识转化为实践技能，通过学生真正地与社会接触来锻炼学生的适应能力。通过产教融合来强化专业人才的实践技能，以满足各个层次和类别的人们的健康需求，从而提升健康管理服务人才的核心竞争力。

（三）优化课程体系，强化实践技能满足多元化社会需求

在健康产业的背景推动作用下，应当对健康管理产业的相关政策体制及机制进行合理优化，建立一套系统、完整的产业综合体系。促进健康服务与管理和互联网的一体化，对学科的建设内容进行优化，带动产业的健康发展；同时不断地改进人才的培养模式，对人才的竞争力培养思路进行创新，充分激发专业人才在产业服务方面的潜力，使专业人才的能力得到深化，促进健康产业的发展，实现整个健康市场的产业深化。

以培养健康管理高素质技能人才为宗旨，参照行业不同的就业岗位进行产教融合

的教学模式，进行针对性的培养，充分响应用人单位的实际和潜在需求。高校与健康管理行业优质企业之间应尽快形成协同培养机制，尽快探索建立网络化人才培养体系。一方面实现高校之间教学资源共享，互相借鉴，扩展学生理论知识；另一方面，通过校企合作机制，应用企业优质实践教学资源，创新教学过程，切实强化学生实践能力的培养。在进行人才培养的时候，应结合实际情况对课程体系进行调整，充分利用课堂实践，对理论知识进行深化，锻炼思维逻辑能力，使学生从问题中学习知识并将抽象的理论知识转化为实际技能的感知知识。另外，通过为学生提供毕业前的产教融合的独特学习模式，增加其工作经验和基础知识以及在市场上的适应能力，使专业人才的综合能力得到提升，核心竞争力的独特优势也可得到一定程度的提高。

利用产教融合的人才培养模式，以半开放的方式令学生走向社会，借助理论知识作为实践基础，将感知到的知识转化为实践技能，通过学生真正地与社会接触来锻炼学生的适应能力，并将空洞的理论知识向实际的动手能力转化。通过产教融合来强化专业人才的实践技能，以满足各个层次和类别的人们的健康需求，将社会需求转化为属于自身的独特优势，让自己的竞争优势难以被他人所替代，从而做到不被主流市场所淘汰，并且利用多元化的需求培养来强化实践能力，对人才的核心竞争力的培养进行更完善的优化，对培养过程做出形成性评价及培养模式的实时更新。

（四）建设高质量师资队伍，培养专业人才

面对健康产业的快速增长，专业人才是促进高质量发展的前提和保证。当前每年学校健康服务与管理专业毕业的人才数量较少，但是随着健康产业的发展，社会民众对专业人才的市场需求量正变得越来越大。在条件允许的情况下，学校将通过产教融合的方式，进行高质量人才的输出，适当扩大健康管理专业人才的人数服务于社会大众。

健康管理作为交叉学科，决定了高校要培养合格的能满足社会需要的健康管理专业人才，就必须有一支高素质的教师队伍。教师队伍应精通医学、管理学、社会学、心理学、经济学、统计学等多方面知识，同时还需具备丰富的社会服务工作实践经验，以及较强的科研及创新能力。

为了开发高质量的教育资源，有必要加强对教师的培训，在培训时应当突出学科专业特色，发挥学科优势，并通过合理的学术组成、特定年龄的组成、职务组成和学生学术水平指导专业经验等，提高教师队伍的整体水平，组建出符合专业发展定位及专业人才培养特点的高质量师资团队，使得高校学科建设的综合水平稳健提升。另外，学校应该将关注健康服务与管理专业人才社会需求作为人才培养的重要指标，加强现有的学科建设的能力，引进高水平的教学人才，将教师的榜样作用发挥到最大限度，以提高健康服务与管理人才的理论水平。

在实际教学中，可以采取专家讲课、教学观摩、同行互助等方式，逐步打造一支既能讲授理论课程又能指导专业技能训练的"双师型"特色教师队伍。同时，通过校企合作、校校合作，实现教师资源共享与教学互补，以满足人才培养的要求和学科的发展需要，提升人才培养质量。

（五）强化教材建设，促进专业人才细分

我国健康管理的理论研究滞后于工作实践和应用，专业的教育师资与教材体系也比较缺乏。虽然不同院校的人才培养在充分利用自身教育资源的同时突出专业特色，但一定程度上也反映出健康管理教育缺乏统一的理论和教材体系。健康管理相关专业众多、知识面全而散，一本教材远不能满足教学需求。所以根据专业特色细分教材，培养专项人才是大势所趋，如专业营养健康师、儿童健康师、医疗行政助理等，相应地也应该根据不同的健康管理就业岗位编写更具专业性的教材。在目前的教材中，郭清主编的全国"十二五规划教材"《健康管理学》，可供卫生管理及相关专业使用；对于没有较多医学背景知识的学生可参考使用陈君石和黄建始主编的《健康管理师》。另外还可根据不同的职业特点，选择使用武留信主编的《健康管理师：社区管理分册》，以及王陇德主编的卫生健康行业职业技能培训系列教程用书。

第四节 健康管理人才培养先进经验的启示

20世纪80年代以来，健康管理作为一门新兴学科与行业在西方兴起并日趋完善，目前健康管理专业在美国、日本等发达国家已经发展成为较为完整的学科体系。近年来，随着我国社会经济发展水平的不断提高以及人口老龄化趋势的不断加剧，健康管理愈发受到全社会的高度关注。但是，与快速发展的健康管理产业相比，我国的健康管理专业人才培养仍然处在探索阶段，健康管理专业在学科建设与人才培养模式等方面仍然相对滞后。与我国大陆相比，美国、日本早在20世纪80年代就开始在高校设置健康管理专业，并根据社会发展实际需要对其人才培养体制进行了多次的优化与改革，我国台湾地区也较早开始发展健康服务与管理行业，对于该行业的人才培养已经积累了一定的经验。截至目前，日本、美国及我国台湾地区已经构建起较为完善的健康管理专业人才培养体制，为其健康管理产业的快速发展奠定了坚实的基础。因此借鉴日本、美国及我国台湾地区高校健康管理专业建设经验，对于完善我国高校健康管理专业学科建设、创新人才培养模式等具有重要意义。

一、美国、日本健康管理服务人才培养状况

（一）美国健康管理服务人才培养状况

美国的健康管理以健康保险为发端，在20世纪70年代为缓解国民医疗费用的持续增长，美国政府逐步将健康管理思想纳入国家医疗保健计划，1978年首个健康管理研究中心在密执安大学成立，健康管理正式在美国兴起。目前，美国已经建立起从专科到博士，从应用型到高层次复合型人才的培养体系。美国健康管理专业是运用信息

和医疗技术，在健康保健、医疗的科学基础上，建立一套完善周密和个性化的服务程序，其目的在于通过维护健康、促进健康等方式帮助健康人群及亚健康人群建立有序健康的生活方式，降低风险状态，远离疾病；而一旦出现临床症状，则通过就医服务的安排，尽快地恢复健康。

美国高校的健康管理科学专业所属专业方向是医学照护，其学位主要分为四个种类：① 健康管理专业的肄业证书（类似于大专），时间为两年；② 本科学位，四年完成；③ 硕士学位，上学期间学生可根据个人喜好自由选择具体的研究领域，两年完成学位，甚至可以更快；④ 博士学位，学生要进行一系列的研究及理论知识方面的探索，3~5 年不等。美国健康管理师都是专业的医疗管理人员，为获得从业资质，需要取得国家的认证证书。健康管理专业的核心课程包括：健康学概论、健康规划、健康经济学、卫生法规、人口健康政策、公共健康管理、全球健康学和全球健康治理等。大部分的卫生健康管理课程都将人文科学专业背景与提供健康服务中所涉及的管理理论、实际技能相结合。美国健康管理专业是典型的综合性交叉学科，在人才培养上具有复合型的特点。健康管理专业学生在主修健康管理课程的基础上，辅修医学类、法律类、管理类及信息学的双学位，有的双学位还可以跨校学习，这说明传统的以专业为单位的单一课程的学习已不再适合健康管理专业快速发展的需要。在美国，健康管理常见职业包括医院行政管理人员、健康照护系统管理员、心理健康辅导员、心理医生、医疗和公共卫生社会工作者、言语治理专家和职业治理师等。

（二）日本健康管理服务人才培养状况

健康管理在日本学术界内定义较为宽泛，涵盖范围可包括卫生政策研究、医疗机构管理、运动科学与康复治疗、健康促进与管理等多个领域。目前，日本已经建立了较为完整的健康管理专业人才学历培养体系，涵盖博士、硕士、学士以及职业教育等各个学历层次，一般可分为研究型、应用型和技术型三种类型。其中，研究型以京都大学（人类健康研究科）、庆应义塾大学（健康管理研究科）等日本一流大学为代表，以培养博士、硕士研究生为主；应用型以东海大学（健康管理学专业）、关西大学（人类健康学部）等普通本科院校为代表，以培养 4 年制本科人才为主；技术型以武藏丘短期大学（健康科学系）、秋田福祉专门学校（健康福祉管理系）等专科院校为代表，以培养 2 年制职业技术人才为主。在职业技术资格方面，由日本成人病预防协会主办的健康管理士职业资格考试于 2010 年开始正式实施，截至目前已经有超过 6 万人获得健康管理士资格，影响范围日益扩大。值得注意的是，日本的健康管理士职业资格考试采用"指定校"制度，即日本成人病预防协会在设置健康管理专业的高等院校中选择符合其考核标准的"指定校"（包括大学、短期大学和专门学校），在课程设置、技能实践、考试内容等方面向"指定校"提供指导建议，并根据社会实际需求进行动态调整，便于学生在毕业之前获得健康管理士职业资格的同时也提高实践能力。目前，已有中部大学（生命健康科学部）、东海学园大学（人类健康学部）等

48所高校成为健康管理士指导员资格考试指定学校，毕业生质量获得了用人单位的高度评价。

合理地设置课程体系是实现健康管理专业人才培养目标的关键。日本高校在设置课程体系方面结合各自学校定位、办学层次、学科资源以及人才需求动向，在健康管理专业的课程体系设置方面既存在共性，也有一定差异。在共性方面，日本高校普遍将课程设置为公共基础课（基础科目）、专业基础课（应用科目）以及毕业设计与实践（演习科目）三个模块。在公共基础课方面，各高校侧重于培养学生在哲学、外语、法律基础、计算机应用、人文科学、社会科学等方面的基础知识。在专业基础课方面医学保健类主要设置临床医学基础、临床心理学、公共卫生学、健康运动学、精神保健学等课程；经营管理类主要设置经济学、管理学、统计学原理、社会保障政策、社会调查方法、医院管理学等课程。在毕业设计与实践模块设置方面，日本高校普遍采用产学研一体化人才培养模式，即高校与政府相关部门、医疗服务机构或健康管理企业开展联合人才培养，通过高校与当地健康管理机构合作建设实习基地，高校教师负责选定实习课题后，学生在实习基地由实践教师负责指导完成课题研究，以培养学生岗位适应力和实践能力。同时，高校还在课堂教学过程中根据授课内容定期邀请或聘请政府官员、行业专家等人员开设专题讲座，拓展学生知识面。日本高校一般要求学生在卫生医疗机构、健康管理相关企事业单位经过实践学习与评价后，结合实习过程完成毕业论文或研究报告后才能获得学位。

日本高校健康管理专业在课程设置的差异主要体现在专业基础课模块的特色科目设置方面，如京都大学人类健康科学研究科依托医学研究资源专门设置高级护理管理学、运动机能开发学、脑机能康复学等特色课程，以培养学生掌握前沿高端医疗技术；庆应义塾大学健康管理研究科则设置医疗经营战略论、健康产业开发论、医疗医药产业论等管理课程，侧重于培养学生卫生政策研究与医疗机构管理能力；东海大学健康管理学专业设置营养学、运动学、运动康复学等课程，主要培养学生具备运动与营养相关专业知识的应用能力；关西大学健康福祉学科在宏观政策方面设置社会福利政策、地域福利理论、公共扶助理论等课程，在健康管理技能方面设置健康指导理论、病患沟通理论等特色课程，从两个不同方向培养学生专业技能。

二、中国台湾地区健康管理服务人才培养状况

在我国台湾地区，大多数人认为"健康管理是一种概念"。由于少子化、人口老化以及民众普遍重视健康的状况，健康管理逐渐被运用在运动休闲、个人健康管理和高龄照护等领域。台湾大学院校中与健康管理相关的学系相当多，例如，医务管理学系及公共卫生学系，台湾的中央大学、阳明大学、成功大学、辅仁大学均设立了健康管理专业。但是四年制大学部系的系名直接使用"健康管理"的仅有义守大学健康管理学系、亚洲大学健康产业管理学系及开南大学健康产业管理学系。课程规划重点以个人健康促进及健康产业管理为主。

在台湾高校，健康管理人才培养包括硕博士班、学士班和副学士班3个层次。健康管理人才未来工作场所主要是在政府机构、非营利组织、民间企业、运动中心、医疗体系和长期照护机构。健康管理人才需具备健康知识、了解疾病相关危险因子、进行个人或社区群体健康数据之收集、分析与监控、了解健康政策与法规、与人沟通协调、健康企划案制作、执行与评估能力等。因此该学科集医学、管理学与信息科学等为一体，所以在核心课程中这几类课程必不可少。总体上相应的课程分为四类：第一类是人文类课程，培养学生的国际视野和人文素养；第二类是医学类，如基础医学概论、临床医学概论、预防医学概论、中医学、护理学、康复医学、食品卫生和营养、行为心理学等课程；第三类是管理类课程，对以后从事相关健康产业的管理工作有积极意义，具体课程可以包括医院管理、社区卫生服务、流行病与卫生统计学、健康法规、卫生监督、社会保障、医疗保险、卫生经济、医药营销等；第四类是健康管理类课程，包括健康信息管理、健康测量与评价方法、健康风险检测技术、健康评估技术、健康管理服务提供途径等内容。台湾的课程体系比较全面，同时涉及医学人文类课程，注重培养学生的国际视野和人文素养。

除了高校培养健康管理人才，台湾地区社会上各种社团组织也重视健康管理人才的培育与训练。主要有：台湾健康管理学会的初高级健康管理师培训，台湾健康促进暨卫生教育学会的健康促进管理师培训，社团法人台湾医务管理学会的健康管理师培训，"中华"健康管理协会的健康管理师培训，台湾健康产业协会的健康管理师培训。尽管每种培训班的授课对象或资格限制等有所不同，但证照名称都是健康管理师，并且有些课程内容是一样的，比如心理健康管理、健康饮食与营养、慢性疾病与预防等。

三、启　发

在我国全面实施"健康中国"战略背景下，健康服务市场对于具有较高实践能力、尤其是对符合健康管理服务行业职业要求的专业人才需求与日俱增。健康管理教育从指导思想、培养计划、师资队伍、教学大纲到课程设计都须进行新的改变，以保证我国的新一代健康管理专业人才能够适应21世纪国民对健康服务的需求。与之相适应的健康管理专业人才培养模式必须具有前瞻性、综合性和创新性，积极探索健康管理教育培训与人才培养模式，为健康管理学科以及市场发展提供坚实的人力资源保障服务。因此综合借鉴日本、美国及中国台湾地区健康管理人才培养的成功经验，积极探索国内高校健康服务与管理人才培养路径，以更好地适应健康中国建设对健康服务与管理人才的需求，为我国健康服务业输送市场欢迎、学以致用的应用型、复合型管理人才。

1. 细化健康管理人才培养目标

培养目标是高校专业建设的核心，从我国现有设置健康服务与管理专业高校的办学情况来看，普遍存在人才培养目标定位宽泛模糊，由此导致课程体系设置缺乏特色，毕业生知识技能与就业市场实际需求脱节等问题。健康管理服务分为医学服务与非医学服务，在医学院校应强调健康管理医学服务相关理论与技能，在非医学院校应更强调健康管理非医学服务的理论与技能。随着健康服务行业的发展，健康管理岗位及工作将会不断细化、专业化，因此健康管理人才培养目标也应该更细化。我国设置健康服务与管理专业的各高校应依托自身优势办学资源，结合办学层次、学校定位以及对未来人才需求趋势进行科学系统分析的基础上准确地制定人才培养目标。如医学背景院校可将培养目标设定为在健康管理领域具有临床医学、护理学、康复医学等知识技能的医疗专业人才；理工背景院校侧重于培养医疗机械、康复器械与信息技术平台研发专业技术人员；财经背景院校重点培养具有卫生政策分析、医疗机构管理等相关能力的政策研究与管理型人才。各高校通过设置各具特色的人才培养目标，从而在全国范围内形成具有丰富内涵的人才培养网络体系，满足健康管理行业不同岗位需求。

2. 构建具有鲜明特色的课程体系

我国各高校健康服务与管理专业在课程体系方面应设置具有鲜明特色的专业课程模块，结合毕业生就业方向强化学生核心竞争力培养。如医学背景院校可设置临床医学、护理学、老年医学、康复医学等课程，将核心能力培养定位于健康管理领域应用医学康复技术的实践能力；理工背景院校可增设医疗机械学、自动化控制、人工智能、网络信息技术等相关专业基础课程，将核心能力培养定位于医疗康复设备与信息平台的设计与开发能力；财经背景院校可增设医院管理学、卫生经济学、卫生政策学等课程，将核心能力定位于培养学生具备较高的医疗政策等分析研究能力。通过在专业基础课模块增设特色科目，避免由于各高校在设置课程体系方面千篇一律、包罗万象而导致毕业生知识结构高度趋同，缺乏核心竞争力的局面。

3. 开展多元化、多层次教育模式

在没有医学背景的院校开设健康管理专业，只能侧重培养其适应医疗卫生单位行政、保险公司、企事业单位等机构的工作技能，如根据各学校特色培养学生的营养指导、运动指导、心理咨询、健康指导、健康信息管理、健康教育、医药经营管理等技能。在医学院校开设健康管理专业，又侧重培养其适应健康管理机构、医疗卫生单位工作的技能，如基本的护理、康复、心理咨询、营养指导、健康危险因素干预、健康评估、慢病管理、中医养生等技能。

4. 完善健康管理技能教育模式

在原有健康管理职业教育的基础上，按照各项健康管理相关技能进行职业培训，如开设健康咨询方向、营养方向、健康保险方向、针灸推拿方向、康复方向、运动健康指导、妇幼保健方向、老年健康方向、中医养生、社区健康、学校健康、企业健康等。在学习理论的基础上更强调操作能力，延长脱产培训时间至 3~6 个月，并保证操作课时多于理论课时，通过操作考核后才授予学习结业证书。

我国健康管理人才培养的实践时间尚短，在培养目标制定、课程体系建设等方面还需要不断探索和经验的积累，在夯实应用型人才培养的同时，应该鼓励更多的综合性高校开展健康管理复合型、研究型、领导型高层次人才的培养，丰富人才梯队，为国家大健康的建设提供智力保障。

思考与练习

1. 思考题

（1）为什么需要大力培养健康管理服务人才？

（2）健康管理服务人才的核心竞争力有哪些？

（3）如何培养适应社会发展的健康管理服务人才？

（4）美国、日本及中国台湾地区健康管理人才培养的经验有哪些？

2. 训练设计

实地调研一家健康管理服务企业，分析当前健康管理企业的人才需求状况及市场满足情况。

第十章

健康管理服务过程

 学习目标

（1）掌握健康管理服务过程、健康管理服务接触、服务蓝图等概念。

（2）掌握健康管理服务流程设计的原理与方法。

（3）掌握健康管理服务过程中服务人员与顾客的互动情况。

（4）熟悉服务接触点与关键时刻理论。

（5）了解健康管理服务过程的组成要素。

案例 10-1

近年来，随着中国经济的快速发展及国际化进程的不断加快，人们对高端医疗的需求日益增多，北京、上海、广州等一线城市的高端医疗机构迅速兴起。其中既有完全独立运营的全科性综合医院或诊所，也有依托公立三甲医院优势资源的国际医疗服务实体，如诸多知名公立医院设立的国际医疗中心、特需医疗部等。这些高端医疗收费较普通医疗偏高，是社会基本医疗保险无法涵盖的，需要购买商业健康保险来支付。为简化商保理赔过程，北京市某三甲医院国际医疗部开设了商保直付服务窗口，并经过不断探索和改进，梳理出商保直付流程，如下图：

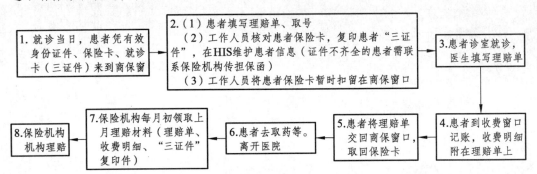

图 10-1　商保直付服务流程

但在运营过程中，商保直付服务流程就显现出较多问题：

（1）窗口排队情况严重。该服务流程的第 2 个环节，工作人员需核对商保患者保险卡及身份信息、手动复印患者证件，还需患者填写理赔单，人工操作相对烦琐，耗时较多。另外，商保患者就诊结束后还需要回到商保窗口归还理赔单、取回保险卡，因此容易引起排队，导致患者不满。

（2）申请担保函手续复杂。在服务流程的第 2 个环节中，如果患者证件未携带齐全，如忘带保险卡，那么窗口工作人员因无法判定患者商保身份，会要求患者联系保险机构给医院传真担保函，否则此次就诊需要患者先自费。多数情况下，患者会选择联系保险机构，但由于保险机构审核患者身份及保险福利、发送担保函需要一定时间，会引起患者过多的等待，进而导致患者出现不满情绪。

（3）医生忘记填写理赔单。在服务流程的第 3 个环节，患者就诊过程中，如果患者没有将理赔单交于医生填写，则理赔单诊断信息空缺，从而导致保险机构拒付。因此，窗口工作人员会要求患者返回诊室让医生补填理赔单，如此会让患者重复跑路，也干扰到医生的诊治。

（4）患者忘记归还理赔单。商保患者在完成前 3 个环节后，如果医生没有开医嘱（药或者检查），部分商保患者会认为无须缴费，便认定就诊结束，离开医院，从而遗漏后面的环节。工作人员则需要联系患者来医院记账，归还理赔单，取卡，增加窗口工作量的同时，也给患者带来极大的不便。

针对上述问题，该国际医疗部尝试采取下面一系列措施去改善：

（1）医院信息系统（Hospital Information System，HIS）自动填充理赔单：该国际医疗部与信息处联合，将各家合作保险机构的理赔单电子版维护到 HIS 取号系统中，系统通过识别商保患者就诊卡里的基本信息来自动填充理赔单，从而节省患者手动填写理赔单的时间。

（2）高拍仪存储证件图像：为简化窗口工作人员手动复印患者证件的操作，同时解决患者证件不齐全需申请担保函的问题，在患者首次就诊时，通过高拍仪将患者的证件（包括保险卡、身份证、就诊卡）图像信息保存到 HIS 中，当患者再次就诊时，只需从 HIS 中将证件图像打印出来即可。

（3）确保理赔单诊断信息完整：一方面，该国际部将商保服务列为出诊医生入科培训的重要内容，告知医生填写理赔单的重要性并示例如何正确填写理赔单，还将其列为绩效考核内容，对屡次忘记填写理赔单的医生酌情扣绩效奖金。另一方面，为就诊的商保患者建立纸质病历，并由病案室永久保留，如医生忘记填写理赔单，或保险机构理赔时有异议，均可申请复印。

（4）针对患者忘记归还理赔单的问题，商保窗口制作了流程提示条，每名患者完成取号后，工作人员都会附赠一张流程条。

商保直付服务措施的改进效果显著，但是该院认为还需要进一步探索来完善服务流程。

（资料来源：马盼盼，李君，赵冬旭，等．高端医疗中商保直付服务流程优化探究[J]．中国医院管理，2019，39（4）：72-73，本文有修改）

问题讨论：

你认为上述服务流程还需进一步完善的原因是什么？结合服务流程设计方法及社会发展实际，你有哪些更好的建议吗？

健康管理服务的生产与交付是同时进行的，服务需要持续一段时间，具有较强的过程性，这一过程也是消费者与服务组织或服务人员密切接触，并感知服务质量水平的关键环节。由此可以看出，整个健康管理服务提供过程中的每个细节都可能会对整体服务质量产生影响，从而影响口碑。因此，优化服务过程的设计与管理是提升整体服务质量和顾客价值感知的重要因素。

第一节　 健康管理服务过程及特征

由于健康管理服务具有无形性的特征，其生产与消费是同时进行的，也就是说，消费者在购买过程中，需要通过服务过程来感知和体验，从而评价此次服务的效果。因此，消费者从服务产品中获得的满足，不仅来自服务产品，也来自服务传递的过程。比如健康体检，消费者除了对体检项目的准确性进行评价之外，还会评价体检的全过程，如环境布置、体检秩序、工作人员态度等。

一、健康管理服务过程概述

美国服务营销学者斯蒂文·阿布里奇指出，服务流程是从顾客的角度来观察事物，也就是指顾客感受到的，由企业在每个服务步骤和环节上为其提供的一系列服务的总和。健康管理服务是所有服务中一个细小的分支，其服务过程是指企业或组织将服务产品交付给消费者使用，在使用过程中安排的时间、活动、程序、工作流程等。

服务具有动态性，而这种动态性就是在服务过程中创造出服务的价值。这一阶段也是服务人员与消费者直接接触的阶段，是前期服务产品设计真正发挥效用的阶段，顾客在服务过程中不仅使用产品，更能体验服务水平，对企业或组织形成整体印象。因此，这一阶段的成功与否决定着消费者未来的选择和对品牌的信赖，对整个健康管理服务营销来说是非常重要的。因此，健康管理服务过程或流程的合理性，以及有效设计服务过程，是提高服务质量，赢得消费者满意的关键环节，这需要企业或组织对整个服务过程进行精心设计和有效管理。

比如一次完整的就诊服务全过程中，可能要发生进入医院停车、跟导医咨询应该看哪个科室、挂号、就诊、缴费、抽血检验或检查、缴费、取药等多个直接接触的细节，而这些细节都直接影响着患者的就医体验。实际生活中，我们不难发现很多人对医院就诊存在诸多不满，如排队过程中"熟人插队"、咨询时医务工作者态度不友好等。除了这些前台与患者直接接触的环节，健康管理服务全过程中，还包括后台的检验、药品的采购等。一次完整的服务过程包含前后台的服务，是一个前后衔接的完整流程，无论是消费者直接接触的前台，还是看不见的后台，都会影响服务质量。

案例 10-2
台湾艾滋器官移植事故

2011 年 8 月 23 日，中国台湾地区的一男子坠楼后转了几家医院，最后被送到台湾新竹南门医院，医生判定脑死亡。次日，其母亲同意捐献器官，但她并不知儿子是艾滋病感染者。随后台大医院和成大医院两家医院在接到器官捐献通知后派出医疗小组，当天前往新竹南门医院摘取了各自需要的器官，台大医院器官移植小组取走了肝、肺、肾等 4 项主要器官，成大医院获得心脏，之后给各自医院的患者（共 5 名）进行了器官移植手术。但移植手术 48 小时后的 8 月 25 日，台大医院才在器官书面检验报告中发现了器官捐献者艾滋病病毒测试为阳性的结果。器官移植要求抢时间，迅速和高效是成功与否的关键。按照器官移植的标准化流程，在检验环节，检验师先将检验结果上传到医院病历系统，与器官移植医院的协调师进行电话沟通，协调师再登录电脑系统确认病历，然后通知移植团队，主刀医师再次进入病历系统查看检验结果。标准化的流程要求的关键是反复确认，但是在实际操作中，为了速度，加之工作量大，有的步骤常常会被省略。因此，该事故就发生在检验师和协调师电话沟通中的失误，检验师说的是"reactive（阳性）"，而协调师说听到的是"non-reactive（阴性）"，主刀医生由于对协调师的信任，动刀之前未进行再次确认，最终导致艾滋病感染者的器官被当做正常器官而植入他人身体。

（资料来源：三联生活周刊 2011 年第 38 期，有修改）

在整个服务过程中，无论是哪个环节都应该谨慎对待，尤其是不会与消费者直接接触，不接受消费者直接监督的环节，有时候更需要工作人员的自我监督，也需要服务组织的科学优化和完善。

二、健康管理服务过程的特征

对顾客而言，服务是体验。对组织而言，服务是设计和管理创造美好顾客体验的过程，也是构建服务体系的过程。企业或组织在制定或设计某项服务时，往往会有不同的途径和方法以供选择，但如何选择正确和高效率的途径和方法，一般取决于健康管理服务过程的特征。

1. 有效性

有效性是指一项健康管理服务的过程能产出期望的效果（或结果），这也是服务过程制定和管理的意义所在。不过，有效性并非只有有效和无效两个极端，而是代表一种程度，即所产生期望的效果如何，是否能达到预期制定的目标。对于服务过程来说，保证其具有有效性的关键在于服务承诺，服务承诺是服务组织对其所提供服务的期望质量或使用寿命的一种保证，贯穿整个服务过程。因此，服务组织要敢于和善于提出服务承诺，尤其是因为健康管理的学科特性，更需要服务组织在制定和设计服务项目时，合理设定服务承诺。

案例 10-3

"**软胶囊，滋阴生津，益寿延年""服了**片，根治糖尿病，承诺无效退款"……电视上、广播里，我们时常能听到类似的广告词，将疗效吹得神乎其神，但其"葫芦"里卖的多是保健食品，也就是具有某些特定保健功能或者以补充维生素、矿物质为目的的食品。其适宜于特定人群，具有调节机体功能的作用，但不以治疗疾病为目的，并且对人体不应产生任何急性、亚急性或慢性危害。保健食品和普通食品一样，不具备治疗功能。但保健食品广告往往会运用医疗术语夸大疗效，且用词夸张，如此虚假宣传会使一些公众轻信广告内容，购买不必要的产品，甚至贻误病情。因此，不合理的服务承诺，不仅会给消费者带来危害，延误治疗的最佳时机，同时还可能触犯法律。广告法明确规定，保健食品广告不得涉及疾病预防、治疗功能，不得声称或者暗示广告商品为保障健康所必需。

（资料来源：http://www.360doc.com/content/15/1231/14/29839231_524416886.shtml）

因此，对于健康产品或健康管理服务产品做出的治疗或预防承诺，虽然可以吸引消费者，但在服务过程中若未兑现，将可能适得其反，不仅损害服务组织的信誉，还有可能触犯法律。服务组织在做出服务承诺时，可以采取低承诺和高传递的策略，即审慎地对服务提供低承诺，以提高超越顾客期望的可能性。总之，服务过程的有效性需要服务承诺来辅助和提升，组织需要控制承诺，使其和所提供的服务相一致。

2. 生产率和效率

服务生产率不同于传统生产率对产出量的关注，消费者更看重的是服务的质量。埃斯莫·沃立宁指出服务生产率的公式为：

$$服务生产率 = （输出质量 + 数量） / （输入的质量 + 数量）$$

如某维修点的服务生产率为：

$$服务生产率 = （产品维修的效果 + 数量） / （技术人员数量 + 技术含量）$$

而效率是指服务传递过程中能否以最小投入达到最高产出的目的，从而实现最理想服务过程的特性。服务组织要想提高服务生产率，需要有效地运用器械设备，加强职位专门化和提高相应的管理水平。同时，还需关注人员、设备等的输入是否与输出目标相匹配。比如某基层医院以治疗常见疾病为主，但有对口支援企业捐赠了大量的呼吸机、血液透析机等，因为并无救治相应病人的其他条件，这些仪器一直被搁置。

健康管理服务过程中的生产率和效率直接影响服务过程的效果。消费者对于服务持有两种不同层次的期望，一是理想的服务，即顾客渴望得到的服务水平；二是适当的服务，即顾客可以接受的服务水平。两种期望水平分别构成了顾客对服务整体期望的上下限，两种期望水平之间的区域被称为容忍区。如图 10-2 所示。

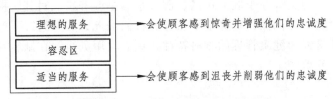

图 10-2　顾客容忍区

值得注意的是，顾客的容忍区不是一成不变的，随着服务质量、环境和其他信息的介入，顾客会适当地对服务水平的期望值进行调整。因此，针对顾客对服务组织所提供的服务过程产生的效果反应，对服务过程中的生产率和效率进行及时改善和补救，是直接提升服务质量、提高顾客满意程度的有效途径。

3. 合理调整产能

产能是对组织服务过程中能完成的工作量的一种衡量。无论是服务人员还是机械技术和设施，其产能都不是固定的值，会随着时间、人员身心状态、工作强度、顾客具体要求的变化而变化。比如，一名医生在不同时间段内看诊的患者数量是不同的。当服务产能达到最大值，也就是指有限的时间里面服务了最多的消费者，那也就意味着有效性和效率的缺失，满意度也会随之下降。因此，组织需要掌握和关注需求的波动性，判断波动性产生的原因，并尽快根据新的需求水平对过程产能进行调整。过程产能的调整会直接导致成本的变化，因此调整的前提是过程设计的管理者需要准确掌握和预测需求数量的变化，确定需求的变化不是一时性的波动。比如有体检中心发现，下半年是体检的高峰期，由于下半年办入职、单位组织体检的比较多，为了满足需求，体检中心提前半小时开门，下班时间也往后推延，但依然会因为排队时间长等因素导致满意度的下降；再者，延长工作时长，也会导致工作人员状态不佳，导致出错率增加，服务质量下降。如果体检中心在调整服务过程中，不做预估，直接增加人员储备等，可能会导致上半年服务资源提供过剩，成本增加。因此可以跟合作的单位协调，调整体检时间至上半年，以达到调整的目的。

4. 可靠性

可靠性指的是在健康管理服务过程中，其可依赖性不会因为时间或环境的变化而使服务效果变质。这不仅是消费者提升对服务组织忠诚度的直接原因，还是服务组织可持续发展的重要前提之一。健康管理服务作用客体多样化，因此多为个性化的多元服务，其灵活性较强，顾客能感知到可靠性的敏感程度较弱，这需要服务组织在设计服务过程中，根据自身服务特征进行服务过程相关特性之间的协调。比如，很多人在患病后都会去网络上搜索疾病的原因、治疗方式等相关信息，但是同样的疾病又存在个体化差异。同为糖尿病患者，在慢性病管理过程中，因每个人的饮食习惯、生活方式、身体状况、性格等不一样，具体的治疗方案及干预措施也会不一样。如何让患者能够选择相信和依赖，服务过程中的有效沟通也很重要。

5. 严谨性

严谨性是指学科的特性。健康管理服务指运用医学、管理学等相关学科的理论、技术和方法，对个体或群体健康状况及影响健康的危险因素进行全面连续的检测、评估和干预，以实现促进人体健康为目标的新型医学服务过程。健康所系，性命相托。其严谨性体现在无论是健康信息采集、健康风险评估还是健康干预，均需按照相应的标准、规范操作，才能确保服务达到预期的效果，而不出现误诊误治，危及健康或生命。

案例 10-4

某孕妇在 A 医院进行产检时，其超声结果显示：胎儿心脏位于胸腔内，由四腔心观"＋"字结构存在，房室大小比例未见异常，左右心室流出道可见，不排除非典型穿隔血流。超声提示：中孕单活胎，超声估测约符合 25w＋5d，建议定期检查。孩子出生后不久被发现存在心脏杂音，到 B 医院住院治疗，诊断为：室间隔缺损、多发房间隔缺损、肺动脉高压、声带麻痹，并行室隔缺损修补术＋房间隔缺损修补术。后 A 医院被告上法庭，经法院审理判决，被告 A 医院作为接诊医院，在四维彩超报告中对"显示不清的结构"表述不够清楚，"建议定期复查"也并不够具体，未按照相关医疗规范明确告知"2～4 周内再次复查 1 次"，致使患儿父母丧失选择优生优育机会，存在过失。

（资料来源：http：//www.110.com/ziliao/category-103-page-1.html）

三、健康管理服务过程的要素

健康管理服务过程是事先规划、人员协调、资源投入和控制、将产品传递给消费者的全过程，其中会发生成本，产生效益，得到系统的产出。其包括以下要素：

1. 流程规划

流程规划是对健康管理服务行为的规范化和统一化，使服务水平、数量、质量以及所实现的功能能够达到市场的要求，使顾客满意。

2. 设备布局

这是指对健康管理服务过程中所使用的所有设备的摆放、材料的准备、顾客所处的地理位置、器具的维护保养等进行布局，这样在进入正式服务时，对顾客的服务会更便利，同时还能保障顾客的安全。比如很多医院会在厕所门上黏贴如何进行大小便取样的温馨提示，在厕所附近设置大小便标本回收点，这样既保障了标本采集的准确，也方便患者的标本送检。同时，在服务产品设计上，做到美观大方还可以吸引顾客，如美国梅奥诊所 Scottsdale 分院有宽敞明亮的大厅、室内的人造瀑布、俯瞰远方绵绵山脉的窗口等，既可吸引患者，还可缓解患者及员工的压力。

案例 10-5

很多急诊患者到院就诊时，可能在需要找医生诊断的同时还需要 X 线检查、抽血检验、取药、打针等服务。以前经常会出现病人或家属向碰见的医务人员问路，寻找注射室、检验科等，给医务人员带来工作压力，致使他们不能专注于工作。还容易让本就有身体不适的患者出现不耐烦或者不满的情绪，若再遇上医务人员情绪不好，甚至可能会引发纠纷，降低服务质量。因此，中国香港公立医院在急诊室的地面上，贴上不同颜色的指引条，如黄色引往注射室、红色引往 X 光检查、蓝色引往抽血检验、绿色引往药房等。这为患者接受医疗服务提供了方便，减少了各类服务人员为病人指引的时间，更避免了不必要的矛盾。

3. 时间安排

从筹备服务开始到服务结束为止，应对整个服务过程进行详细的时间规划，尽量保证服务能在规定的时间内完成，使效率和资源使用频率达到最高。如在体检服务中，每一款体检套餐做完所有检查需要多长时间，所有检查做完后出具报告需要多长时间等都需要事先计划，这样才能更好地安排预约多少顾客，或者告知顾客什么时候可取得报告，提升顾客体验。

4. 作业计划

对于健康管理过程中的每一项服务设计都应该严格参照标准要求，达到规范化、标准化，并在以后的服务中都应达到这一水平，这样才能使服务符合消费者要求，保证质量，同时保持稳定的成本。

5. 库存控制

健康管理服务中以服务为主导，但其仍离不开实物发挥作用。健康管理服务市场需求较少出现瞬息万变，但是在某些特殊时期，依然会出现短时间内产生大量需求，或者长时间内某种物品的需求量较低，这就要求安排好合理的库存水平。比如新冠疫情期间，需要大量口罩、消毒液等，而后续恢复生产后，相应产品需求又趋于平缓。尤其是对于大型设备的购买，更需要前期广泛、有效的市场调研，以减少资金的占用。

6. 作业控制

在具体服务过程中，消费者要求多变，不一定能按事先的安排去做，计划有时可能被临时打乱，甚至会出现紧急情况。因此强调对作业的控制，应掌握信息流的变动情况与各项作业之间的衔接，出现问题及时协调解决，制定相应的应急预案，防患于未然。

7. 质量检测

对重点部门和重点环节的质量进行抽查、监控，对服务质量及时检测，及时回访，以确保服务达到预期的效果。

8. 预　　测

在健康管理服务过程中，对消费者健康状况可能发生的变化以及其需求转移、替代产品的出现等情形做出预测，以改进当前的服务质量，或者开发新的服务项目。

以上要素是提供健康管理服务过程中所必须解决的问题，这些要素之间相互联系、相互影响，因此要求我们必须做好调研、统筹、规划，在整个服务过程中及时随访跟踪，以保障服务价值的产出。

案例 10-6

2016 年 1 月 25 日，一段名为"女孩怒斥医院号贩子"的视频在网上热传，视频中身穿白色羽绒服的女孩带着哭声指责医院保安"不作为"，不管号贩子的猖獗，自己"排那么长时间的队却挂不到号""一个 300 块钱的号他们朝我要 4 500（元），老百姓看个病挂个号咋这么费劲呢，医院挂号的人、票贩子里应外合"。女孩对着挂号窗口位置大声喊"我们凭本事大早上在那等一天，挂不上号。你票贩子，哪怕说你站在这挣本事钱，站着受冷也行。你们票贩子占个东西，最后快要签到了来了 10 多个人往这一站，你们是啥呀？"并不断质疑"票贩子安排排队，保安不安排排队，票贩子把自己人都安排在前面，后面的老百姓不敢吱声"。后续涉事医院回应无保安参与倒号的行为及证据。人民网指出该段视频所暴露出的"黄牛"猖獗等广受诟病的医院就诊问题，值得高度关注并推动解决。针对"看病难，看病贵"的问题，各级政府采取了各项改革或整治方案，取得了一定的成效。但仍时有一些负面事件发生，很大程度上也需要医疗机构做好统筹规划，抓好细节，提高就医体验。

（资料来源：人民网-观点频道）

思考：

在此次事件中体现了哪些要素，需要怎样改进才能做到真正的为人民服务？

四、健康管理服务过程的重要性

健康管理服务过程是整个服务营销的重要环节，可直接产生服务价值，创造经济效益，其重要性体现在以下两方面：

1. 从最终消费者视角观察

顾客是服务的最终使用者，服务产品的好坏、服务水平的高低均由他们判定。由于健康管理服务生产和消费的同时进行，顾客直接参与服务的全过程，与服务人员直接接触，他们拥有最直观的感受。某些我们自认为合理高效的程序，从顾客视角观察却是低效而不合逻辑的。比如就诊过程中会发现，医院分有大厅、门诊大楼、检验大楼等区域，功能区域分隔清晰，可以集中缴费、就诊及检验。但在患者实际就诊过程中，通常需要跑各个楼层进行排队检查、取检查结果等，不仅来回奔波耽误时间精力，还有部分患者要强忍着病痛折磨，从而降低就医体验。现在有的医院诞生了"一站式"的服务模式，极大地提高了效率。

比如，某医院新综合大楼启用后推出了"一站式服务"，即将内、外、妇、儿、眼、口腔、耳鼻喉及有关医技科室等各科归为独立诊区单位，在一楼大厅取消挂号、收费处的基础上，成立15个诊区单位的病员"服务岛"。各诊区"服务岛"有护士、收费员及客户服务部人员组成，该岛同时兼挂号、收费、抽血、咨询、预约、发放检查报告等职责。按传统模式，患者就诊时需要在各楼层反复排队，现在减少这些流程，人均可减少用时 1~1.5 小时。在服务过程中还可接受顾客意见，大力提高自动化水平，使顾客少费力，减少人为的影响，提高顾客的满意度。目前各个医院或者机构推出某些自助服务平台，服务过程中减少排队挂号、缴费、取检查、检验结果等人工服务程序，让顾客发挥其协作能力，同时节约人力成本，达到双赢的目的。

2. 注意沟通，凸显有形表达

特鲁多医师的墓志铭写道：（医学的作用是）"有时去治愈，常常去帮助，总是去安慰"。医学发展到现在，依然不能治愈一切疾病，不能治愈每一个病人。因此在健康管理服务过程中，发自内心的关怀是重要的。但它又很难被严格定义，只能通过具体的事物去感受。因此在健康管理服务过程中尤其需要重视口头表达，如果言行不谨慎，可能会产生歧义，进而导致矛盾或纠纷。在医患纠纷中，有一部分就是由于医护人员言行不谨慎、说话不注意技巧导致的。如有医生在为患者进行腰穿时未能一次穿刺成功，说是因为患者"脊柱畸形"导致的，这虽是客观原因的话，但是让患者听了，更是不愉快，从而对医护人员不满，使简单问题复杂化。

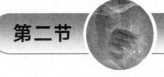

第二节　健康管理服务过程的互动性

健康管理服务过程以维护和促进消费者的身体健康为最终目标，是一个复杂的生产、消费过程。生产与消费过程同时进行，使得整个服务过程处于一种互动的状态，比如，顾客的各种要求会影响到服务人员的表现力和工作效率，同时服务人员的行为方式也会影响顾客的整体印象，双方在频繁互动中相互了解，共同创造价值。健康管理服务过程中的互动主要包括顾客之间的互动、顾客与员工之间的互动、员工之间的互动等。

一、互动性的具体表现

1. 顾客与员工之间的互动

健康管理服务是顾客深度参与的服务，在保健、医疗、美容等服务过程中，顾客必须与服务提供者发生相互作用，才能创造服务价值。例如，患者必须陈述病情，与医生发生互动，才可能得到良好的医疗服务。顾客与员工之间的互动可分为三类：友好的互动、不友好的互动和过于友好的互动。

（1）友好的互动。在健康管理服务过程中，顾客既是服务的接收者，更是服务生产的协作人，无论是健康信息采集、健康风险评估还是健康干预，都需要顾客的积极配合。如顾客能积极配合提供健康信息，不仅使整个健康管理服务过程的效率提升，还会给涉及该服务过程的员工留下美好的服务经历，从而鼓舞他们更加积极地为顾客提供优质的服务。

（2）不友好的互动。顾客对员工的工作做出了不恰当的评论，或者不积极配合工作等，都可能引发不友好的互动。顾客与员工之间的误解常常是引起不友好互动的主要原因。导致误解产生的原因，一方面是由于顾客对员工提供服务时的部分行为不理解，如健康信息采集时，经常有人会刻意隐瞒或者错误提供信息，主要源于他们担心泄露隐私，又或者是对这些信息作用的不理解。另一方面是由于顾客缺乏对健康的全面认知，存在过高期望，一旦实际结果与期望产生偏差，就可能产生误解，甚至导致纠纷的产生。

（3）过于友好的互动。任何事情都应该有度，顾客与员工之间若发生过于友好的互动，也可能会影响服务提供的质量。如医生在诊治过程中，想与患者成朋友，过多地聊天等，容易干扰理性判断，从而影响诊治效果。还可能会影响到工作效率，进而影响为其他顾客提供服务的质量。

值得注意的是，在整个服务过程中，员工与顾客之间的互动不仅表现在面对面的交流和沟通上，还表现在邮件、电话等一系列的辅助工具帮助下的信息传递。无论是哪一种，员工都应该时刻对顾客的行为做出正确的判断，从而有效地识别顾客的需求，以便进一步跟踪服务质量，并在问题发生时及时采取相应对策。员工与顾客互动的这一行为，使健康管理服务更具灵活性，有效地运用这一灵活性可以降低服务出现失误时所带来的风险和损失。

2. 顾客之间的互动

顾客之间的互动有广义和狭义之分。广义的互动是贯穿于顾客消费服务前、消费服务中和消费服务后的整个过程，不仅包含服务现场中的互动，还涵盖了服务现场外顾客之间的各种互动形式，如口碑传播等。而狭义的互动是指顾客在健康管理服务消费过程中，因同其他消费者共享员工服务、服务环境或服务设施等，进而通过语言交流、身体接触或其他方式产生相互联系和相互影响。

当顾客接受服务时，在场的其他顾客及其行为会影响该顾客享受服务的质量，甚至对其感知服务质量的影响比服务人员更为深远。有研究认为，顾客之间的互相影响相当普遍，既有积极正面的影响，也有消极负面的影响。其他顾客的影响既能丰富顾客的服务体验从而提升其对服务机构的满意程度，反之，也能降低满意程度。

3. 员工之间的互动

员工之间的互动体现在健康管理服务过程各环节、各部门的衔接与配合之中。顾客接受服务的过程中，在任何一个细小的环节遭受了不满意的对待，都会影响其对整个服务过程的评判。因此服务组织应该注重员工之间的互动，加强员工之间的良好协作，促使养成团结互助的习惯，方能使顾客满意。

（1）设计好服务流程。如绘制服务蓝图，并让全体员工熟悉整体环节，把握顾客接受服务的过程，尤其要让员工掌握各个关键服务接触点的应对技巧，以便协同配合。

（2）强化服务行为规范。对服务过程中各个环节进行服务行为规范，使每位员工掌握必备的服务技能和技巧，让顾客能始终如一地感受到服务组织给予的各项承诺。

（3）强调互相补救、紧密配合和及时沟通。错误是永远不可能避免的，因此在服务过程各环节，应先预测可能会出现的各种情形，并做好预案；同时强调互相补救、紧密配合和及时沟通。顾客在前面获得的满意，应在后面得以延续和提升；顾客从前面体验到的不满意，应在后面得到补救，以减轻乃至消除其不满意感。

（4）将"责任制"落实到位。这既是健康管理服务组织基本的服务管理理念，也是服务中方便顾客的重要措施。当顾客提出问题需要帮助时，第一责任员工应及时、主动地给顾客一个满意的解决方案，避免互相推诿，延误补救时机。

健康管理服务过程的互动性还体现在员工与服务系统之间。制定严格的规章制度去约束员工的行为，可能会影响其工作积极性，同时还会影响其工作能力的发挥，尤其是在遇到突发情况时，难以独立做出决策，失去处理问题的最佳时机。而给予员工高度的灵活性，便宜行事，则其规范性就难以控制和把握，有可能会影响服务效果。因此，在进行服务流程设计时，也必须考虑到这种互动性。

二、互动性的影响

1. 顾客参与的影响

（1）影响决策结果。虽然顾客不会参与与服务相关的全过程，但是顾客对最终产品的不满意会影响到最终的效益，因此在某些服务环节上，顾客是在无形参与。如选址时，应充分考虑顾客的方便性，是否方便找到，是否离生活居住地比较近等，尽力拉近同顾客的距离。上海在 2040 年规划中提出 15 分钟社区生活圈的概念（15 分钟是指步行时间），其中提到 15 分钟社区生活圈里要涵盖医疗健康服务等多个生活消费领域。在设备布局上，要考虑为顾客节省体力和精力，尽量减少顾客上下往返跑路等情况，同时注意顾客隐私的保护。

（2）影响工作效率。顾客在与员工的密切接触中，会提出各种不同的需求，某些需求可能存在不合理性，因此可能会打乱原有的工作流程，从而影响到工作效率。尤其是为某些态度不好，或者自理能力差的顾客提供服务时，往往需要更多的员工为其解决问题，进而影响工作效率。另外，在与顾客交流过程中，某些顾客为了弄清客观事实，可能会与员工反复交涉，进而占用大量服务资源。比如，健康管理存在很多专业术语等，常人较难理解，因此在交流时，顾客为了弄清楚，可能会一直纠结，而员工又必须耐心解释。

（3）服务倾向主观。顾客在享受服务过程中，服务产品的质量是影响其决策的一个重要因素，但不是决定性因素，顾客往往以主观情绪来做决策。员工的态度、专业技能、服务技巧、沟通能力等，都在很大程度上会影响到顾客。顾客在感觉自己未享受到与其他顾客同样的服务时，比较心理会促使其感觉到不满。如中医养生馆做局部手法推拿，一样的价格，有人做 30 分钟，有人做 45 分钟，势必会让享受时间短的顾客感到不满。还有当顾客感觉没有受到重视或者某些要求不能立即满足时，也会感觉服务质量差。如等待时间过长，预约排号遇到插队等。因此，服务组织在保证服务产品质量的同时，还应照顾好顾客的情绪。

2. 降低顾客主观影响

在健康管理服务过程中，良好的互动性会提高顾客的满意度，相反则会降低工作效率，因此有必要去主动降低顾客的影响。

（1）利用自动化降低接触程度。服务组织的人力资源是有限的，不会无限扩展，如果与顾客的接触程度越高，则越占用人力资源，尤其是一些常规服务。如对员工技能要求不高、但顾客需求大的一些常规服务会占用大量的服务时间，可通过自动化技术，减少与顾客的接触来减少人力资源成本。例如，很多大型医院开设网络平台，可自主预约挂号、缴费、查看检查检验结果等，进而缩减了挂号缴费窗口，在减少成本的同时更提升了就诊体验。

（2）利用标准化降低需求多样化。在健康管理服务过程中顾客的需求多样，且由于专业性太强，存在对服务产品的理解差异，若让顾客自己搭配产品非常耗时，效果也不一定很好。因此应将服务产品经过仔细调研、分析，主动提供给客户配置好的产品，以节约顾客的考虑时间，同时也节约员工的工作时长，提高工作效率。例如，目前体检机构设置了不同的体检套餐，顾客可直接选择套餐，或参照套餐稍做调整，而不再需要医生逐一开具各个检查项目。

（3）利用作用分离，提升服务质量。将某些与顾客联系不紧密的服务作业与顾客彻底分离，减少顾客关注度。比如体检中心，在顾客检查前就事先准备好需要的各种物资，当操作完成，顾客离开之后，再进行整理，这样可以高效完成工作，同时避免失误，提升服务质量。

3. 服务体系内的矛盾冲突

服务体系内的互动更多体现在相互的矛盾冲突上，健康管理服务组织中的服务过程管理涉及营销、人事、作业和功能实现，这些内容之间都是相互交叉重叠的，各自目标不同，容易引发矛盾。

（1）营销定位不同。健康管理过程中的服务人员都希望从自己的专业领域给每一位顾客提供更优质高效的服务，而营销主管则考虑到的是总体顾客的需求。

（2）成本和收益约束。服务人员主要考虑降低成本，提高工作效率，而营销主管主要考虑收益率。

（3）时间与新服务项目冲突。服务人员希望保持稳定的服务，而营销主管则希望不断扩展新业务，但毕竟时间有限。

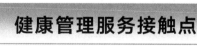

第三节　健康管理服务接触点

健康管理服务接触点是指在健康管理服务情境中，服务提供者与接收者之间的互动,是前者向后者展示服务的时机,也是顾客与服务系统之间互动过程中的"真实瞬间",是影响顾客服务感知的直接来源。因此,服务接触点是顾客评估服务质量的重要途径,加强服务接触点的管理是提升服务质量的关键。同时,根据服务接触点设计服务流程更能准确地满足顾客的需求。

一、健康管理服务接触点的分类

服务接触点主要存在于服务组织与消费者之间,是通过服务、环境、沟通、产品等要素在交互过程中产生的。接触点类型较多,大致可以分为人际接触点、数字接触点和物理接触点。

1. 人际接触点

人际接触点多强调人与人之间的接触点,可分为直接的人际接触点和间接的人际接触点。健康管理服务人际接触的方式主要有面对面接触和电话接触。

(1)面对面接触:顾客与服务人员直接发生人际接触,这是健康管理服务中较常见的服务接触。这种方式既会因为员工的语言因素,也会因为非语言因素影响顾客对服务质量的判断。在健康管理服务中语言因素尤为重要。1988年世界医学教育大会发表了著名的"爱丁堡宣言",认为科学虽然会继续给人类带来丰富的成果,但人类需要的不只是医学科学,需要的是作为整体的人类健康,需要作为完整人的健康。"病人理当指望把医生培养成为一个专心的倾听者,仔细的观察者,敏锐的交谈者和有效的临床医生,而不再满足仅仅治疗某些疾病。"在语言交流的时候,需要注意语言的内容,尽量避免使用专业术语,将专业知识生活化,同时还需要注意语言的语气、语调、语速等。需要牢记的是,倾听是沟通中最主要的方式之一,某种意义上也是最容易做到又最不容易做到的一种沟通技能。

非语言因素包括工作人员的仪表、服装、姿势、态度、面部表情、视线以及他们所使用的工具、设施、设备等。一般情况下,整洁专业的仪表和服装,训练有素的姿势、热情诚恳的态度以及良好的设施、设备会提升顾客的满意度。但是,健康管理服务在此基础上,需要继续更深层次地研究和打磨,为顾客的生理、心理健康提供更多保障,提升服务质量。比如粉色能给人柔和、温暖、和谐的感觉,因此较多医院将这个颜色设计成为产科、儿科的护士服,使孩子们看到护士时,不会害怕;绿色代表旺盛的生命力,当病重的患者看到绿色时,内心会多一份对生的渴望,所以也常常是重症病房或急诊科的医护人员所穿工作服的颜色。

(2)电话接触:顾客与组织工作人员通过电话的方式进行接触。比如电话预约挂号、电话咨询等。随着互联网技术的发展,网络就医咨询越来越流行,尤其是在新冠疫情期间发挥了巨大的作用。这种方式中,工作人员的语言、语调、语气、知识素养、反应态度、节奏、情绪等都会成为顾客判断服务质量的重要标准。

2. 数字接触点

数字接触点主要是指手机App、网络平台等存在于屏幕内的数字系统的接触点。手机App中图标的位置、图片的显示、页面的跳转,交互媒体中的表情识别及动作捕捉等，都属于数字接触点。比如在医院的网络平台进行预约挂号、缴费，自主取各类检查检验报告等。这类方式因为没有发生人与人之间的接触，可以避免因工作人员情绪、态度等导致的矛盾，同时还可以让顾客感到更便利，提升工作效率。但是，在这类接触中，设施、设备等的性能、质量、保养、维修和管理等还是可能会对顾客的满意度起到影响。韩国曾有一款移动医疗产品"My Doctor"，主要为用户提供各种药物的搜索和查询功能，但由于多数药物的命名为专业术语，人们很难记住药物的名称，从而直接影响用户体验。在后期维护中，设计师在药物搜索的组件中提供了药物"形状"进行筛选的功能，帮用户解决了之前药名难记忆的问题。

3. 物理接触点

物理接触点主要指的是服务提供者与接受者之间有形的、物理的接触要素，如产品、设备及环境等。比如，在顾客到达体检中心后，会有专人指引顾客去前台登记信息，在登记信息的表单上，服务人员将关键信息标注，既方便顾客填写，也方便服务人员对关键信息的高效处理。随后，再由专人指引顾客去到候诊区，可以坐在沙发上一边看着电子屏播放的健康咨询，一边等待被叫号看诊。在这个过程中，被标注的表单、笔、沙发、电子屏等要素就属于物理接触点。这些有效的物理接触点的拼接，让顾客虽然还未真正地接受体检服务，但已经感受到了体检中心的服务品质。

不过，不同类型的接触点是可以相互融合和相互转换的。比如，我们通过网络预约平台进行挂号预约，然后再线下就诊，这就实现了数字接触点与人际接触点的转换。再者，以韩国医院的导航为例，韩国的很多医院里面，为了做空间指引，地面上都会标注带有颜色的线条，让病人能够沿着不同颜色的线条找到不同的场所。但是，我们都知道单靠几条线条是达不到引导目的的，之所以仍采用这种方式，是因为当病人询问时，医院的工作人员可以通过那些线条对病人亲切地说明（如"请沿着红色线，步行大约100米就到了"）。在帮助病人的同时，让病人感受到工作人员的情感呵护，从而传递出医院的服务品质和服务理念等。这就巧妙地实现了物理接触点和人际接触点的结合。

随着"互联网＋"时代的到来，线上线下的边界越来越模糊，服务提供者与服务接受者之间也被更多复杂的方式连接在了一起。因此，很多时候，多类型的接触点可以更加有效地撑起一个健康的、闭环的、可持续的服务生态。在整个服务系统中，发掘和填补有效的接触点，会为提升服务系统的整体实力带来巨大帮助。

二、健康管理服务接触点的影响

每一个接触点，无论是什么类型，都不是孤立存在的，和服务系统中其他的接触点之间都有着直接或间接的联系，进而影响顾客感知质量、服务效率、服务文化。

1. 顾客感知质量

健康管理服务不同于有形产品，服务质量没有量化指标可以衡量，完全根据顾客的期望和对服务的感觉来进行评价。这种感觉在服务接触过程中逐渐形成，并最终得到服务质量的评价。比如，患者去到医院诊疗，最终对医院服务质量的评价除了依据医生是否能治好他的病之外，还涉及医生是否详细耐心地解答了他的问题、护理人员的操作是否娴熟、导医是否热心等。

2. 服务效率

服务接触对服务效率的影响也很巨大。首先，选择对的接触方式会对服务效率带来提升。比如近年来医院逐渐普及网络预约挂号、缴费等功能，既减少了人力成本，也提升了用户体验。但如果针对老年人群，采取同样的接触方式，则可能起到相反的效果。其次，在适当的接触方式中，应多维度、深层次地提升服务技能，逐渐提升用户体验。面对面接触中，可通过培训工作人员仔细观察患者的眼神、动作等多方面表现去理解对方的意图，尽量减少语言交流所花费的时间。比如，部分顾客认为自己所咨询的问题具有隐私性，但又不好意思直接让陪同人员离开时，就需要工作人员能有良好的沟通能力，领悟顾客的意思，并委婉劝退陪同人员。数字接触中，简化操作流程，提升服务设施、设备功能，也能节约顾客大量时间，提升服务效率。

3. 服务文化

服务是一种互动关系和过程，因此顾客的素质、习惯、知识、经验等在服务接触过程中都会对服务人员产生影响，他们在与顾客交互中互相融合，逐渐形成一种具有本地特色的服务文化。比如，云南人喜吃野山菌，但也常有人因为吃菌中毒而入院，因此很多医院都会张贴各种宣传信息，让民众不要采集和食用不熟悉的菌类，吃菌不喝酒，菌子要煮熟煮透等。甚至有的医院还会张贴如何鉴别野生菌的信息。

案例 10-7

有媒体报道，2020 年 10 月 14 日，家住温江的李大爷为了镶牙，和老伴儿转了几趟车赶到某口腔医院就诊，然而到医院窗口，却被告知，目前医院根据防疫规定，已取消现场挂号服务，就医需要提前"手机预约"。医院门口、门诊大厅和各楼层分诊台也贴出"温馨提示"：我院实行全预约挂号，不进行现场挂号，请关注我院官方微信服务号预约挂号。两位老人在医院咨询多人却依然没有看上病，激动得在门诊窗口大喊"你们不能把老人拒之门外啊！"

这则新闻在网上引发广泛争议，很多网友认为此举不够人性化，对不会使用手机的老人不公平，提高了老人的就医门槛。后续院方回应，在取消现场挂号的同时为方便老人就诊，开设了老年患者服务站，有专人在医院门口指导老人进行网上预约。老年口腔科也开通了绿色通道，如果当天还有余号，工作人员会帮助老人挂当天的号，如果没有余号，可为老人登记，有号源时再进行通知。此外，四川省卫健委也发出通知，要求四川各级医疗机构设立老年人等特定人群的挂号、就医通道，为老年人保留人工服务窗口，配备工作人员帮助不会使用手机挂号的老年人预约挂号。

取消现场挂号从总体上看，可改善群众就医体验，不用像以前现场挂号那样为了抢到早上 7 点放号，半夜就在医院门口排队。不过，社会飞速发展的同时，还是会有人跟不上时代的脚步。因此在服务接触中，无论是哪种服务接触，都需要设计者用心体会受众的需求，才能更好地服务于民众。

（资料来源：https://news.ifeng.com/c/80nnCTaAKWW）

第四节 健康管理服务流程设计

健康管理服务流程是服务组织向顾客提供服务的一系列流程。美国服务营销学家斯蒂文·阿布里奇曾指出，服务流程是从顾客的角度观察事物，实质上是指顾客享受到的，由组织在每个服务步骤和环节上为顾客提供的一系列服务的总和。因此服务组织需要详细了解影响顾客感受的所有要素，以及这些要素在服务运营中的地位和作用，并通过服务程序的设计，有效"组装"这些要素。根据服务流程的本质，设计一个与顾客进行健康管理服务相适应的服务流程，主要有两种方法：服务蓝图法、编写服务剧本。

一、服务蓝图法

1. 服务蓝图的概念

蓝图指一种复制图，在建筑等工程学科领域，若要新建一栋房子或者新造一艘轮船，都需要绘制图纸来显示最终成品的样子，并标识详尽的说明。服务蓝图则借鉴了这种方法。因此，服务蓝图是一种有效描述服务提供过程的可视技术，借助流程图，描述、刻画服务提供过程、服务环节、员工和顾客的角色以及服务的有形物件等以直观地展示服务，让服务过程这个宏大的无形结构，具象化、形象化。

1984年，林恩·肖斯塔克最早提出服务蓝图的思想，他指出例如物流、工业工程、决策理论、计算机系统分析，这些过程实质上是相同的，它们都可以使用蓝图技术去描述流程、顺序、关系和从属过程。服务蓝图定位顾客、员工以及服务系统的交互。经服务蓝图描绘，服务可被合理分解成服务提供步骤、任务和完成任务的方法，并且可以识别出顾客同服务组织、工作人员的"关键接触点"，针对服务环节中每一个步骤可能会引发矛盾纠纷的情况、会引起失误的错误步骤，提前做出预防，进而有助于服务组织改进，提高服务质量。

2. 服务蓝图的构成

服务蓝图主要由四个行为部分组成，分别为：顾客行为、前台员工行为、后台员工行为及支持过程。四个主要行为板块由三条分界线分开：顾客行为与前台员工行为之间为互动分界线、前台员工行为与后台员工行为之间为可视分界线、后台员工行为与支持行为之间为内部互动分界线。其构成如图10-3所示。

（1）顾客行为：顾客在购买、消费和评价服务过程中的各种可能的步骤、选择、行为和互动。例如在健康保险服务系统中，顾客了解保险选择权、选择保险计划、完成表格、付账等。

（2）前台员工行为：顾客所能看见的，以及接触到的服务人员的行为和步骤。如前台的接待人员、销售人员对健康保险产品介绍、对理赔材料的收集等。

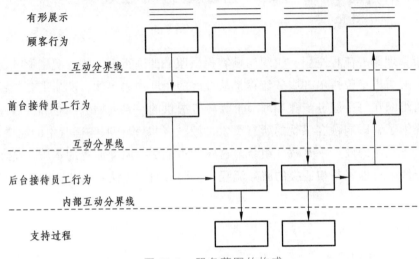

图 10-3　服务蓝图的构成

（3）后台员工行为：顾客看不见的，发生在幕后、支持前台行为的员工行为。如健康保险及健康管理产品的开发、建立医疗健康数据库、对参保对象就诊信息和医药费用审核等。

（4）支持过程：企业或组织内部服务、支持服务人员的服务步骤和互动行为。这一部分覆盖了在传递服务过程中所发生的支持接触员工的各种内部服务及其步骤和它们之间的相互作用。如健康保险公司的业务规范系统、资料管理系统等。

（5）互动分界线：表示顾客与服务组织之间直接的互动，一旦有一条垂直线穿过互动分界线，即表明顾客与组织之间直接发生接触或一个服务接触产生。

（6）可视分界线：它将顾客能看到的服务行为与看不到服务行为分开，清晰地显示出服务组织为顾客提供了哪些可视服务。当一个服务组织能明确理解可视线时，它将可以更好地管理前台彰显给顾客的有形展示和其他证据以及质量信号。"酒香不怕巷子深"，有些服务组织有时候太注重后台活动，以至于完全忽略了顾客对前台的感知。例如，目前较多医院将过多的精力集中于医务工作者业务技能的提升和三级查房制度等，而缺乏导医接待患者或医护回访等方面的标准，进而导致患者对医院服务态度的不满意，使其他努力所取得的服务效果被减分。

（7）内部互动分界线：它对服务人员的工作和其他支持服务的工作进行区分，垂直线穿过内部互动线代表发生内部服务接触。

其中蓝图最上方的是服务的有形展示，典型的服务蓝图设计方法是在每一个接触点上方都列出相应的有形展示。由于服务的本质是一种行为过程，不是某种实物形态，是无形的，因此，顾客需要借助一些有形的、可见的部分来把握服务的实质，并在消费过程中以及消费完成后对服务进行评价。例如，健康保险公司办公室布置、书面文件、工作人员着装等。

3. 服务蓝图的作用

总的来说，服务蓝图作为一种形象客观的服务描述语言和服务管理技术，其主要作用表现在以下几个方面：

（1）通过建立服务蓝图，促使服务组织从顾客的角度更全面、深入、准确地了解所提供的服务。使服务组织能更好地满足顾客的需求，有针对性地安排服务和服务提供过程，提高顾客满意度。

（2）通过建立服务蓝图，研究分析可视分界线上下区域的那些前台、后台接触员工行为，掌握各类员工为顾客提供的各种接触信息，有利于服务组织建立完善的服务操作程序，有助于明确职责、落实岗位责任制，还可针对性地提升员工服务技能等。

（3）服务蓝图描述了整个服务系统，对各部门、员工的职责进行明确标识，有利于增强各部门、团队和员工个人的整体观念，提升他们之间的协调性。同时有助于理解内部支持过程和非接触员工在服务提供过程中的角色和作用，激发他们的积极性和主动性，从而为前台接触员工提供高质量服务创造条件。

（4）蓝图中互动分界线指出了顾客的角色，以及哪些部分顾客能感受到质量，不但有利于服务组织有效地引导顾客参与服务过程并发挥积极作用，还有利于组织通过设置有利的服务环境与氛围来影响顾客满意度。

（5）蓝图有助于服务质量改进。从服务蓝图可以判断服务过程是否合理、充分、有效，还有哪些地方需要调整和改变，所进行的这些改变将如何影响顾客或接触员工以及其他的过程。这些考虑有助于识别失败点和服务活动链的薄弱环节，从而为质量改进指明方向。

（6）蓝图为内外部营销建立了合理的基础。如蓝图为营销部门和广告部门有针对性地选择必要的交流信息、做好市场调查及用户满意度调查工作，或是寻找顾客特别感兴趣的卖点提供了方便。

案例 10-8

某大学新校区新生开学时进行入学体检，体检项目主要为体格检查及抽血检验，由于体检项目较少，且不需要大型医疗器械，因此学校将体检地点设在了礼堂。将信息登记、抽血等设置在大厅，内科、外科、耳鼻喉科（视力、听力等）等涉及隐私的体格检查设置在礼堂的活动室里面。因为入学新生较多，且布置场地时未设置明显的标志，在体检第一天就出现了很多状况，如有人排了很长时间队才发现，需要先登记信息、领取表格后才能进行体检；有人完成了体检后未将体检表上交；有人看哪里有队伍就排，出现重复排队等。这些现象不仅浪费学生们的时间，也导致大部分学生完不成体检项目，拥挤在礼堂，不停地询问，让医务人员不得不停下工作进行解释。并且吵吵嚷嚷的环境，还影响医务人员工作进度。

为了更好地完成体检工作，学校随即对体检流程进行了改进，团委老师除了在各个操作点做了明显标识外，还在体检大厅粘贴了数张简单的"体检流程蓝图"，对体检步骤进行介绍：

第一步登记信息、领取表格（地点：大厅信息登记处 1～5 号，要求：身份证）

第二步抽血（地点：大厅抽血处 6～15 号，要求：可提前脱出衣袖，无需空腹）

第三步耳鼻喉科 1（地点：101～105 室听力检测）

……

第 N 步交表（地点：大厅信息登记处，要求：签字）

注意事项：每一项内容仅需排队一处。

因为有了明显的标识以及流程蓝图，第二天就未再出现第一天的诸多状况，体检工作得以顺利进行。

4. 绘制服务蓝图的流程

服务蓝图的开发需要涉及许多职能部门的员工和来自顾客的信息，绘制或构建蓝图并不是一项简单地责成某个人或者某个职能部门就可以单独完成的任务。简单来说，需要整合多方资源协作完成并遵循一定的流程，一般绘制步骤如下：

步骤 1：明确服务过程。首先需要从概念上了解这个服务的简单过程，再在这个基础上描述局部的详细过程，弄清楚审批流程及相应权责、数据资料传送流程、手续流程等，也就是对建立服务蓝图的意图做出分析。如医院描述一个完整的就诊服务系统，除了挂号、就诊、检查、看诊、缴费、取药等整个过程的描述，还需要明确需要解决的问题，如排队时间长、各科室衔接交流差等；如果有需要，还可以对部分特殊科室的患者开发更为详细的子过程蓝图。

案例 10-9

传统门诊就医过程中，患者会在门诊的就诊时间过度集中，从挂号、就诊、缴费、检查、看检查结果、开药、缴费、取药等环节多次排队，耗费时间过长。有研究显示，传统门诊就诊流程中人均挂号就诊的时间为 157.2 分钟，预约到检查的时间为 106.4 分钟，诊断时间仅为 18.89 分钟，大部分时间都浪费在等候和排队上。尤其是一些知名医院，多数患者希望能看到专家，有的患者为了挂号，需要在挂号窗口守整个晚上。温州医科大学附属第一医院在改善医疗服务行动中，针对这些情形，投入了 260 台多功能自助服务机，提供了 10 种预约方式。自助服务机能提供办理就诊卡、打印化验单、查询明细、缴费或预存等功能，让医院人工收费窗口不再出现排队现象。而多种挂号方式如电话预约、现场预约、微信预约、手机 App 预约、支付宝预约等，门诊、辅助检查预约成功会有短信、小票等方式提醒，可预约到分钟，大大缩短了患者排队等候时间，提升了就医体验，也提高了门诊接诊量。

（资料来源：http://news.wmu.edu.cn/show/44/15721.html）

步骤 2：分析客户需求。市场中的顾客由于背景不同、受教育水平不同、生活地域不同等多方面因素影响，因而对健康管理服务或产品的需求也各有不同，利用差异化策略为每一类顾客定制符合他们需求的流程图，进而对市场进行细分。如某三甲医院针对眼科视光门诊绘制出视光患者的服务蓝图，以提升患者的满意度。

步骤3：从顾客角度描述服务流程。该步骤包括描述顾客在购物、消费和评价服务中执行或经历的选择，强调从顾客角度出发，这样才能在蓝图中更准确地反映出顾客的需求，避免将注意力集中在对顾客没有影响的过程和步骤上。不过描述过程是内部服务的话，那么顾客就是参与服务的员工。也就是说，"顾客"的概念具有相对性，对于前台员工来说，消费者是顾客；对于后台员工来说，前台是"顾客"；而对于支持服务来说，后台员工就是"顾客"。因此，要对"顾客"在整个过程中任何一个环节和细节仔细观察和描述，反映出流程的全貌。

步骤4：描述前后台服务人员的行为和技术。在蓝图中加上互动线和可视线，然后从顾客和服务人员的视角出发绘制过程，判断出前台服务和后台服务，还可以在描述过程中，标识出哪些行为是顾客可以看到的，哪些是幕后发生的。健康管理服务诸多行为需要结合技术，故技术层面所需要的活动也要绘制在可视线的上方。如果服务过程中完全没有员工参与，那么这个部分可标注为"前台技术活动"。如果是同时需要人员和技术的交互活动，可标注为"可见的员工接待活动"和"可见的技术活动"，为增强蓝图的可阅读性，使其更容易理解，可以用水平线将二者分开。

步骤5：把顾客行为、服务人员行为与支持功能相联系。在蓝图中添加内部互动线，标识出服务人员行为与内部支持职能部门的联系，再建立起外部顾客与服务人员之间的连接线。这一过程，能让内部行为对顾客的直接或间接影响显现出来。

步骤6：加上有形展示。最后在蓝图上方添加有形展示，说明顾客所能看到的东西，或标明顾客的每一个步骤。

在完成上面所提到的确认服务内容和流程之后，还可再进行统筹梳理，关注容易出错的关键点，进一步制定出异常情况下的补救策略和具体的补救措施。同时，在运用服务蓝图对现有服务进行分析时，需要注重可实施性和实施效果等问题。因此，服务组织还应该对服务蓝图的实施问题进一步完善：

- 明确服务流程是整个服务组织所有员工的共同任务，服务流程的执行离不开所有人的共同努力。在组织内部统一思想，倡导顾客至上的企业文化。

- 对员工进行相应的培训，并充分授权。在对关键点进行控制和管理的时候，如若遇到复杂或紧急情况，一线员工与顾客直接接触，只有他们具备相应的能力和权利时，才能及时恰当地处理问题，否则容易延误时机，影响服务质量。

- 根据需要可对组织结构进行适当的调整，以便于有效地实施服务流程。

案例 10-10

温州某三甲医院，针对大医院出现的病人多、流程繁、看病烦的现象，结合医院实际，积极推进改革，推出移动 O2O（Online to Offline）医疗服务模式，并针对门诊医疗服务流程绘制出服务蓝图如下：

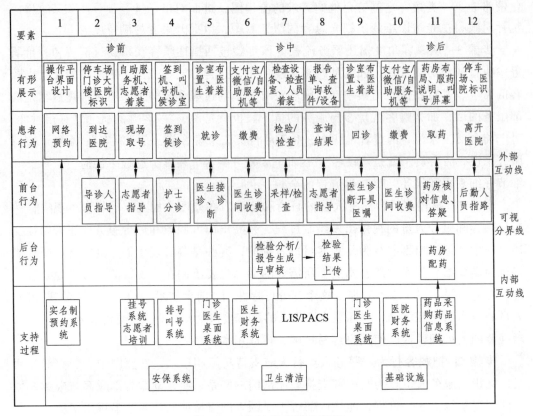

要素	1	2	3	4	5	6	7	8	9	10	11	12
	诊前				诊中					诊后		
有形展示	操作平台界面设计	停车场门诊大楼医院标识	自助服务机、志愿者着装	签到机、叫号机、候诊室	诊室布置与医生着装	支付宝/微信/自助服务机等	检查设备、检查室、人员着装	报告单、查询软件/设备	诊室布置与医生着装	支付宝/微信/自助服务机等	药房布局、服药说明、叫号屏幕	停车场、医院标识
患者行为	网络预约	到达医院	现场取号	签到候诊	就诊	缴费	检验/检查	查询结果	回诊	缴费	取药	离开医院
前台行为		导诊人员指导	志愿者指导	护士分诊	医生接诊、诊断	医生诊间收费	采样/检查	志愿者指导	医生诊断开具医嘱	医生诊间收费	药房核对信息答疑	后勤人员指路
后台行为						检验分析/报告生成与审核	检验结果上传				药房配药	
支持过程	实名制预约系统	挂号系统志愿者培训	排号叫号系统	门诊医生桌面系统	医生财务系统	LIS/PACS		门诊医生桌面系统	医院财务系统	药品采购药品信息系统		
			安保系统			卫生清洁			基础设施			

外部互动线

可视分界线

内部互动线

图 10-4 门诊医疗服务蓝图

（资料来源：熊晶晶，黄云云，王维帅，等.基于服务蓝图理论的移动 O2O 门诊医疗服务流程研究[J].中国医院管理，2021，41（2）：65-69.）

服务蓝图说明如下：

（1）患者行为。具体指患者从网络预约到取药离开医院为止，整个就诊过程中患者所进行的步骤和行为。该蓝图能让我们以患者视角，清楚看到移动互联网背景下患者就诊参与的全貌和就诊环节的变化。"预约挂号""缴费支付""查询结果"等非医疗环节大多变为患者自助行为，极大程度上解决了患者排队时间长的问题。

（2）前台行为：原指与患者直接接触的医院工作人员为患者提供服务的步骤和行为。在移动互联网背景下演变出更多的形式：第一类，人与人交互行为。包括患者与医护人员（就诊医生、分诊护士等）的互动，还包括患者与非医护人员（导医、志愿者、后勤保障人员等）的互动。虽然随着科技的发展，医院都在向智慧型逐步演变，但人际交互对患者感知服务质量依然发挥着重要的作用。第二类，人机交互行为。随着技术在服务接触中的广泛应用，顾客与组织互动的频率大大提高，越来越多的顾客选择通过组织提供的技术界面由自己完成所需要的服务。如患者自助签到、缴费、查询结果等，虽然是面对面直接接触，但接触对象由"人"变成了技术"平台或界面"，因此界面的简洁、易操作等友好特性变得格外重要，决定着患者持续使用的意愿和医院流程改革的成效。另外，值得关注的是，老年人群在面对自助服务时会存在一定的困难，需要有补救的措施应对。

（3）后台行为：在服务环节中所必要的，但不与患者直接接触的步骤和行为。常见于门诊患者相关的后台行为包括：后台化验分析、报告生成与审核、化验/检查结果上传、药房后台人员配药等。这些都是患者的非可视环节，但也是容易出现问题的关键环节。尤其是当患者做完检查等结果的过程中，既存在着对未知结果的焦虑，又担心是否能赶得及当天的回诊，因此在就诊或检查环节，医务工作者可对此进行详细的说明，让患者合理安排行程。

（4）支持过程。为支撑前后台员工行为的正常运行，需要一个强大的支撑体系，如预约系统、挂号系统、门诊医生桌面系统、LIS 系统（实验室信息系统）、PACS 系统（影像归档和通信系统）、安防系统等，都是保障门诊服务流程顺利运转的基础。同时，医院还需要应急预案来应对突发事件，也要提高系统的准确性以解决部分患者对线下实际就诊时间与线上预约时间相差较大而出现的抱怨问题等。

（5）有形展示：患者在就诊过程时能看到和接触到的有形实物，如工作人员着装、自助服务机等各类设施、微信公众号界面、候诊室、停车场、就诊卡、服药说明等。这些提供了有关服务质量本身的线索，同时也直接影响到患者对服务质量的感知。

二、编写服务剧本

上世纪八十年代以前，不少营销学家提出用服务剧本理论解释服务经历。服务剧本是指对服务体验各构成环节的详细描述，也就是指从顾客角度出发，展现组织服务流程与活动，使各种服务构成要素组合能达到顾客的目的，同时有利于观察服务流程的分解与整合，使服务过程达到预期目标。该理论简单清晰，且可以根据实际情况变得简单或者复杂。例如，前往中医养生馆进行亚健康治疗，可编写以下服务剧本：

- 打电话或者网上预约具体时间
- 在约定时间到达机构
- 寻找停车场停车
- 进入建筑物并判断自己所处方位
- 阅读路标，发现去处
- 到前台核对信息
- 由服务人员带领进入治疗区
- 与医师见面，完善健康信息采集
- 接受相应的检查，评估健康状况
- 接受治疗
- 与医生道别
- 付款并离开
- 找到停车场离开

编写完整个服务剧本后，需要再次确认是否有可能引起失败的环节，如下列环节：

（1）在服务开始时是否正确引导顾客的预期，是否错误地提高了他的预期。健康管理系新型医学服务过程，具有高科技性、高风险性，其中每个环节还都存在复杂性和多变性，而消费者又普遍缺乏医学知识，期望值过高，因此在服务开始时需要正确引导消费者的预期。

（2）对需要顾客确定的服务流程，需明确是否进行充分解释说明，是否会引起歧义。由于健康管理的专业特殊性，存在双方认知差异，而大部分操作又需要顾客进行选择或者配合，因此必须要求专业技术人员或者服务人员耐心细致地解释清楚。

案例 10-11

2010 年深圳发生的一起"缝肛门"事件，可谓人尽皆知。一名孕妇于 7 月 23 日 15 时 45 分在凤凰医院顺产下 1 名男婴，产妇 21 时左右出现肛门疼痛，其丈夫发现产妇肛门肿成了鸡蛋大小的突出物，且突出物上有一圈线，认为肛门被缝上了，并怀疑助产士因索要红包不成伺机报复。但后经多方深入调查发现：这是一则假新闻，产妇肛门并未被缝合，而是分娩时产妇痔核脱出后出血，助产士采取了结扎止血的处理。该案例中虽然院方未发生任何技术性过错，也未对产妇身体健康造成实质损害，但助产士的行为已超出其执业范围，且该事件对助产士和产妇一家日后的生活都造成了不良的影响，医院也因此停业整顿。如果在服务流程中，院方能够进行充分解释说明，有可能会避免这起事件的发生。

（资料来源：http：//www.hinews.cn/news/system/2012/02/13/014042247.shtml 本文有修改。）

（3）是否过于强调服务人员或专业技术人员对顾客环节的理解，有无倾听顾客意见。由于"先入为主效应"，服务人员或专业技术人员会因自身专业认知影响对顾客环节的理解，因此需要充分倾听顾客意见并适当采纳。比如大小便标本采集，很多体检中心直接把采集容器发给消费者，认为这是一项非常简单的基础操作，但实际上，较多普通民众对此并不了解，导致标本采集错误或不合格的情况时有发生。

（4）服务过程中是否有重复、无意义环节，各个环节是否衔接恰当，有无脱节。服务过程中如存在重复或者无意义环节，则会浪费大量时间或资源。如新冠疫情期间，某体检机构在入门处设有健康码扫码、监测体温、登记身份证信息等环节，在机构内的导医台、医生咨询处、检验检查处均又设有上述环节，最后因上午体检的人群过多，每一处都很拥挤，且很多人不愿意多次反复扫码留信息，出现纠纷，还存在部分人趁乱未登记插队检查的情形，这既浪费成本，又未达到理想效果。各个环节是否衔接恰当也尤其应该注意，如某三甲医院在旧大楼改造期间，将检验中心暂时搬至另一大楼，因临时搬迁，又未设置明确标识，导致很多人找不到该检验中心，甚至有患者找至旁边另一家医院的现象，导致医务科接到的投诉不断。

因此，在对顾客的服务流程设计时应尽量避免上述情形的发生，同时要清楚在服务流程中可能会发生的意外，尽量提前做好应急预案，同时有危险性的操作应提前书面告知消费者，如孕妇尽量不做有辐射的检查如 X 线、CT 等，避免发生不必要的纠纷。不过上述只是简单的服务流程图设计，还可以更为复杂，比如考虑每一个作业的标准与规范、所耗时间、占用人力资源等。

服务剧本理论广泛应用于临床、护理工作中时，还应对服务流程中的具体细节进行编写演练。如有的医院针对早产儿入院后因人文服务不足激发医患矛盾的现象，编写出院宣教服务剧本，规定相关出院流程与服务要求，规范技术人员的护理行为，减少护理缺陷，确保护理安全。

案例 10-12

某医院检验科编写向患者或其家属发放检验报告单为内容的服务剧本。时间顺序的流程设计：

- 工作环境清洁整齐，着装整洁，佩戴工作牌。
- 用亲切的方式对待患者或家属，微笑得体地问候，保持目光接触。
- "您好！您是要取检验报告吗？请给我您的收费小票或者病历。"（如果二者都没有）"请在这张单上（该科室自行印制的单据）填写上您的姓名、年龄、检验日期和检验项目。"
- 双手接过单据或病历，立即为患者查找化验单，认真核对姓名和门诊号与报告单上的是否一致。
- 给患者递上查找到的报告单，归还收费小票或病历，保持目光接触，"***，请收好您的小票（病历），这是您的报告单，请拿好。"

可能会出现问题的预案：

- 患者质疑检验单上面名字错误时，"请稍等，我帮您找出原单来核对一下。"核对后，可以给予解释"很抱歉，医生开单时字迹较潦草，我们无法准确辨认您的名字"或"很抱歉，我们的工作人员录入时的疏忽，不小心录入错误。"为了让患者放心，可以核对报告单和收费小票上的门诊号，并耐心解释"您看，这两个号码是一致的，而且我们的门诊号是唯一的，这确实是您的报告单，我们可以帮您修正回来。"（联系原审核者修改，原审核者不在时，由组长审核，组长不在时由主任修改。）
- 患者询问报告超时仍未拿到时，"很抱歉，可能是因为今天标本太多，请您再耐心等一下，我帮您问问。"并致电相关检验室了解具体情况，告知患者具体时间。
- 遇到仪器故障时，"很抱歉，今天检验**项目的仪器出了一点故障，影响了正常检查，耽误了大家的时间。我们已联系工程师进行抢修，请大家***时间再过来检查，谢谢大家的支持与合作。"
- 遇到患者或者家属对检查结果有疑惑的，耐心回答询问，正确引导患者到各科室医生处咨询或就诊。
- 下班时间临界点仍有患者取报告，应尽可能为患者服务。
- 外地患者不方便回来取检验报告单时，可提供邮寄服务（请患者提供详细信息，并准确记录）。

思考：

结合所学理论知识，你认为上述服务流程还有需要完善的环节吗？

思考与练习

1. 思考题

（1）健康管理服务过程包括哪些重要因素？

（2）健康管理服务接触点有哪些，有什么样的作用？

2. 论述题

掌握服务蓝图绘制方法具有什么样的现实意义？

3. 训练设计

请通过实地调研，选择一家健康体检机构，绘制其服务蓝图，说明其主要运作流程，并指出哪些环节可以进行怎样的改进。

第十一章

健康管理服务有形展示

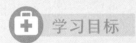 学习目标

（1）掌握有形展示、服务场景、梅拉比安-拉塞尔刺激反应模型、拉塞尔情感模型、服务场景设计的概念。

（2）掌握服务场景的设计技术。

（3）熟悉有形展示的类型。

（4）了解有形展示的作用。

案例 11-1

某健康产业（集团）有限公司始创于 2004 年，是中国专业的健康体检和医疗服务集团。截至 2019 年年底，该公司已在全国布局经营数百家专业体检中心，拥有院士、教授、主任医师、医疗人员、健康顾问所组成的专业服务团队，是在预防医学领域拥有广泛影响力的领军企业。该公司依托庞大的客户人群、海量的健康大数据平台，以及遍布全国的标准化医疗服务体系，形成包含专业检查、风险评估、健康管理、医疗保障的 PDCA 服务闭环，在行业内率先实施三级质控和 48 小时报告体系。

该公司作为一家健康服务机构，制定了完整的目标策略：

使命："服务中国健康产业，为国人健康做贡献"。

理念：秉承"客户至上"的经营理念。

策略："为客户营造舒适的体检环境，营造家一样的舒适，是我们的责任"。

目标："贴心服务在您进入体检中心的一瞬间就可以体会到，从味感到体感，每一处细节我们都力求更好"。

措施："犹如阳光般的自然光线，采用负离子空气净化、高品质的软装硬装，置身其中，为您带来惬意的身心放松"。

店堂设计具体包括：

硬装：品质表里如一，布局流线合理、高档大气。

软装：追求风格与品味，温馨舒适人性化。

光照：暖心不只是阳光，明亮、LED、温度感。

味感：高端医疗氛围，全空间负离子空气净化。

细节：细微尊享之道，雅致、安全、私密、无污染。

问题讨论：

该公司店堂设计希望给服务对象留下什么样的品牌印象？

健康管理服务的有形展示能够传达健康管理服务产品和健康管理服务质量信息，能够促成健康管理服务品牌联想，并直接构成健康管理服务产品质量和健康管理服务品牌印象的重要因素。有人认为，有形展示实质上就是健康管理服务产品的"生动化陈列"，它构成健康管理服务产品的一部分，是健康管理服务"第一印象"的来源，对健康管理服务品牌的顾客感知以及整体健康管理服务质量产生直接的影响。

第一节　　健康管理服务有形展示

一、健康管理服务有形展示及其作用

（一）健康管理服务有形展示的概念

服务的无形性使顾客在购买消费服务之前很难对其理解和评价。事实上，在顾客

服务消费时，虽然看不到服务，但是能够看到服务设施、服务人员、其他顾客以及价目表等；这些有形的实物或个体成为顾客认识和理解的关键线索，影响顾客消费决策及行为。因此，将无形的服务进行可视化，即有形展示是服务型企业呈现服务产品、传递服务价值的关键手段之一。

健康管理服务有形展示是健康服务机构进行健康管理服务传递并且与顾客进行交流所处的环境，以及有利于健康管理服务提供或传播的任何有形商品。它包括健康管理服务提供、传递、消费所处的实际有形设施，又称为健康管理服务场景，如健康管理服务环境设施、健康管理服务人员、市场信息资料、顾客等。可以说，在健康管理服务营销的范畴内，一切可传达健康管理服务特色及优点的有形组成部分都可称作"健康管理服务有形展示"。有人将有形展示类比为健康管理服务产品的"包装"，因为有形展示不仅承担健康管理服务产品对外信息传递的重要职能，更重要的是它直接影响到顾客对健康管理服务产品质量的期望和判断。

如某知名医院的宣传栏，利用文字和图片相结合的方式，生动地展现了医院的历史沿革、学科发展轨迹、医院的科室特色与实力；重点展示了特色科室、重点科室、主要科研成果及其创始人、领军人物等内容，产生了未见其人已闻其声（名声）的效果，不但彰显了医院的实力，而且有效地吸引了社会各界的关注。

由于健康管理服务的无形性和不可感知性，因而顾客对健康管理服务的最初印象都是由有形展示的各个要素形成的，当顾客对健康管理服务机构提供的健康管理服务缺乏了解时，他们往往会根据相关的有形要素对健康管理服务产品做出判断，并在消费过程中据此对该健康管理服务进行评价。因此，有效地设计有形展示对于吸引顾客和增强顾客信心、信任感至关重要。有形展示的主要要素如表 11-1 所示。

表 11-1　有形展示的主要要素

外部服务场景	其他有形物	内部服务场景	其他有形物
外部设计	名片	内部设计、布局	服务手册
标志	装饰品	内部设施	价目表
停车场地	宣传单张	标志	网页
周围景色	报告	空气质量、温度	虚拟场景
周围环境	员工服装	音乐、气味、照明	

这些要素包括健康管理服务机构的所有有形设施（健康管理服务场景）及其他形式的有形传播。影响顾客的健康管理服务场景要素既包括外部特征（如标志、停车场地和周围景色等），又包括内部特征（如设计、布局、设备和内部装饰等）。需要注意的是，网站和互联网上健康管理服务场景是有形展示的最新形式，健康管理服务机构可以利用这些形式传播健康管理服务体验，使顾客在购买健康管理服务前后都可明显感知。

有形展示对于医院、诊所、社区服务中心等医疗健康服务领域的信任服务信息传递尤为重要，对于体检中心、康养文旅、月子中心、高端私人健康管理会所等体验特征占主导的现代健康服务业也是如此。可以说，服务的有形展示将会影响顾客体验的传递，影响顾客体验价值创造以及顾客的满意度。

案例 11-2

某高端月子会所是集科学护理与传统月子文化精髓相结合的入住式爱护机构，提供一站式产褥期专业护理和系统健康管理服务。专业设计的月子房，环境舒适优雅。婴儿护理站、婴儿游泳馆、产后康复中心等一流的硬件设施及护理团队。建筑为独立整层，总服务面积约 4 000 平方米，开设现代舒适的全套房型观景月子休养房近 40 间，气质典雅的装修风格与该地区极具魅力的人文环境相得益彰，结合"为爱而生，爱人为大"的企业理念，将全球顶级酒店服务理念与母婴护理行业高度融合。在为 90 后乃至 00 后的妈妈们提供高度安全性、专业性技术服务的同时，融入高端、时尚、活力、潮流、智能的新元素，紧跟时代步伐，满足摩登一族的新时代月子生活。

（二）健康服务有形展示的作用

有形展示是服务营销组合策略的重要因素，有形展示的有效管理和利用，可帮助顾客感觉服务产品的特点以及提高享用服务时所获得的利益，有助于建立服务产品和服务机构的形象，支持有关营销策略的推行。有形展示是顾客根据线索形成服务期望的依据，这些期望是顾客进行服务购买决策与评价的参照物。对于健康管理服务提供商来说，通过对健康管理服务工具、设备、员工、信息资料、价目表等所有这些有形物的有效设计与管理，可以增强顾客对健康管理服务的理解和认知，为顾客的健康管理服务购买决策提供有用的服务线索。有形展示的作用如图 11-1 所示。

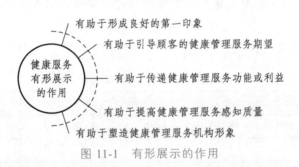

图 11-1　有形展示的作用

1. 有助于形成良好的第一印象

对于新顾客而言，在购买和享用健康管理服务前，他们往往会根据第一印象对健康管理服务做出判断。因为健康管理服务是抽象的、不可感知的，所以有形展示作为部分健康管理服务内涵的载体无疑是顾客获得第一印象的基础，而有形展示的好坏将直接影响顾客对健康管理服务机构的第一印象。例如，康养旅游公司组织的旅行团抵达目的地时，若接旅客去酒店的专车残破不堪，参加"豪华康养旅行团"去旅游的顾客，便会马上产生"货不对板"的感觉，甚至可能有忐忑不安、上当受骗的感觉。反之，若接送的专车与导游的服务能让人喜出望外，则顾客会相信在未来随团的日子里将过得舒适愉快，进而增强对康养旅游公司服务质量的信心。

2. 有助于引导顾客的健康管理服务期望

顾客对健康管理服务是否满意，取决于健康管理服务带来的利益是否符合顾客的期望。可是，健康管理服务的不可感知性使顾客在使用健康管理服务前，很难对该健康管理服务做出正确的理解或描述，他们对该健康管理服务的功能及利益的期望也是非常模糊的，甚至可能是过高的。不切实际的期望又往往使他们错误地评价健康管理服务，即做出负面评价，而运用有形展示则可以让顾客在使用健康管理服务前能够具体地把握健康管理服务的特征与功能，进而对健康管理服务产生合理的期望，避免因顾客期望过高、难以满足而造成负面影响。

3. 有助于传递健康管理服务功能或利益

顾客购买行为理论强调，产品的外观能否刺激顾客的感官将直接影响到顾客是否真正采取行动购买该产品。同样，顾客在购买健康管理服务时，也希望能从外观刺激中感受到某种东西。优秀的健康管理服务营销人员总是以非同寻常的方式展示健康管理服务，从而缓解顾客的厌倦情绪。他们把健康管理服务环境当作舞台，把健康管理服务传送看作剧场。例如，某高端月子中心的顾客期望星级酒店式的大堂设计独具特色，期望高规格的产房能真正提供舒适放松的生产气氛。因此，健康管理服务机构采用有形展示的实质是通过有形物体对顾客感官方面形成刺激，让顾客感受到无形的健康管理服务所能给自己带来的益处，进而唤起其对健康管理服务的需求。

4. 有助于提高健康管理服务感知质量

健康管理服务质量的高低并非由单一因素决定。根据服务营销学者的研究，大部分顾客根据多种服务特质来判断服务质量的高低，而有形展示正是服务可感知的组成部分。顾客不仅会根据服务人员的服务过程，而且会根据各种有形展示的元素来评估服务质量。与健康管理服务过程相关的健康管理服务环境、健康管理服务设施、健康管理服务人员外观礼仪等有形展示都会影响顾客感知的健康管理服务质量。因此，健康管理服务机构应该根据目标市场的需要和整体营销策略的要求，强化对有形展示的运用与管理，为顾客创造良好的消费环境。

5. 有助于塑造健康管理服务机构形象

有形展示是服务的组成部分，也是最能有形地、具体地传达健康管理服务机构形象的工具，机构形象或服务的形象也属于服务的组成部分。健康管理服务的无形性增加了树立健康管理服务形象的难度。如果没有有形产品作为新设计的形象的中心载体，健康管理服务营销人员必须寻找其他有形因素作为代理媒介展示健康管理服务形象。而健康管理服务有形展示将质量表现在顾客可感知的载体中，展示出健康管理服务机构的健康管理服务形象，增加了健康管理服务机构提供优质健康管理服务的可信度。

二、有形展示的分类

根据健康管理服务有形展示的内涵，可以将有形展示分为以下三类。

（一）核心展示

根据服务有形展示对顾客认知服务产品质量的影响程度，可将其分为核心展示和边缘展示。

核心展示是顾客在购买和享用服务过程中不能真正拥有但对顾客的购买决策起决定性作用的展示，如航空公司使用的飞机类型、汽车运输公司使用的汽车类型、宾馆及医院的级别，咖啡厅的室内摆设及用餐环境等，顾客在首次接触某项服务时，通常是依据服务的核心展示来判断服务的优劣，进而做出是否购买该服务的决定。

（二）边缘展示

边缘展示是顾客在购买和享用服务的过程中能够实际拥有的展示。这类展示自身没有独立的价值，如音乐会的入场券、酒店的价目单、餐厅的菜单等，尽管它只是一张代表了顾客能够享有该服务的凭证或者只是表明价码的宣传单张，它还是会影响顾客的服务期望和服务感知，进而影响顾客的消费心理和购买行为。因此，边缘展示对于增强服务机构的竞争优势是大有益处的，服务机构不能忽视。

将有形展示划分为核心展示和边缘展示的分类法，对于健康管理服务机构是有一定意义的。它有助于健康管理服务机构的市场定位，并使得健康管理服务机构能够明确哪些有形展示对于顾客而言最重要和具有感召力。但是，它也有不足之处，如人员作为健康管理服务市场营销组合策略的要素之一，在这里被忽略了，而且此种分类法也没有清楚地界定不同行业有形展示的特点和范围。

（三）健康管理服务构成要素展示

根据健康服务的构成要素，可将有形展示划分为服务条件展示、服务信息展示和服务人文展示。服务条件展示是基于物质环境的有形展示形式；服务信息展示是基于信息沟通的服务展示形式；服务人文展示涉及到服务中的人和服务中的人文环境等要素，人员展示显示服务风貌和人员差异。需要指出的是，这三种类型并不是完全独立的，如信息展示，它是一种不同于物质环境和人文环境的展示方式，但是在通过多种媒体展示服务的同时势必会涉及服务的硬件和软件因素。

根据体验剧场理论，服务就是在一个舞台场景中上演的一场戏剧。对于条件展示，朱利贝克提出了一个非常有价值的分类观点并得到了学术界的普遍接受。这个分类将场景展示要素分为三种：环境要素、设计要素和社交要素。

① 环境要素。环境要素包括如温度、湿度、通风、气味、声音、整洁等因素。它们不会立即引起顾客的注意，也不会使顾客感到格外的兴奋和惊喜，但如果健康管理服务机构忽视这些要素，而使环境达不到顾客的期望和要求，则会立刻引起顾客的失望，甚至反感。换言之，良好的环境并不能保证消费者购买，但差的环境却会使消费者望而却步。例如，顾客对具有干净舒适环境的体检中心并不会感到惊讶和满足，但如果体检中心的环境嘈杂脏乱，则会使得顾客避而远之。总之，环境要素属于健康管理服务提供的"保健要素"，对于健康管理服务满意不可缺失。

② 设计要素。这类要素被用于改善健康管理服务产品的包装，使产品的功能更为

明显和突出，以建立有形的、赏心悦目的健康管理服务产品形象，如健康管理服务场所的空间设计、内部结构布置、健康管理服务机构的标识设计等。设计要素又可分为两类：美学要素和功能要素。美学要素主要包括建筑风格、材料、结构、形状、色彩等，有助于建立有形的、赏心悦目的形象；功能要素主要包括陈设、舒适、标志等，加强和完善这些要素可以使产品的功能更为鲜明和突出。总之好的设计要素能够刺激顾客积极的感觉，调动顾客的购买欲望。

③ 社交要素。这类要素主要是指健康管理服务环境中参与和影响健康管理服务产品提供的健康管理服务人员和顾客。他们的数量与行为会影响另一些顾客对健康管理服务质量的认识和评价。健康管理服务人员的仪态、仪表也是健康管理服务机构必须给予重视的社交要素之一，它往往代表了健康管理服务机构的形象。一个精神倦怠、衣衫不整的健康管理服务人员对于顾客而言就意味着一家管理不善的健康管理服务机构，因此健康管理服务人员必须进行职业化包装，必须具有职业的精神风貌，许多健康管理服务机构都组织员工参加这些方面的培训。

1. 服务条件展示

服务条件展示主要包括服务型企业或服务场所的建筑物、设施、工具、用品，以及内部装饰、场地布局、陈列设计等。例如，医院的服务条件包括建筑物、医疗设备、候诊区、诊断室、护理室、病房病床、停车场等，邮政快递的服务条件主要包括邮件包装、运输车辆、计算机等。

（1）建筑物。建筑物的规模、造型、使用的材料以及与邻近建筑物的比较，都是塑造顾客观感的因素，因为它们往往能传达气派、牢靠、进步、保守等各种印象。建筑物对塑造服务型企业形象起着重要的作用，在不同的情景下会传达不同的服务信息。

（2）设施。服务型企业可以利用服务设施来传达服务能力、服务质量和服务形象，展示为顾客提供优质服务的条件。例如，医院为了满足病人家属要求，在手术室外设立"爱心电视包厢"，供家属通过电视观看手术情况。不仅满足病人家属的"爱心"需要，更能够满足作为"顾客"的病人本身的需要，即在亲人的"陪伴"和监控下，手术的安全感和可靠感会大大增强。

（3）工具与用品。工具与用品是指服务型企业为顾客传递服务的媒介、载体或顾客自助工具，如零售商场的手推车、饭店的菜单等，都是影响顾客服务感知的因素。在大多数情况下，工具与用品均是顾客对服务品质及效用判断的重要有形线索。例如，4S店维修车间的维修设备及工具，是顾客对其维修服务水平进行判断的重要标志。

（4）内部装饰及陈列设计。内部装饰与陈列设计是指对服务场所的设施、装饰物件、场地布局、行走路线等进行的规划设计。服务型企业可以通过适当的装饰、严谨的布局和独特的陈设突出企业的服务宗旨和服务特色，展示服务质量和管理水平。

总之，每个顾客都希望接受的服务条件尽可能是优质的，如卫生、整洁、宽敞等，为此服务型企业就应该努力为顾客创造良好的消费条件与环境。例如，天气炎热的时候，顾客希望有一个凉爽的环境；如果需要排队或等候，顾客希望有椅子，最好还有一些轻松的读物以消遣时间；如果顾客带着孩子，则会希望能提供一个可以临时托管孩子的场所，或能提供孩子玩乐的设施；如果顾客需要电话进行沟通或办事，则希望有一个安静的环境或者能有隔音的装置。因此，对服务型企业而言，良好的服务条件展示，是优质服务重要的物质基础，是服务价值的重要物质载体。

2. 信息展示

信息展示是通过多种媒体传播公司信息和在能引起注意的地方展示服务的方式。如酒店的简介、宣传单张、企业刊物以及电子屏幕展示都是服务机构信息展示的主要方式。从赞扬性评论到服务推介广告，从顾客口头传播到企业标记，这些不同形式的信息沟通都传送了有关服务提供的线索，使服务和信息更具有形性。如某医院内墙和外面信息栏中的医院简介、主要科室及特色展示、先进技术及仪器介绍、知名专家及特长介绍、优秀人物先进事迹介绍、主要健康管理服务机构文化活动展示等，都属于健康管理服务信息展示，它具有健康管理服务价值提升的功能。

信息沟通与健康管理服务展示如图 11-2 所示。

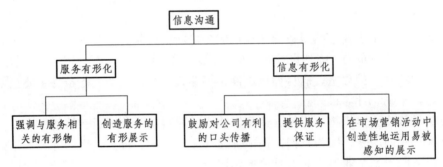

图 11-2　信息沟通与服务展示

因为信息传播者不一定是企业，也可能是新闻媒体或顾客，因此，这些不同形式的信息沟通并非总是准确无误的。尽管如此，它们仍然在不同程度上展示着健康管理服务，影响着顾客对机构本身或机构所提供健康管理服务的口碑。因而，健康管理服务性机构总是希望与周围的环境进行有效的信息沟通，展示健康管理服务机构或健康管理服务美好的一面，以促进健康管理服务口碑传播。

在服务展示中，服务型企业应该尽可能地运用相关信息包括各种提示、暗示等来显示服务水平。服务信息展示主要包括标志与指示、价格目录、宣传品及服务的图片、影像、荣誉证明、服务理念等反映服务内容、品质及效果的信息材料。

（1）标志与指示。服务型企业的标志和指示可以用以传达服务信息。例如，中国国家旅游局于 1983 年以甘肃武威出土的东汉文物天马和风神龙雀为原型，设计中国旅游业的图形标志，象征我国悠久的历史文化和灿烂的中华文明，以及具有的丰富旅游资源。

（2）价格目录。在服务市场，价格是顾客评价服务品质及形成顾客期望的重要线索，因此，以合理的方式全面、准确地展示服务项目及相关定价，是服务型企业信息展示的重要内容之一。例如，随着移动智能终端的普及，酒店餐饮服务中的菜单已经逐步开始由纸质菜单向电子菜单进行转变；电子菜单不仅可以形象直观地对菜品进行展示，还能及时调整供需，避免因菜品缺货而影响顾客兴致。

（3）宣传片及服务证明。服务型企业可通过宣传品、图片、视频等信息材料展示服务设备的数量和先进程度，员工数量及素质水平，服务历史及成果等，从而展示企业的服务能力和水平。例如，管理咨询公司经常将已服务的顾客名单作为企业服务水平和能力的重要证据，康复医院也会将成功的患者案例进行展示以凸显医院的服务能力。

（4）荣誉证明。服务型企业可以通过成功的服务案例，或政府、行业协会等权威机构，或第三方机构评价结果，如行业排名、获奖证明、荣誉、领导或政府的褒扬、奖励等方面的信息来宣传服务规模、质量和水平。此外，员工的学历、技术等级证书、服务能手称号也是服务型企业综合实力的体现。例如，职业认证培训机构可以将较高的认证通过率、学生满意度等指标，作为自身服务能力和质量的信息进行展示。

（5）服务理念与口号。服务型企业可以通过服务理念、服务口号来展示本企业的服务宗旨，使顾客认识到企业的真诚，从而增强顾客对企业的信心。服务理念是指服务型企业用语言或文字向社会公布和传达本企业的经营思想、管理哲学和服务文化。服务口号则是服务理念的进一步细化和口语化表达。例如，中国国际航空公司以"四心"服务理念，即放心、顺心、舒心、动心，承载"爱心服务世界、创新导航未来"的企业愿景；某物业服务集团则秉承"善待你一生"的服务理念，坚持为客户提供"满意＋惊喜＋幽默＋乐趣"的物业服务。

3. 服务人文展示

由于服务具有高度的顾客参与和互动特征，而顾客总是希望置身于温馨、舒适、亲切的服务环境之中，这就要求服务型企业为顾客营造"宾至如归"的人文环境。服务人文展示包括服务场所的气氛、服务人员的形象、其他顾客的形象等。

（1）服务场所的气氛。优雅、舒适、轻松、愉快的气氛能够展示服务的舒适程度、文明程度、亲切友好程度，能够吸引顾客，提高顾客的满意度。影响服务场所氛围的因素除了设计、装饰、布局外，还包括气味、声音、色调、灯光、温度等。服务型企业需要营造一个服务目标顾客需求，体现服务特色的服务场所氛围。

（2）人员的形象。人员形象展示指服务环境中的服务人员的外观和精神风貌的整体体现。服务人员的衣着、打扮、言谈举止都会影响顾客对服务型企业及服务产品的判断与评价。整洁配套的制服、落落大方的仪表、训练有素的举止，能够让顾客相信能获得优质的服务。同时，顾客对某些服务人员的外表存在特殊的期望。例如，身材高大魁梧的保安人员能够使顾客产生安全感，仪容清爽、制服整洁、动作敏捷的厨师可以提高顾客的食欲。

健康管理服务环境中的服务人员的人数、外表和行为都会影响健康服务消费者的购买决策。如社区服务机构的医护人员统一着装整洁的白大褂或者护士服会给人专业有序的感觉；体检服务机构的接待人员着职业接待装，体检人员着白大褂或者护士服也会让人相信该机构的专业和优质。总之，健康管理服务人员统一着装或穿职业制服是健康管理服务机构的人员展示的基本原则。

（3）其他顾客的形象。在大多数服务的消费过程中，除了服务人员还有其他顾客存在于服务场所，而其他顾客的形象和举止会对顾客的服务期望及体验造成影响。当顾客之间志趣相投或和谐共处，就会对顾客产生积极的影响；反之，顾客之间相互的破坏行为、过度拥挤、彼此冲突，则会产生消极影响。

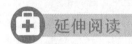 延伸阅读

康养酒店的有形要素

康养酒店的一切有形要素，包括实物和人物，都是一种证据，无声地向客人述说酒店的形象和档次，给客人明示相应的价值感觉，加深客人对酒店的认可和信任。酒店的有形要素主要有：

（1）酒店的地理位置。通常位于市中心的酒店给客人的感觉是商务型酒店，而位于气候宜人风景区附近的酒店会被认为是康养度假型酒店。

（2）建筑风格。依山傍水、植被茂密等通常是康养型酒店的象征。

（3）酒店助销产品。如健康食品陈列、印制精美的康养宣传资料、赠送客户的康养礼品、公共区域的标识牌等都在无时无刻地向客人传递着康养酒店的品质信息。

（4）服务环境。它是有形产品的派生物，是有形产品综合作用而形成的一种感受，如空间的温度、湿度、周围的声音、气味、环境的整洁度，顾客和健康管理服务人员的数量、外表、行为等都决定客人是否愿意在此停留。

（5）价格展示。价格提供了酒店档次和质量的信息。高价格能提高客人对产品和健康管理服务的信任感和期望值，低价格会使客人怀疑服务的水准和降低感觉中的服务价值。

（6）酒店员工。如训练有素的餐厅服务员、仪表端庄的接待人员、专业稳重而彬彬有礼的健康管理服务人员等则给客人营造了一种有健康保障的可信度。

（7）顾客。定位康养的酒店，若接待大量的旅游团队，必使来康养的客人感觉不适；接待中老年为主的康养酒店，若同时接待近郊村办会议就可能会导致目标客户流失。

（8）服务设备。如酒店的接待用车、大堂的行李车、餐厅的桌椅、健康保健设施等都为客人推测酒店的档次和专业性提供了证据。

（9）装饰布置。如装饰清新、高档实用的健身会所会促进客人的消费，酒店里温馨典雅并有着宽大床垫的客房能提高客人的回头率。

（10）店徽、商标。能够将本酒店与竞争对手区别开来，使客人联想到其服务特色，刺激客人的购买欲望，提高酒店的营销效果。

第二节　健康管理服务场景

一、服务场景的内涵与形式

由于服务具有生产和消费不可分离性特征,大多数情况下顾客都会参与服务过程,并与服务机构或服务人员发生服务接触。因此,顾客服务接触的场所既是服务价值传递的现场,又是影响顾客感知服务价值的外部环境。

(一)服务场景的内涵

服务场景(Service Cape)也称服务环境,是指服务机构及服务人员向顾客传递服务的场所或环境,它不仅包括支持和影响服务过程的各种设施设备,还包括影响服务过程结果的各种无形因素,如环境氛围等。服务场景在形成顾客期望、影响顾客经历和实现服务企业的组织目标等方面均发挥着重要的作用。从吸引顾客、到保留顾客、再到提升顾客关系的管理过程中,服务场景都扮演着重要的角色。

服务场景与有形展示存在一定联系与本质区别:服务的有形展示是服务价值传递的重要体现,它既可以存在于服务场所之内,如酒店大堂、银行营业厅、飞机客舱、培训课堂等;也可以广泛地存在于服务场所之外,如户外形象广告、企业公关活动、直邮服务目录等。然而,服务场景特指在服务型企业或服务人员传递服务价值的场所或环境,是指服务交付过程中的外部环境。因此,从某种意义上讲,服务场景是特定时空范围内的服务有形展示,强调所承载的服务价值传递功能,是服务型企业有形展示的集中体现。

(二)服务场景的类型

1. 服务场景的分类

从广义角度讲,在顾客参与及互动的服务过程中,对顾客的服务期望、服务经历及服务感知产生影响的所有有形和无形因素均可以视为服务场景的构成范畴。根据服务场景构成的多重要素,及其对达成企业服务营销管理目标的重要性不同,美国亚利桑州立大学教授玛丽·比特纳从服务场景主角和服务复杂程度两方面对服务场景进行分类。具体见表 11-2。

表 11-2　服务场景的类型

服务场景的使用	服务场景的复杂性	
	复杂的	精简的
自助服务场景(只有顾客)	高尔夫球场、冲浪等	ATM 机、自动售票机、电影院等
交互式服务场景(顾客和员工)	旅馆、餐馆、美容院、医院、银行、学校等	餐馆、医院、美发厅等
远程服务场景(只有员工)	通信公司、保险公司、公用事业部门、众多专业公司等	自动语言信息服务

根据玛丽·比特纳的观点,在一般情况下服务场景中的主角有三种情况:① 仅有顾客,即自助服务场景;② 仅有服务人员,即远程服务场景;③ 服务人员和顾客同时存在,即交互服务场景。同时,将以上三种服务场景划分为复杂和简单两种类型。

2. 服务场景分类的营销意义

对服务场景进行分类的营销意义可以从以下两个方面进行理解:

(1)服务的类型不同,服务场景产生的影响便不同。因此,服务型企业要分清是谁,即顾客、员工分别进入,或是共同进入服务场景并受其影响。自助服务是一个极端,几乎没有服务人员,顾客是服务过程的主角;另一个极端是远程服务,顾客参与很少,甚至不参与,如完全自动化,服务人员是服务过程的主角;介于两者之间的是交互服务,顾客和服务人员均置身于服务场景之中。

(2)针对不同的服务场景,服务营销管理应该有不同的侧重点:① 对于自助服务场景,服务型企业应该重点关注的服务营销管理目标,包括鼓励和刺激目标顾客试用、提供高品质的服务设施设备、推动自助服务过程标准化等;② 在远程服务中,服务型企业进行服务设施设计应该专注于服务人员的需求和偏好,尽可能激励和方便服务人员开展服务工作,加强团队合作,提高服务响应的效率和准确性;③ 在交互服务场景,服务型企业的服务场景设计要兼顾服务人员和顾客的双方需求和偏好,满足和支持顾客和服务人员双方的互动需求;同时,需要考虑顾客之间、服务人员之间的交叉活动,提供适当的互动空间。依据服务复杂程度不同,服务场景可以分为简单和复杂两种情况。简单型服务场景的设计因素及设施设备并不多,例如,干洗店、理发店、银行24小时自助服务厅等都是相对简单的服务,所以服务场景的设置相对比较简单,并且以功能性布局为主。复杂型服务场景则包含很多有形与无形因素,如医院、投资金融服务、法律咨询等,既包含重要的服务条件及信息因素,还涵盖较多的人文因素。

3. 健康管理服务场景

因为健康管理服务的生产与消费同时进行,健康管理服务的提供是在一定场景下完成的,所以,有形展示的各种构成要素中,以健康管理服务场景为主,在实际操作中也将其分为健康管理服务场景和其他有形展示。健康管理服务场景是指健康管理服务机构的场景有形要素,其他有形展示是指健康管理服务场景以外的其他有形要素。

(1)外部健康管理服务场景和内部健康管理服务场景。健康管理服务场景又可以分为外部健康管理服务场景和内部健康管理服务场景。外部健康管理服务场景包括影响顾客的健康管理服务机构外部有形要素,如外部设计、标志、停车场地、周围环境等;内部健康管理服务场景包括影响顾客内部有形要素,如内部设计、标志、布局、空气质量、灯光、温度等。

(2)不同性质的健康管理服务场景。不同性质的健康管理机构会有不同的健康管理服务场景。如医院,健康管理服务场景的要素主要包括建筑物外部、停车场地、标志、医疗设备、住院部、急诊区、治疗室等。社区健康管理服务机构的健康管理服务场景要素:机构所处地理位置应该是社区人员聚居区,建筑外形简洁实用,便民设施完备;内部设施设备齐全,标识清晰。营利性健康管理服务机构场景:建筑大气美观,标识醒目且具有视觉冲击力；内部装潢时尚温馨，功能区标识整洁有序；各个服务环节通过业务单据、宣传手册、卡片衔接明确。

（3）自我健康管理服务场景、交互式健康管理服务场景和远程健康管理服务场景。其中自我健康管理服务场景，即在该场景中顾客自己完成大部分服务活动，没有或只有极少数的员工参与其中。

交互式健康管理服务场景是顾客和员工都必须置身其中的健康管理服务场所。健康服务机构场所中所设置的健康一体机、自助查询、缴费一体机或者交互式门诊机器人等都是这方面的例子。在这些地方，健康管理服务场景的设计会潜在地影响顾客和员工双方以及他们之间的交流，因此，应尽可能地同时强调营销目标和机构目标。

远程健康管理服务场景越来越多地出现在健康管理服务中。远程健康管理服务是指突破了空间距离的约束，通过信息技术和互联网技术为服务对象提供的健康管理服务。比如医疗服务机构所提供的远程诊疗服务，包括在线问诊、远程心电、远程影像、在线检查检验报告、在线缴费等；社区健康服务机构提供的在线体征查询、在线慢病管理、在线健康宣教、在线用药指导等；健康管理服务企业提供的远程体检报告、远程营养指导、远程运动健康指导等。

远程健康管理服务机构在考虑有关健康管理服务场景的决策时应把重点放在两个方面：首先员工方面，考虑机构决策对员工工作效率、积极性和满意度的影响。其次，考虑远程或在线服务途径的通畅有效，比如服务器的稳定、网络的通畅。另外，服务客户端（比如网页端或者客户 App）界面 UI 设计友好程度，客户端稳定性。

二、服务场景的核心功能

根据环境心理学理论观点，顾客利用感官对有形物体的感知及由此所获得的印象，将直接影响顾客对服务产品质量及服务型企业形象的认识和评价。顾客在进行服务消费决策时，会根据可以感知到的有形物体所提供的信息对服务产品做出判断。因而，对服务型企业而言，借助服务价值传递过程中各种有形要素有助于实现传播服务信息，树立服务形象，构建顾客关系等系列目标。服务场景作为推动服务型企业将无形服务可视化和形象化的有效手段，在服务营销管理中占有重要地位，其核心功能主要表现在以下四个方面。

（一）包装功能

与有形产品的包装一样，服务场景也是服务的包装，以其外在形象和设计内涵向顾客传递市场信息，即服务场景是服务产品的"脸面"，展示服务的关键信息和整体形象，它影响顾客对服务接触的第一印象。因比，包装功能是服务场景的首要功能。

服务场景的包装功能主要体现在：① 展示服务的整体形象。服务场景就像产品的包装一样，向目标顾客表达服务的综合信息，展示服务的整体形象。例如，整洁、有序、安全的银行营业厅的布置和氛围，能够体现出高品质金融服务的整体形象要求。② 体现服务的市场定位。服务场景所传达出的信息能够体现服务型企业所选择的服务市场定位。例如，星级酒店和快捷酒店的大堂装饰及陈列，体现了两类酒店不同的服务市场定位，及其所服务的目标顾客群体。③ 传达服务的功能信息。服务场景能够体现服务型企业向顾客传递服务的基本性能及参数，让顾客对服务产品形成合理预期。例如，加油站的服务场景应能够准确地向顾客传递相应的服务内容及标准，是否要求顾客自助加油，是否提供洗车服务，是否进行零食售卖等。

（二）辅助功能

服务场景可以作为辅助物为参与服务互动的顾客或服务人员提供支持，以实现服务价值的有效传递。事实上，服务场景所包含的功能部分，如银行服务大厅的排队叫号机、自助服务终端、自助存取款机、自动复印打印机等设施设备，能够为服务传递提供物质基础，辅助服务型企业实现服务价值的传递工作。因此，服务场景的设计能够促进或阻碍场景内服务传递活动的进行，推动或延迟顾客和服务人员的目标达成。

服务场景中，设计良好的功能设施可以使顾客将接受服务视为愉悦的消费经历，而服务人员会认为提供服务是一件高兴的事情；相反，不理想的服务场景会使顾客和服务人员双方都感到失望。例如，旅客在搭乘国际航班时发现中转的某个机场缺少指示牌，通风条件也不好，没有足够的休息座位并且很难找到用餐的地方，因此旅客会对该机场的服务不满意，同时服务人员也可能会因为缺乏足够的组织支持而丧失工作积极性。

（三）交际功能

由于服务的生产与消费不可分离性，使得顾客参与及服务互动成为服务价值传递过程中的重要内容。服务场景则是为有效的服务互动提供外部条件，为服务人员与顾客之间、顾客之间及服务人员之间的交流和沟通提供必要场所，即服务场景的交际功能。

服务场景有助于服务人员及顾客双方的互动与交流，以有效传递彼此的期望和关切，推动服务消费行为的达成和顾客关系的建立。同时，服务场景还能够给予服务人员和顾客约束，使双方明确在服务价值传递过程中彼此需要遵守的规则或职责，确保服务传递过程的有序进行。例如，话务中心服务人员进入工作岗位，服务场景中的语音设备及工位陈设等因素使其明确话务人员的工作职责，按照企业要求提供语音服务；观众进入电影院，服务场景中的观影氛围和其他顾客等因素使其明确顾客的观影规则，顺利地参与观影活动。因此，服务场景能够从物质和心理两方面给予场景内的顾客及服务人员有效的服务支持和积极的心理暗示，确保服务互动及参与过程的有序进行。

（四）区隔功能

服务场景是服务型企业差异化竞争优势的重要来源。服务场景的区隔功能体现在竞争区隔与市场区隔两方面。通过对服务场景的个性化、标签化设计，可以将本企业与行业内提供相同或相似服务的主要竞争对手进行有效区分，进而形成独特的企业及服务形象，即服务场景的竞争区隔功能。例如，不同商业银行的服务大厅设计、不同星级酒店的大堂装饰、不同医院的诊室分布，均能够实现服务场景的竞争区隔功能。

同时，服务场景也具有区隔细分市场的功能。服务型企业通过特定的服务场景设计，表明本企业所指向的具体服务细分市场，从而实现目标市场的区隔，即市场区隔功能。例如，文艺型书店通过充满人文和艺术气息的店面设计，迎合具有小资文艺范的目标顾客需求；七星级酒店通过充满奢华和富贵气息的大堂设计，满足具有超高服务品质需求的目标顾客群体。

 延伸阅读

服务场景对顾客行为影响的理论框架

美国亚利桑那州立大学教授玛丽·比特纳在环境心理学理论模型的基础上，提出服务场景模型（图 11-3）。该模型的重要贡献在于它将员工反应填加到服务场景的考虑因素中，毕竟，员工在服务场景中度过的时间要比顾客多很多。因此，对服务型企业而言，意识到优质的服务场景能够提高（至少不会降低）服务人员的服务产出和服务质量是至关重要的。

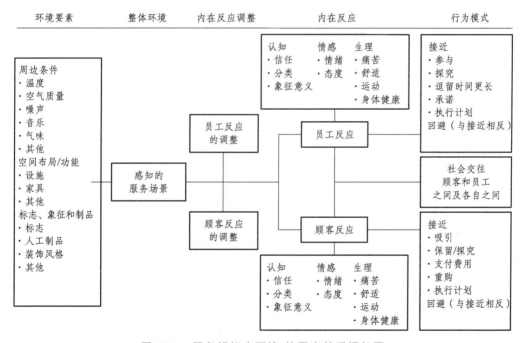

图 11-3 服务组织中环境-使用者关系框架图

根据比特纳提出的模型，服务场景中的环境要素可大致分为三类。① 周边条件，包括温度、照明、音乐、香味和颜色等。这些因素会影响顾客对特定服务场景的感觉和反应。② 空间布局和功能。空间布局是指设施、设备和陈设的摆放方式，以及其大小、形状和空间关系；功能是指设施具备辅助顾客或员工完成服务活动的能力。③ 标志、象征和制品。它们可以暗示给使用者以某种含义，在受众的头脑中形成第一印象，并能够帮助传递新的服务概念。当顾客对一种新的服务设施不熟悉时，会寻求环境的提示来帮助自己进行判断和分析，从标志和象征上面往往可以方便地获得有用信息，从而形成顾客期望。

内在反应是指顾客和员工对其所处的服务场景在认知、情感和生理上产生的反应。个体感知到的服务场景并不能直接引起某些行为，这些行为往往是在各种内在反应的相互作用和联系下产生的，个体对某个环境在认识方面的反应会影响其情感反应，反之亦然。内在反应的调整是指那些引起不同个体对同一服务场景产生不同反应的因素，包括个体的个性差异和临时状态，如当时的情绪和目的。

个人行为是指个体对一个地点或环境的不同反应，接近和回避是两种基本的个人行为：前者包括愿意参与、吸引、停留、探究、重购和执行计划等；后者则恰好采取与之相反的行为。服务场景不仅影响顾客和员工的个人行为，而且影响顾客与员工之间的互动和交往。如身体的接近程度、座位的安排、空间的大小和环境要素的灵活性等规定了顾客与员工之间、顾客与顾客之间交流的可能性和限度。

三、顾客对服务场景的反应模式

服务型企业进行服务场景设计旨在实现服务价值传递，影响顾客服务消费行为。顾客是如何对服务场景做出反应的？对这一问题的理解有助于服务型企业更好地设计和管理服务场景，达成服务营销管理目标。国内外学者依据环境心理学相关理论观点，就顾客对服务场景的反应模式进行系统研究，以下是具有代表性的观点。

（一）梅拉比安-拉塞尔刺激反应模型

感觉是顾客对服务场景做出反应的主要动因。梅拉比安-拉塞尔刺激反应模型（the Mehrabian Russell stimulus-response model）作为一个简单而基础的模型（图 11-4），解释了顾客是如何对服务场景做出反应的。该模型认为，有意识或无意识的感知以及对环境的解释影响个体在环境中的感觉。与此相对，个体的感觉也会影响其对环境的反应。感觉是梅拉比安-拉塞尔刺激反应模型的核心要素，正是个体的感觉，而不是观念或想法驱动其行为，形成对环境的反应。例如，在人类社会，个体是环境的产物，因而无法简单地避免与环境的接触，但是拥挤、被别人妨碍、缺乏感知控制以及不能尽快实现自我意愿等障碍会使个体产生望而却步的不愉悦感觉。但是，如果个体换一种思考角度，将生活中与人接触视为一种享受，体会其中的愉悦和兴奋，将使个体产生乐于融入并进一步探索环境的感觉。

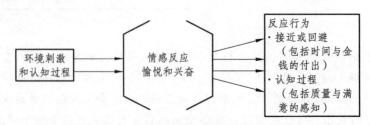

图 11-4　梅拉比安-拉塞尔刺激反应模型

在环境心理学中，典型的结果变量有两个：对环境的"接近"或是"回避"。当然，在服务营销管理中，服务型企业可以补充一系列企业较为关注的结果变量，如顾客的消费金额与频次、顾客的满意度、服务产品的口碑等。

（二）拉塞尔情感模型

由于感觉在顾客理解并应对环境的过程中扮演着重要角色，因而需要更深入地理解感觉。拉塞尔情感模型（the Rusell model of effect）被广泛地应用于帮助理解服务场景中的感觉（图 11-5），并提出在环境中，情感反应可以表现为两个基本维度：愉悦和兴奋。愉悦是个体对环境的一种直接的、主观的反应，它取决于个体对环境喜欢或厌恶的程度。兴奋是指个体感觉刺激的程度，其范围从深度睡眠（最低级别的内在活动）到血液中的肾上腺素达到最高水平（最高水平的内在活动），如蹦极等运动。愉悦的主观性要比兴奋的主观性更强，兴奋很大程度上取决于信息率或环境负荷。例如，复杂的环境信息率高，充满刺激性，包括运动或变化，并有新颖的和令人惊讶的元素；信息率低、放松的环境则具有相反的特点。

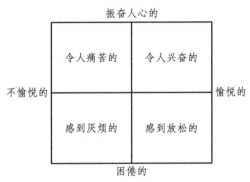

图 11-5　拉塞尔情感模型

为何个体所有的感觉和情感能够用愉悦和兴奋两个维度进行解释？拉塞尔情感模型从这两个基本维度区分了情感的认识或思考，将其从情感中分离出来。因此，服务失败产生的愤怒情感可以表现为高度的兴奋和高度的不愉悦两种状态，与认知归属过程相结合，它们将处于"令人痛苦的"象限内。当顾客将服务失败归因于企业，例如，顾客认为服务失败本来是可以避免，但企业并没有采取相应的措施进行规避，从而强大的认知归因过程直接会引起顾客的兴奋或不愉悦。类似地，许多其他感情也能够被分解为认知和情感成分。

拉塞尔情感模型的最大优势在于它的简单化，因为它允许在服务场景中对顾客的感觉进行直接评价，服务型企业就能够为情感状态设定目标，以引导服务营销管理活动。例如，经营蹦极或过山车等娱乐项目的服务型企业希望顾客感到兴奋；主题公园则希望顾客感到愉悦；银行则希望顾客感到安全、有保障等。

案例 11-3　医疗保健的服务场景与幸福感

在服务场景设计领域，越来越多的有力证据表明，医疗保健环境的设计对患者、家庭和员工幸福感有深远的影响，尤其是调查表明，压力减轻、患者满意度提升，以及安全性增强都受到医疗设施的设计影响。

（1）声音、音乐和噪声降低。研究表明，减少噪声和播放愉悦的声音，如流水声或者音乐，能对患者和医院员工产生积极的影响。作为医院和其他医疗机构不断的挑战，将噪声最小化，可以降低睡眠障碍和精神压力，降血压等。噪声还会使医生和护士分心，导致更大的压力、交流中断或发生工作错误，所以降低噪声同样可以使员工受益。

（2）自然和视觉分散。研究表明，视觉分散可以将患者注意力从疼痛和消极情绪中转移，提升心理和情感上的幸福感。特别是自然分散，包括花园、室内绿植、可以看到室外自然风光的窗口等，可以减轻压力、减少疼痛，减少疼痛药物使用，加速健康修复。自然光也非常有益，可以改善患者预后，提高员工工作效率。

（3）独立病房设计。很多研究发现，独立病房代替多人病房对患者更加有益。带来的好处包括减轻压力、更好的睡眠、降低感染率、提高患者满意度和缩短住院时间。独立病房同样可以给家庭和患者的其他陪护者带来好处。给患者一些房间设计的控制权同样具有积极的意义，例如，可以让他们控制房间的光线和温度。

（4）患者安全性。物理设施的设计对医疗保健机构主要的安全性方面的问题具有极大的影响。例如，物理设施的设计可以对避免患者跌倒和感染这样最主要的安全方面的问题产生影响。如某医院将所有患者的浴室都设计到房间床头一侧。这个简单的设计避免了患者穿过房间使用浴室，可以避免患者跌倒。灵活的房间设计可以将设备暂时搬入房间中，这样可以帮助避免在患者住院期间转移到不同的位置。换句话说，设备找人比人找设备好得多。调查表明将患者从一个房间转移到另一个房间会提高医疗错误、患者跌倒和感染的概率。

目前，医院管理者、设计者以及工程师正在关注上述研究成果。为避免患者转院，许多新医院在设计时，只有单床房、尽可能自然采光、播放音乐、有花园、有高科技医护人员呼叫器（参见电影《星际迷航》的呼叫器）、有几种护理站以及适用性强的客房。它们还提供家庭休息室、餐饮区以及过夜用的住宿设施，以便于改善患者和家庭的幸福感和满意度。

（资料来源：Zeithaml V，Bitner M，Gremler D. Services Marketing[M]. 7th ed.New York：McCray-Hill Education，2017）

第三节　健康管理服务场景设计

一、健康管理服务场景的设计

（一）健康管理服务场景的设计原则

健康管理服务场景与环境的设计与行业特点有关，一般都遵循以下基本原则：

（1）健康管理服务场景与环境要体现出健康管理服务理念。健康管理服务理念可以通过标语、口号、广告、公关宣传、机构内刊和领导人的言行进行传播，这些都是健康管理服务场景与环境的构成要素。借助健康管理服务场景与环境可以将抽象的健康管理服务理念具体化，有助于顾客对不同健康管理服务机构健康管理服务的理解。

（2）健康管理服务场景与环境的设计要能展现健康管理服务特色。健康管理服务场景与环境的设计要能够展现健康管理服务特色，给顾客留下深刻的印象。例如，某医院为了突出其康复医院的特点，不仅在中庭设置了休息室，随处摆放着各类植物，设有信息台、咖啡台、患者接待处和礼品店，使患者放松心情，产生平和、安逸的感觉。这些都区别于其他门诊医院的设计。

（3）健康管理服务场景与环境的设计要烘托健康管理服务质量。健康管理服务场景与环境的设计，还要能够烘托健康管理服务质量。通常，高端、豪华的健康管理服务场景与环境可以显示出高品质的健康管理服务，也就是说，健康管理服务硬件的质量可以体现健康管理服务本身的质量。

（4）健康管理服务场景与环境的设计要便于开展健康管理服务沟通。健康管理服务场景与环境的设计要有利于与顾客开展信息沟通，使顾客获得关于健康管理服务机构的各种信息。例如某心理咨询机构，优雅的内部环境布置、轻松的音乐、略微淡雅的灯光、舒适的座椅、宽敞的通道，都不但有助于心理咨询人员与咨询对象的轻松沟通，也是朋友间愉快交流的理想场所。

（5）健康管理服务场景与环境的设计要能调节健康管理服务供求。健康管理服务场景与环境本身就是生产能力的一部分，因此，其设计要同健康管理服务供求的调节联系起来。例如，健康体检服务机构可以通过展示不同的体检套餐对不同人群的规划，可以让顾客在体检消费的时候产生体检以外的营养保健衍生服务和增值服务。

（6）健康管理服务场景与环境的设计要便于健康管理服务人员的管理。健康管理服务场景与环境的设计，还要有利于健康管理服务人员的管理，健康管理服务场景与环境不仅能向顾客提供健康管理服务信息，也能向员工展示健康管理服务理念，健康管理服务标准，如健康管理服务守则，健康管理服务流程图的展示等。优良的工作环境设计会向健康管理服务人员传达健康管理服务机构的健康管理服务理念、标准，会对健康管理服务人员产生激励。

（7）健康管理服务场景与环境的设计要与健康管理服务定价相一致。健康管理服务场景与环境的设计还要与健康管理服务定价相匹配,支持健康管理服务的价格策略。顾客会通过有形要素判断健康管理服务价格的高低，从而判断健康管理服务水平的优劣。因此，不同的价格档次要有不同的环境设计标准。如体检中心提供的 VIP 套餐和标准套餐，其服务流程和服务内容让人一目了然。

（8）健康管理服务场景与环境的设计需要定期更新。喜新厌旧是消费者的本性，健康管理服务场景与环境的设计需要根据竞争环境和顾客需求的变化进行同期性的更新。随着时间推移，健康管理服务场景与环境可能会变得不合时宜。所以，健康服务机构企业要想保持竞争优势，必须进行场景更新。

案例 11-4 某社区卫生服务中心场景设计

1. 社区卫生服务中心诊室面积

- 全科诊室 10 m^2、中医诊室 10 m^2、康复治疗室 40 m^2、抢救室 13 m^2。
- 预防接种室 65 m^2、儿童保健室 10 m^2、妇女与计划生育指导室 18 m^2、健康教育室 40 m^2。
- 检验室 28 m^2、B 超和心电图室 12 m^2、西药房 16 m^2、中药房 16 m^2、治疗室 8 m^2、处置室 8 m^2、健康信息管理室 16 m^2、消毒间 20 m^2。

2. 社区卫生服务站用房

- 全科诊室 10 m^2、治疗室 8 m^2、处置室 8 m^2、预防保健室 13 m^2、健康信息管理室 6 m^2。
- 候诊区用房面积：社区卫生服务中心宜设集中候诊区，利用走廊单侧候诊，走廊净宽应不小于 2.40 m，两侧候诊，净宽应不小于 2.70 m，不设候诊的走廊净宽应不小于 2.10 m。

3. 社区卫生服务机构室内净高不应低于下列规定

- 诊室 2.60 m，观察室 2.80 m。
- 医技科室 2.80 m，或根据需要而定。
- 如果设置病房，病房 2.80 m。

4. 电梯设置要求

- 社区卫生服务中心医疗用房层数为二层时不设电梯，三层以上应设电梯。

5. 社区卫生服务机构内部装修基本要求

- 社区卫生服务机构的建筑装修和环境设计，应有利于患者生理、心理健康，体现简洁、温馨的特点。诊室和观察室应充分利用自然通风和天然采光。

6. 社区卫生服务机构装修详细要求

临床科室、预防保健科室和医技科室用房的室内装修，应符合下列规定：

- 墙面、顶棚应易于清扫、不起尘、易维修。踢脚板、墙裙应与墙面平。有推车、床通过的门和墙面应采取防撞措施。
- 地面用材应采用防滑、宜清洗的材料，检验用房的地面材料还应耐腐蚀、便于清洁，消毒部分医疗设备用房应按其设备要求防尘、防静电。
- 化验台、操作台等台面均应采用洁净、耐腐蚀、易冲洗、耐燃烧的面层，相关的洗涤池和排水管应采用耐腐蚀的材料。
- 药房等应有防虫、蝇、鸟、鼠及其他动物侵入的设施以及防潮设施。
- 消毒间、卫生间、污物等有蒸汽溢出和结露的房间应采用牢固、耐用、易清洁的材料装修到顶，并应采取有效措施，使蒸汽排放顺利、楼地面排水通畅不出现渗漏。
- 卫生洁具、洗涤池应采用耐腐蚀、易清洁的建筑配件。卫生间的洗手池和便器应采用非手动开关。
- 导视要求：社区卫生服务机构应配置完善、清晰、醒目的标识系统。

- 防火要求：社区卫生服务机构的建筑耐火等级应不低于二级，消防设施的配置应遵守国家有关建筑防火设计规范的规定。
- 电路要求：社区卫生服务机构的供电设施应安全可靠。社区卫生服务中心宜采用双回路供电。电源装配容量应满足现有设备及近期的增容量。
- 通风要求：社区卫生服务机构的放射、功能检查、检验等用房应设置通风设施，有条件的宜设置空调。消毒、卫生间等用房应设置通风设施。未设外窗的房间应设置通风设施。
- 弱电要求：社区卫生服务机构应根据使用特点和需求，有条件的设置相适应的信息设施系统、信息化应用系统和公共安全系统。
- 排水要求：社区卫生服务中心主要建筑物内，排水管道应采取防堵塞、防渗漏、防腐蚀措施，应设置管道井，主要管道沟宜便于维修和通风，应采取防水措施。

问题思考：

健康管理服务情境设计对于健康管理服务价值创造有什么帮助？

二、健康管理服务场景设计的步骤与工具

从战略-战术匹配的层面看，服务场景是服务型企业的组织愿景、服务理念、服务产品、服务市场定位，乃至服务竞争力的综合体现，是服务型企业市场战略的微观体现。能够设计出具有竞争力、吸引力的服务场景，是服务型企业市场战略能否有效落地的评判标准之一。因此，在明确服务场景设计的原则后，服务型企业需要遵循严谨的步骤、运用科学的工具开展服务场景设计工作。

（一）服务场景设计的步骤

遵循严谨的步骤是服务场景设计的基础，坚持顾客导向是包括服务场景设计在内的所有服务营销管理决策必须坚持的观点和准则。服务场景设计，既要考虑服务营销管理的因素，又要考虑组织行为的要素。从某种意义上讲，服务场景设计是一个始于顾客服务需求，终于组织行为体现的计划性、创造性过程。一般而言，服务场景设计包括以下基本步骤。

1. 洞察服务需求

在自助服务、交互服务及远程服务的诸多服务场景中，并不是所有场景都包含顾客因素，同时某些场景还涵盖服务人员因素。但从服务营销管理视角看，服务场景终究是为顾客服务的。因此，服务场景设计必须面向目标顾客，响应服务需求。

洞察目标顾客群体的服务需求是服务场景设计的第一步。健康服务机构可以通过多样化的量化和质化研究方法，如问卷调查法、观察法、实验法、面板数据分析法、内容分析法等对顾客的服务需求，对不同环境的偏好和反应等重要问题进行调查和确认，形成对健康服务市场顾客需求的准确认知。顾客导向是任何服务营销管理活动的基本理念，只有建立在准确全面的顾客认知基础上的服务场景设计才能够真正发挥其传递顾客价值的作用，达到预期效果。

2. 确定设计目标

在深入理解目标顾客的服务需求以后，健康服务机构根据市场竞争状况、自身资源与能力现状等其他内外部环境因素，进一步明确服务场景设计的总体目标和具体参数目标，如面积、功能、装饰、容量等。明确服务场景的设计目标能够使服务场景设计的方向可辨、过程可控、结果可查，进而保证场景设计系列工作有序、高效地展开。

服务场景的设计目标一定要与服务机构总体目标或愿景，以及服务市场定位和服务产品概念保持一致，否则容易导致服务价值传递过程中服务信息的不一致甚至冲突，让顾客产生混淆甚至混乱。因此，服务场景设计需要明确基本的服务概念、目标服务市场的需求特征，机构对未来的构思及资源状况，然后制定服务场景及其他展示策略的目标。特别是需要明确一些体现自身行业特征与竞争意图，以及服务市场定位的关键设计目标及参数。例如，康养酒店的服务场景设计更加重视康养服务体验方面的设计目标，社区健康服务中心的服务场景设计可能会更加关注运营效率和成本控制方面的设计目标。

3. 勾画场景蓝图

服务场景蓝图与服务蓝图类似，均是一种可视化的服务展示工具。但是，与描述动态服务过程的服务蓝图不同，服务场景蓝图更多是片段的、静态的服务场所视觉设计，即服务场景的设计展示或美学展示。

服务场景蓝图是一种有效描述服务场所内有形展示的方法，系统体现服务价值传递过程中的人、设备、环境等场景因素，能够从视觉上抓住服务场景中关键的设计要素和功能信息。在不连续的顾客接触中，服务场景蓝图需要反映每次顾客接触中，顾客与服务人员、服务设施、环境陈列以及其他顾客之间的交互状况。总之，服务场景蓝图应该非常清晰地记录每次顾客接触，反映每个特定服务场景中的有形展示。

4. 协调职能部门

服务场景的设计及执行并不仅是服务营销管理或服务运营部门的工作，更需要服务机构不同职能部门的共同参与。例如，有关服务人员素质及形象的相关场景设计需要人力资源管理部门的参与，有关服务设施设备及其陈列的设计需要工程管理部门的参与，有关服务信息宣传及定价需要营销管理及销售部门的参与，有关场景设计投入及资金分配需要财务管理部门的参与，等等。因此，在服务场景的设计过程中，各个职能部门之间的协调工作、全力支持至关重要。在服务场景设计过程中，有必要组成一个跨职能部门的联合工作小组，对各职能部门的分工及协作进行总体协调，以确保服务场景设计及实施过程的顺利进行。

（二）服务场景设计的工具

在服务营销管理活动中，服务场景的设计需要确定服务场景中应该包含哪些构成要素？这些要素如何合理体现？服务场景中的哪些方面会刺激顾客？目标顾客更喜欢什么？服务型企业应该怎么做？根据约享·沃茨和克里斯托弗·洛夫洛克在 2018 年出版《服务营销精要》（第 3 版）提出的观点，服务型企业可以灵活运用以下工具进行服务场景的设计和优化。

1. 敏锐的观察

服务型企业的部门经理、现场管理者以及一线服务人员，对顾客在服务场景中产生的行为及反应进行细心观察、详细记录，形成周期性、系统性的总结报告。

2. 环境调查

服务型企业可以使用包括建议箱、在线反馈以及市场调研在内的广泛研究工具收集一线服务人员和顾客对服务场景的反馈意见，从中发现服务场景设计的不足或缺陷，以及一些具有创造性的改进建议。

3. 照片审核

服务现场管理人员使用照片，或邀请顾客使用照片将其服务过程及体验记录下来。这些照片可以成为服务型企业进一步调查顾客体验，改善服务场景设计的基础材料。

4. 现场试验

服务型企业可以通过现场试验来控制服务场景中的某些维度或参数，进而观察产生的影响。例如，心理健康服务中心可以尝试将各种类型的音乐和气味进行组合，然后观察在此场景中顾客的情绪变化和所花费的时间，并测量顾客的满意度。服务型企业还可以在实验室中使用幻灯片或视频等其他方法来模拟现实的服务场景，如计算机模拟虚拟旅游，可以有效地用于无法现场试验方式考察的情况。例如，配色方案代替、空间布局或家居风格转换等的测试。

5. 服务蓝图

绘制服务蓝图可以扩展到包括服务场景中的实物证据，使顾客参与服务价值传递的每一步可以通过设计元素和有形的线索记录下来。照片和视频可以使服务蓝图的表现更加生动和具体。

以体检中心的服务场景为例（表 11-3），顾客对不同服务场景设计会产生不同的印象。设计者越是能够站在顾客的视角去理解和思考服务场景，就越能发现并改善场景设计出现的缺陷，同时也能很好地保持现有的优点。可见，在顾客所关注的服务细节方面，健康管理服务机构能够看到、理解和体验的越多，就越能够意识到服务场景设计的不足，并会为顾客提供更加完善的服务。

表 11-3 体检：以顾客的视角感受服务场景

服务接触中的不同阶段	服务场景中的设计	
	超过预期	低于预期
寻找车位	停车场车位充足，标识清晰，有安保人员负责车辆及财产安全	车位不足，不得不在附近街区停车
登记入场，建立健康档案	有在线预约，在线提醒资料准备，顾客根据预约时间，合理安排行程	无预约服务，需要长时间排队，且不知道需要等待多久

续表

服务接触中的不同阶段	服务场景中的设计	
体检项目导引	体检安排根据不同项目所需时间和拥挤程度由导引员或护士合理灵活引导；或者配置排队叫号系统	顾客不清楚项目顺序，盲目排队久候
体检如厕	洗手间明亮、整洁、宽敞，地板干净、不潮湿，有尿液、大便检查盒放置标识	卫生间脏乱，气味难闻，无尿液、大便检查盒放置标识
体检过程	各检查室顺序合理，标识清晰，设施设备齐全先进	检查室标识不清，顾客需要频繁询问医护人员，设备老旧破损
体检早餐	餐厅标识清晰，设施良好	标识不清
检查完毕离开	友好的服务人员恭送顾客，在指示牌帮助下顺利开车离开	顾客在迷宫般的检查室间乱窜，地下停车场标识不清

三、 健康管理服务场景的设计内容及策略

由于顾客对于健康管理服务场景的认知具有较强的主观性，每个人都有不同的个性偏好，要想设计出理想的健康管理服务场景并非易事。虽然要设计满足各种类型的人的健康管理服务环境存在一定难度，但如果健康管理服务机构坚持顾客导向，能深入了解顾客的需求，并根据目标顾客的偏好来进行设计，就可能达到比较满意的展示效果。

案例 11-5　某老年健康服务机构的场景设计要素

适当的地点：关键是要使机构接近目标顾客集中的地区，且公共交通方便。
机构的环境：整体环境整齐清洁、道路宽敞无障碍物，盆景修剪整齐。
服务设施：标识字体清晰、色彩明亮，兼具形象的配图。
健身设施：应考虑服务对象老年群体行动不便的因素。
内部设施：内部设施齐全，要求以便利性和实用性为原则。比如餐厅、卫生间、盥洗室的设计、装饰、布局、照明、色调、音响都要以老年人特性进行配置。

（一）有形物的设计

有形物的设计实质上就是健康管理服务产品的"包装设计"，它会传达健康管理服务质量信息、构成健康管理服务品牌的联想并直接构成健康管理服务产品的质量要素。健康管理服务机构的建筑构造设计，有若干层面会对其形象塑造产生影响。其中每一项都是影响形象的因素，任何一项的有无都会影响其他各项属性的表现。换言之，这些属性可能对形象的创造与维护有帮助。

健康管理服务机构的外在有形物的设计会影响其健康管理服务形象。一栋建筑物的具体结构，包括其规模、造型、使用的材料、所在位置以及与邻近建筑物的比较，都是塑造整体顾客观感的因素。至于其相关因素，诸如停车的便利性、可及性、橱窗

门面、门窗设计以及招牌标示等也很重要，因为外在的观感往往能让顾客产生牢靠、永固、保守或进步等印象。

健康管理服务机构内部的陈设布局、装饰、桌子、家具、座椅、灯光、色调配合、材料使用、空气调节、标记，以及视觉呈现（如墙上的字画、图像和照片等），所有这一切综合在一起，往往就会创造出健康管理服务机构的"印象"和"形象"。

从更精细的层面而言，内部属性还包括记事簿、文具、说明小册子、展示空间、货架和健康读物等项目。将所有这些构成要素合并成为一家健康管理服务机构既有特色又具有一致性的整体个性形象，需要相当的技巧和创造性。有形展示可以使一家公司或机构显示其个性，而个性在高度竞争和无差异化的健康管理服务市场中是一个关键特色，有利于获得优势。

案例 11-6　××国际医疗城的有形设计

××国际医疗城，由宁夏医科大学总医院和银川政府投资建设，规划建设 5 大中心，即健康管理中心、干细胞中心、整形美容中心、妇幼中心以及眼科中心，另有一个接待中心。目标客户定位为国内外高端医疗旅游人群和穆斯林地区到宁夏旅游观光的高端客户人群。××国际医疗城设计的定位为：国际化、高端化、生态化和人性化。

室内设计在统一的整体建筑语汇中营造多样的空间主题。医疗城需要统一的管理和单体的各自运营，因此在建筑风格上力求连贯和统一性，对于个体差异化则通过室内设计手法解决，做到各分中心专科各具特色，体现出不同文化和风格。因此，在该项目中，室内设计的重点是寻求整体统一性和个体差异性的完美结合。

在设计方案中，每个中心根据运营和投资方的特点，都被赋予了一个文化主题，具体包括：接待中心的中国主题、妇幼中心的西方主题、干细胞中心的穆斯林主题、JK 整形的韩国主题、健康管理中心的自然主题。每个中心门诊区围合的三层室内庭院均采用统一的建筑语言，并同时反映各专科和各种文化的独特性。

各中心在整体的框架下都有一套体现自身特色和品牌的特征标志，各种文化和特征通过室内设计的手法得以体现，例如：地板拼花各有不同，墙壁上的艺术插图和拼花样式与各自的主题相互呼应，中庭玻璃顶遮阳的图形也各不相同。标志元素、雕塑等装饰都会随着主题而展现出应有的特质。

五大文化主题：

● 接待中心采用中国主题。该中心的功能为接待首访客户，故为客户提供如酒店般具有欢迎氛围的环境是设计重点。该中心的公共区域地面用石材拼装，并运用了黄河元素设计了"黄河主街"，贯穿各中心，寓意黄河古道源远流长；接待区域的设计参考了船的造型，象征生命之舟。接待中心格局规整、明亮美观、视野开阔，为患者及其家属提供了较好的视野以及寻路系统，减轻他们在寻路过程中的焦虑情绪，减少寻路时间。部分具有中国特色的艺术品陈设其中，为接待大厅增加了传统艺术气息。

● 干细胞中心采用穆斯林主题。该中心的整体颜色采用了绿色调。木材使用了深色调的胡桃木贴面以及咖啡森林的概念，生机盎然却又不失庄严，凸显国际医疗城的国际化定位。

- 妇幼中心采用西方主题。该中心以温暖、家庭化为特色，在色彩和风格上，体现人性化，根据使用者生理、心理需求，创造出符合使用者需求以及喜好的空间。妇幼中心整体采用黄色调，其入口处大规模运用活泼的暖色调。这些色彩配合立体且富有层次的灯饰以及动物图样的植物造型，使该区域看起来明亮开朗、富有童趣，极富西方特色。

- 健康管理中心采用自然主题。该中心在深色系的青石板以及蒙德里安绘画风格的墙上大量使用蓝色调。该区域所使用的漂浮木采用中间色调，大厅的室内装饰和其他重点装饰物均采用蓝色调。

- 整形美容中心采用韩式主题。该中心由韩国 JK 集团共同运营，采用韩式主题，白色为主。

六个重点空间设计：

- 公共空间，灵活可拓展。公共大厅接待台的设立是为了灵活地支持各个办公和行政流程。木质材料的接待台配合白色、铁锈色以及金色的壁纸，使得整个区域颇有档次且氛围温馨。在共享办公区内配有工作站，可以灵活地支持该空间内的各个工作流程。这些空间采用了中性纺织品与具有木质纹理的材料相结合的家具，配上可调节的灯光，创造出不同级别的光照。

- 诊疗区域，营造积极氛围。在诊疗区域内，使用了令人心情舒缓的浅灰色调，并辅之以具有强调功能的特殊色彩。天花和地板则使用了木质颜色。在诊室中采用特殊形状的问诊桌，拉近了医患之间的距离，营造积极的问诊氛围。

- 标准病房，强调舒适、私密。标准病房为单人间，可以为患者提供更好的私密性、舒适性以及医疗服务。房间内采用中性的颜色、软装地面，并且使用相宜的艺术品进行室内装饰。

- 贵宾（VIP）与超级贵宾（VVIP）区域，满足高端化需求。在这些区域内使用了高级的装饰材料，以此来营造出一个顶级的医疗室内环境。建筑上的细节设计以及顶级材料的合理运用，是创造功能卓越、环境优美的室内环境的关键所在。在此依旧使用了淡灰色的地毯和软装地面，并结合精心挑选的工艺品以及舒适的家具，营造出一个令患者宾至如归的医疗环境。

- 一体化产房，增加温馨感。产房的选材尤为重要，更注重吸音性以及艺术性，从而为产妇提供良好的环境。木纹材质的设计增加了温馨感；室内只保留必要的医疗器械，使用隐藏的设备带，使得病房看上去充满了家的温馨。在术后恢复区使用了具有降噪功能的天花板，在满足美观需求的同时也满足了降噪需求。在病房区和门诊区的设计中，采用了同样的材质和手法。

- 休闲空间，塑造放松氛围。康体中心餐厅充满优雅而放松的氛围，云状的灯光以及布满浅灰色纹理的墙面使得整个空间看起来宾至如归且富有热情，拼纹与每个中心主题的拼纹方式一致，提供归属和方向感。康体中心的游泳池区极富自然元素：淌着水流的瀑布墙、闪烁着自然光泽的马赛克地砖以及鹅卵石造型的地面。

（资料来源：艾伦·杰·华纳，吉姆·刘易森，周城宇. 银川滨河新区国际医疗城设计[J]. 中国医院建筑与装备，2016（4）：62-64）

（二）健康管理服务氛围设计

服务环境的氛围也会影响其形象。氛围原本就是指一种有意的空间设计，借以影响顾客。此外，氛围对于员工以及前来公司接洽的其他人员，也都有重要的影响。许多健康管理服务机构已经开始认识到氛围的重要性，并且请具有创造性的人来设计，他们知道如何将视觉、听觉、嗅觉与触觉上的刺激加以整合从而取得理想的效果。例如，高端健康会所的氛围和服务项目体验同样重要，人们购买的是健康服务，获得的是消费体验；康养酒店、月子中心、体检中心、社区卫生服务中心、医院，甚至牙医诊所，都可以通过营造轻松温暖的氛围来吸引顾客。

影响健康管理服务氛围的一些重要因素包括：

1. 视觉效果

销售企业使用视觉商品化（Visual Merchandising）一词来说明视觉因素会影响顾客对商店观感的重要性。健康管理服务企业视觉商品化有助于形象的建立和推销目标的实现。其视觉商品化，旨在确保无论顾客是在搭乘电梯还是等待付款，服务的推销和形象的建立仍然在进行，照明、陈设布局、颜色、服务人员的外观和着装，显然都是视觉商品化的一部分。总之，视觉呈现是顾客惠顾服务的一个重要原因。

2. 气　味

气味会影响健康管理服务形象和消费感觉。医疗机构呛人的消毒药水的气味时时刻刻都在提醒顾客所处的是具有一定卫生风险的环境中；相反，月子中心、体检中心、康养酒店等健康管理服务机构可以在空气中喷洒清新可人的空气清新剂，让顾客产生轻松愉悦的感觉；至于那些高端健康管理会所，其陈设摆件皮件的气味和皮件亮光蜡或木制地板打蜡后的气味，往往可以体现一种特殊的豪华气派。

3. 声　音

声音往往是氛围营造的背景，常用背景音乐来创造。儿童保健诊室的背景音乐所营造出的氛围应该与老年保健院的音乐不同，也应该与康养酒店大堂或者是健身房听到的背景音乐迥异。若想营造一种安静的氛围，可以使用隔间、低天花板、厚地毯以及销售人员轻声细语的方式，这种氛围在医院病区往往是必要的。

4. 触　觉

厚重质料的座位厚实感、地毯的厚度、壁纸的厚度、咖啡店桌子的木材感和大理石地板的冰凉感，都会给顾客带来不同的感觉，并营造出独特的氛围。产品使用的材料和基于触觉的展示都是重要的因素。例如，医学美容机构就很重视消费者的触觉体验。

综上所述，当健康服务行业竞争者越来越多，产品和价格的差异较小时，或者产品针对不同健康服务消费群体，氛围可以变成一种适当的竞争手段。因此，有意识地营造某种特殊氛围成为许多健康管理服务机构的成功秘诀之一。

思考与练习

1. 思考题

（1）请结合熟悉的一项健康服务，谈谈该服务有形展示的构成要素和作用。

（2）有形展示的基本类型有哪些？有形展示与服务场景有什么样的区别与联系？

（3）健康服务场景有哪些具体形式，它们具备哪些重要功能？

（4）服务场景设计的原则有哪些？哪些因素会影响服务型企业的服务场景设计？

（5）请结合服务场景设计的步骤与工具，谈谈如何设计具有竞争力和吸引力的健康服务场景。

2. 训练设计

请举一个失败的健康管理服务场景设计的例子并进行分析。

第十二章

健康服务质量管理

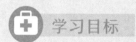 学习目标

（1）掌握健康管理服务质量、服务业等概念。
（2）掌握健康服务质量管理的分析方法。
（3）熟悉服务质量度量——SERVQUAL 模型及其应用。
（4）了解提高健康服务质量的策略。

案例 12-1

近年来，赣州市大力弘扬苏区精神和长征精神，强化政府主导、公益性主导、公立医院主导，建设整合型医疗服务体系，大力推进管理体制改革、人事薪酬制度改革、管理和服务创新，推进整合型医疗服务体系建设取得新成果，人民群众获得感和医务人员满意度实现双提升。

突出政府主导，让服务体系更有"质"。按照"市级引领、县强、乡活、村稳"的思路，严格落实政府办医责任，着力推动高质量服务体系建设。一是建立高效管理体制。2017 年 7 月，市政府办公厅印发《赣州市城市公立医院综合改革实施方案》，对城市公立医院运行机制、管理体制、药品保障供应、医保支付方式、医联体建设等改革任务做出了具体部署、明确了工作要求。成立了以市长为主任的市属公立医院管理委员会，打破多部门"九龙治水"的局面，成为公立医院管理和发展的决策机构。围绕公立医院综合改革目标和任务，我市相关部门协同配合，陆续制定印发了 20 多个配套文件，形成了"1＋N"深化医改政策体系。二是履行政府办医职责。市本级财政每年安排市属公立医院改革发展资金 1.5 亿元左右，各县（市、区）财政设立 500 万～8 000 万元不等的公立医院改革发展专项资金。市财政每年安排 2 000 万元用于市直医院购置医疗设备，并对 2017 年 9 月 1 日前举借的债务予以锁定，对部分市直公立医院新院基本建设贷款给予财政贴息支持。三是实行项目带动战略。我市实施"提升服务能力三年行动计划"，近 2 年多来续建、新改（扩）建各级各类医疗卫生项目 146 个，总投资 162.86 亿元。强化人才队伍建设，全市每千人口执业（助理）医师数 1.73 人、注册护士数 2.33 人，分别比"十二五"末增长 26.27%、34.68%。四是壮大优质医疗资源。全市三级医院从"十二五"末的 9 所增至 17 所，赣州市人民医院成为国家级"综合卒中中心"，有 3 所医院通过中国胸痛中心认证。推进互联网＋医疗健康，建成赣州市市级统一预约挂号平台，建立赣州市远程医学中心与 18 个县级远程医学中心，并逐步实现市、县、乡全覆盖。

问题讨论：

根据案例，思考在我国应该如何提升健康服务质量？

（资料来源：打造整合型医疗服务体系"赣南样板"——国家卫生健康委员会 2019 年 7 月 23 日例行新闻发布会散发材料，本文有删节）

20 世纪 80 年代和 90 年代，质量是学者热议的话题之一，也是企业在竞争中制胜的重要因素。然而，随着服务经济的发展，在技术以外的服务，也越来越受到消费者的重视。质量的概念也不断延伸，从产品本身延展到以顾客为导向的服务质量。在 21 世纪，无论是提供有形产品的生产企业还是提供无形产品的服务企业，服务质量都是在企业竞争中的脱颖而出的制胜法宝。本章在了解服务质量概念和重要性的基础上，分析服务质量的内涵和维度，并给出服务质量管理提升的策略。

第一节　健康服务质量概述

服务是服务营销学的基础，是顾客能够感知到的质量，而服务质量则是服务营销的核心。服务质量不仅是企业的生命，而且是企业在竞争中制胜的法宝。服务是能够满足规定和潜在需求的特征和特性的总和，是服务工作能够满足被服务者需求的程度。服务质量是企业为使目标顾客满意而提供的最低服务水平，也是企业保持这一预定服务水平的连贯性程度。健康服务质量是健康服务机构核心竞争力的重要内容，而健康服务质量涉及多种因素，健康服务的质量控制是影响健康管理服务质量的重要因素，也是提高服务质量的必由之路。

一、健康服务质量的含义

质量是指一组固有属性满足规定或要求的程度，质量保障是企业可持续发展的基石。服务质量是产品生产的服务或服务业以其所拥有的设施设备为依托，为顾客所提供服务在使用价值上适合和满足顾客物质和精神需要的程度。简而言之，就是顾客将自己的服务期望与所感知到的服务比较，若感受到的服务超过预期，则对服务评价积极；若感受到的服务低于预期，顾客则可能会对服务给予消极的评价。

好的服务质量是服务企业与顾客之间的重要纽带，企业不仅能收获顾客高满意度，也能从中提升企业与顾客之间的黏性。没有高品质的服务质量，就会让企业很快地在市场经济里被淘汰。所以对服务质量的管理尤为重要，服务质量管理是提高服务机构核心竞争力的关键。服务质量越稳定持久，企业发展就越具有蓬勃的生命力。

从不同的角度出发，服务质量的内涵有所不同。从服务企业的角度出发，服务质量除了强调按规定或要求完成，还要考虑生产效率，追求低成本高产出。而从顾客的角度来看，希望所接受的服务是达到或超过期望的程度。在服务企业与顾客交易的过程中，服务质量得以实现，不同的顾客的服务质量感知呈现差异性。

对服务质量的内涵予以明确，才能在内部形成有效的管理和支持系统，从而为顾客提供最优质的服务。服务质量有以下特点：

1. 健康服务质量是一种主观质量

从提供者看，服务质量意味着服务属性对组织规定的符合程度；从顾客角度看，服务质量则意味着服务达到或超过期望的程度。服务质量更多的是从顾客感知的角度出发。感知属于主观的范畴，如健康体检中心提供的早餐是否可口，不同的顾客对同一种食物可产生不同的感知。服务的满意度受到服务期望的影响，而服务期望又受企业口碑、个人需要和过去经历等诸多因素的影响。有形产品质量具有较强的客观性，一般可以通过客观技术手段加以检测，而服务质量却并非如此，服务的质量是在顾客与服务提供者发生相遇的服务传递中进行，其测量带有主观性。

2. 过程质量在健康服务质量构成中占据极其重要的地位

对于有形产品顾客关注点在其产出质量上，而服务质量是在服务的生产与消费中发生，顾客参与其中，因此会有所感知。顾客对于服务质量的评判不再仅依据服务结果，顾客视角多多少少会着眼于服务的过程，如在给顾客提供疾病咨询相关服务时，等候时间长短、排队是否公平、健康管理师的态度与专业程度等，都会成为顾客判断服务质量好坏和水平高低的依据。在我国，健康服务质量的提升面临挑战。我国的疾病谱正从以传染性疾病为主，转向以高血压、心脏病、脑卒中、癌症等慢性非传染性疾病为主，慢性疾病患者大多起病时间长，迁延不愈，在多次就医过程中，对健康服务人员的服务质量期望更高，因而更注重服务过程中的质量。

3. 健康服务质量是一种整体性的质量

服务质量形成于顾客与企业接触的整个过程，一次又一次的对顾客的服务，形成了顾客对服务质量的感知，任何细小的失误都可能会危及整体。顾客对企业提供的健康服务质量如满足了自己的期望，则会对服务质量给予积极评价；反之，如在服务接触过程中，细节上感受到质量不高，就会影响其整体服务质量感知。全方位全周期健康服务，在人生命周期中的不同阶段，持续投入各种资源，建立覆盖人生命周期的大健康服务体系，在全生命的大健康体系中，为顾客提供高质量的服务，形成整体感知显得尤为重要。健康服务质量也是在健康管理从业者与顾客互动的过程中形成的，如果没有顾客的紧密配合与响应，或者顾客无法清晰地表达服务要求，那么，服务过程就将失败，服务质量将是低下的。健康管理是一个无限循环的持续动态过程，单次的循环中健康问题得到解决，不断的循环保证了健康管理朝着健康的终点前进。

案例 12-2

多重健康问题及人口老龄化进程加剧等问题，在国家与地区的政策支持下，双向转诊制度、医联体建设与医养结合服务模式正在积极开展，同时，信息化建设也成为医疗服务的发展方向。因此，建议政府牵头，协调相关部门和医院，共同构建标准化的延续性护理服务体系，并从双向转诊、医联体建设、医养结合、信息化建设等方面促进医院与社区或家庭之间的联动性，打造多途径的延续性护理服务，同时积极组建以专科护士主导的多学科护理团队保证服务质量，并将延续性护理服务纳入医保范围，促进其规范化发展，为患者提供更全面、更优质、更连续的照护服务，做到既能改善患者疾病预后、提升生活质量和对疾病的自我管理能力，又能拉近医护患关系、提升患者满意度，使医疗护理资源更好地辐射到社区，共建和谐小康社会。

（资料来源：刘华平. 开展延续性护理标准化服务 提升全程健康服务质量：论建设北京市延续性护理标准化服务体系相关问题及对策[J]. 健康中国观察，2020（4）：64-67.）

二、服务质量的构成要素

一般来说，服务质量是由技术质量、功能质量、形象质量和真实瞬间构成，它取决于顾客感知质量与预期质量之间的对比。

1. 技术质量

技术质量是指服务过程的产出，即顾客从服务中得到的东西。它包括服务本身的质量标准、环境条件、网点设置以及服务事项、服务设备和服务时间等。例如，健康体检中心为顾客所提供的温馨舒适的体检环境，布局流线合理，照明明亮有温度感等。对于技术质量，由于有比较客观的实际标准，顾客容易感知，也便于评价。

2. 功能质量

功能质量是在服务接触的过程中，服务人员的服务行为、服务态度、服务程序、言谈举止、仪态仪表等给顾客带来的利益和享受。但因其具有主观性，不同的服务对象的功能质量评价可能会差异较大。如工作人员在社区健康管理的过程中，采用家庭随访、网络健康数据采集等方式跟踪监测居民健康数据并实施干预计划，为居民健康保驾护航，但与居民沟通的方式却有多种，工作人员的表情是微笑还是冷漠，态度是生硬还是温和等这些不同的方式，会使居民对服务质量产生不同的评价。功能质量属于居民的主观感受，与居民自身的习惯、个性有关，难以进行量化。

3. 形象质量

企业的形象质量是指企业在社会公众心目中的总体印象。健康服务机构应树立或维护良好形象，建立或改善健康服务机构与社会公众的关系，正视对健康服务机构不利的舆论，将企业形象朝着有利于健康服务机构的方向发展。企业形象影响着顾客的感知和期望，如果健康服务机构形象良好，即使存在一些服务失误，如检查报告上传不及时等，顾客也会体谅；如果健康服务机构形象糟糕，顾客往往会夸大其服务的失误，并可能采取措施让机构为失误负责。

4. 真实瞬间

真实瞬间是服务过程中顾客与企业进行服务接触的过程。这个词被引入服务管理中，以强调服务企业与顾客接触的重要性。虽然健康服务持续的时间相对较长，但每一位员工与顾客接触的时间可能很短。这一短时间的服务工作若做得好，顾客接下来的很多健康服务需求可能都会在该机构进行；若做得不好，他们可能以后就再也不来了。真实瞬间转瞬即逝，所以要建立更科学的顾客导向的服务接触体系。健康机构管理者要为服务传递提供必要的支持和服务，为成功地"留住"顾客提供条件；员工也需要加强培训和管理，重视与顾客接触的机会，把握时机，从态度、语言、外表等与顾客接触的一切方面加以改进。

总而言之，服务质量理论对于服务质量的研究起源于生产层面，产品在生产技术标准化的影响下逐渐趋同，当价格和质量因素在逐渐透明化的企业竞争中作用降低后，服务对企业差异化的重要性逐渐增强。关于顾客感知服务质量的构成要素的划分有很多种观点，但基本都将服务质量划分为两类：技术质量、功能质量。顾客在接受服务的过程中所感受到的具体的产品项目，以及服务人员所提供的劳务被认为是技术质量（又称结果质量、服务产出）；而服务过程中具体的服务提供方式被称为功能质量（即过程质量、服务投入）。此外，服务质量也被认为存在于顾客直接互动或接触服务过程中。总之，所有能够由服务来满足客户需求的特征，其总和可以被看作为是服务质量，同时也指服务者需求者通过服务被满足的程度。

而医疗服务质量分为：① 医疗结构：基本设备构成；② 过程：治疗过程中服务的各个环节；③ 结果：对生理、心理的作用结果的三维内容，对所实施的质量进行评估，是目前应用最广的医院服务质量评价。

案例 12-3

服务质量对任何一个服务企业来说都是它的生命线，是它赖以生存的基石。服务质量的好坏决定着我们铁路企业发展的趋势，决定着我们铁路建设的兴衰。好的服务质量可以增强我们的向心力和凝聚力，因此服务质量也是我们铁路企业生存发展的基础。

良好的服务意向是我们企业职工必须具备的条件。服务意识是一种主观能动，是做好工作的一种主观意愿，俗话说"态度决定一切"。想要更好地让旅客选择坐火车出行，就必须严格把守服务质量这一重要关卡，提高服务特色，创新服务意识。俗话说"一回生，两回熟"，在广大旅客乘坐列车的旅途中，和旅客慢慢熟悉的最佳办法就是服务的热情，还有待旅客如亲人的服务理念。只有我们企业通过自身服务意识的提高才能拉到更多"新顾客"和"老顾客"。良好的形象代表着铁路的企业招牌，想要拉拢更多的旅客乘坐火车，那么提高服务质量、树立良好形象的担子就必须落实到各个职工的肩上，俗话说"打铁自身硬"。只有企业职工自身的服务意识和质量提高了，才能让更多的旅客选择铁路出行，让铁路建设发展的道路蒸蒸日上。

（资料来源：中华铁道网 http://www.chnrailway.com/html/20140311/355209.shtml.）

三、服务质量的基本属性

通过对服务基本属性的感知，可以帮助人们认识、评价服务质量。有形产品的质量属性往往可以通过许多可操作的量化指标反映，如产品的使用寿命、最高运行速度等。由于服务的无形性，人们难以用比较客观的、量化的标准对它进行描述和测量。因此，人们可以比较客观准确地评价有形产品质量，而对无形的服务质量只能采取主观性很强的预期质量去评价。

近年来，国内外很多学者对服务质量的属性进行了较深入的研究。其中贡献最为突出的是美国营销学家帕拉休拉曼、泽丝曼尔和贝利。他们认为，顾客评价服务质量主要是基于服务所具有的十大属性来考虑的：

① 可靠性（Reliability）：一致性的绩效、表现，并重视对消费者的承诺。

② 反应性（Responsiveness）：员工提供服务的意愿和立即性。

③ 胜任性（Competence）：服务人员是否拥有执行服务的专业知识和技巧。

④ 接近性（Access）：是否容易接触或联络。

⑤ 礼貌性（Courtesy）：服务人员服务顾客或电话接听，都要做到殷勤有礼、尊重、体贴与友善。

⑥ 沟通性（Communication）：以消费者能"听得懂"的语言进行沟通并且倾听。

⑦ 信用性（Credibility）：以客户利益为先，给消费者信赖感、信任和诚实感受。

⑧ 安全性（Security）：消费者能免于担心危险、风险式疑惑等状况。

⑨ 了解性（Understanding/Knowing the Customer）：对顾客需要和预期的了解。

⑩ 有形性（Tangibles）：服务的实体证据以及其他服务设施等。

后来他们通过进一步研究，又将上述十大属性按照重要性排列归纳为五大基本属性：可靠性、反应性、保证性、移情性和可感知性。

1. 可靠性

可靠性是指企业能够准确无误地完成其所承诺的任务。可靠性要求企业在服务过程中避免出现差错，因为服务差错给企业带来的不仅是直接的经济损失，而且还会造成大量潜在顾客的流失。在健康服务营销过程中，工作人员总是会做出各种承诺以吸引顾客，那么顾客的期望就是企业能兑现服务承诺，表现为服务具有稳定性和一致性，服务以相同的方式、无差错地和准时地完成。可靠性实际上是要求企业避免在服务过程中出现差错，许多以优质服务著称的企业都是通过可靠的服务来建立自己的声誉的。可靠性，尤其是核心服务的可靠性，是顾客用以感知服务质量最重要的层面。例如，健康服务机构为顾客预约的就诊时间就是健康服务机构对顾客的承诺，服务可靠的健康服务机构应当准确无误地执行预约的时间。如果顾客按照预约的时间到达机构，但因种种特殊的原因而让顾客等待，则很难使顾客在总体上感知到好的服务质量。

2. 反应性

反应性是指企业随时准备为顾客提供快捷、有效的服务，包括及时、准时和省时三个方面。该维度强调在处理顾客要求、询问、投诉和问题时的专注和快捷。健康产业中，养老服务机构的智慧养老就是提升反应性的方式之一。智慧养老研发企业以居家呼叫中心、信息管理系统和专业化的服务团队为基础，整合优质社会资源，为广大老年人提供全方位的居家生活安心护航服务，成为用科技手段提升养老服务的典范。建立互联网+居家养老综合服务中心，不仅可直接为老人提供紧急救助、主动关爱、精神慰藉、安全监护、第三方转介等智能呼叫服务，而且高效整合了各区域各类养老服务资源。以信息化和智能化呼叫服务为核心，打造线上、线下互联互动的养老新模式。老人可通过移动 App、热线呼叫下单，平台按照其需求安排相关的加盟服务商上门服务。同时，建立 24 小时监督体系，对加盟服务供应商进行优胜劣汰的良性管理，确保服务质量。

反应性还包括服务企业能迅速地应对顾客提出的要求、询问，及时、灵活地处理顾客的问题。迅速、及时和灵活是反应性的要点，它们体现着服务质量。有公司成立了专门应对和处理顾客问题的顾客服务部并加强了一线服务人员的反应性培训。

3. 保证性

保证性是指服务人员的友好态度和胜任能力，它能增强顾客对企业的信任和安全感。保证性即按承诺传达服务，往往取决于一线员工。假如服务机构做出了便利快捷的承诺，或方便简单的承诺，或热情周到的承诺，但不幸遇到行动迟缓、手续烦杂、面若冰霜的服务人员，上述承诺无法兑现，必定会招来顾客的不满。当顾客同一位友好和善并且知识丰富的服务人员打交道时，他会认为自己找对了企业，从而获得信心和安全感。在一些顾客认为有风险或不确定性较大的服务行业中保证性尤其重要，这些服务行业有银行、保险、中介、医疗和律师事务所等。友好态度和胜任能力二者都是不可或缺的。健康机构如果拥有专业的医生团队服务，该团队有丰富的健康管理经验，能实时响应健康服务需求，协调解决顾客对于养生、预防、诊治、复健等健康方面的专业咨询和贴心服务，这样的健康管理机构对顾客来说更具有吸引力。完善的服务体系、严谨的流程运作、优秀的医疗团队保证了体检质量控制优势，并可有效帮助和控制体检过程中所出现的差错和意外情况，这样的健康体检服务机构更值得顾客信赖。

4. 移情性

移情性是指企业要真诚地关心顾客，了解他们的实际需要并予以满足，使整个服务过程充人情味。对健康服务类 App 而言，移情性主要表现为界面向顾客提供个性化服务，如个性化页面、个性化问候等。这一要素基本上属于过程质量，移情性的本质是通过个性化服务使每一个顾客都感觉到自己是唯一的或受到特殊对待的。移情性常常是中小服务企业的一种优势，中小服务企业的顾客相对较少，它们的服务人员能熟悉自己的顾客，与顾客之间保持良好的关系，对顾客的个性化需要比较了解。专注、聆听、具有适应性和灵活性的表现，可以充分表现出员工的个人魅力。对顾客特别的个性化的关怀，建立良好个人关系，将提高顾客对服务的评价，顾客回头率较高。健康服务企业全方位记录客户的健康消息，收集客户的基本信息、生活习惯、既往病史、家族史等，为健康管理服务提供基础数据的分析。可人工定制客户关怀的短信模板、回访模板、疾病和药品知识等，提高系统使用效率和客户服务质量。此外，在企业对企业的服务中，某健康管理集团可以针对不同行业机构的项目方需求，为其量身定制健康云平台，并支持微信公众号的定制开发，为公众号增加健康板块，将健康管理服务功能集成其中。如搭建"健康小屋"，可以更好地为项目方完善其服务闭环，提升品牌形象。

5. 可感知性

可感知性是指服务产品的"有形部分"，可以被顾客所感知。如健康体检中心的环境和设施的布局、装修，工作人员的着装和外表等。由于服务产品的本质是一种行为过程而不是某种实物，具有无形的特性，所以，顾客只能借助这些有形的、可视的部分来把握服务的实质。这些有形的、可视的部分可从两个方面影响顾客对质量的认识：一方面，它们提供了有关服务质量本身的有形线索；另一方面，它们又直接影响到顾客对服务质量的感知。设计公司可以为健康服务企业提供整套的装修方案样本，并能合理利用场地空间，同时可根据具体场情况，为项目方调整装修方案，从有形部分提升企业服务质量。

第二节　服务质量分析

一、服务质量体系

服务质量管理体系是实施服务质量管理过程中的一系列内容、方法和对象的总和。在服务质量管理体系中，应包括服务质量管理的主体与客体、管理范围等方面的内容。

（一）服务质量的主体与客体

服务质量的主体是指服务过程的参与者，服务质量评价及认可是由顾客掌握的，不能由管理者单方面决定，它必须适应顾客的需求和愿望。同时，在企业内部，服务质量需要各层次的员工，包括管理者共同创造形成，因此，服务质量的主体应包括顾客、管理者和员工三类群体。服务质量主体的确立对公司实施服务质量管理具有现实意义，它明确了谁应对服务质量负责。正确认识服务质量主体，必须要树立正确的服务质量观以及内部营销观。服务质量的客体则是服务质量的承载体，表现为具体的买卖双方互动的服务过程。服务质量是主体作用于客体而反映出来的一种评价结果。

（二）服务质量体系的范围

服务质量管理体系包括的范围主要是指通过体系建立，从哪些方面实施和解决服务质量管理问题。它包括：

1. 建立服务概念

顾客导向服务概念的建立是服务质量发展过程中的第一项任务，它是指对于产生质量的资源和行为的管理。

2. 顾客期望管理

管理顾客期望是任何服务质量管理体系的一部分。企业日常市场营销活动的计划和实施不应该各行其是，它们需同企业能够向顾客提供的服务的实际情况联系起来。

3. 服务结果管理

企业与顾客相互作用的结果，也就是顾客得到服务的技术质量，是整个服务经历的一部分。互动过程的结果必须根据已经建立的服务概念和目标顾客的特殊需要进行管理。

4. 内部营销管理

一个持续的、得到战略支持的内部营销过程是任何质量管理体系中不可缺少的组成部分。服务过程的功能质量，即顾客如何认识相互作用的真实瞬间，在大多数情况下是一流服务质量和取得决定性竞争优势的关键所在。因此企业的员工，包括一线营销人员、管理人员以及其他生产人员，首先就要被视为服务提供者的一个内部市场。

5. 顾客参与管理

顾客参与管理作为服务质量管理的一项内容，有助于企业帮助顾客对共同参与服务的过程提供建议，这样顾客就会对真实瞬间形成一种好感。如果顾客对服务过程一无所知甚至不按照企业的要求去做，企业的服务质量自然不会很好。

二、服务质量评估的一般方法

服务质量评估一般采取评分量化的方式进行，其具体程序如下：

（1）根据行业特点，选取服务质量的评价标准。

（2）根据每条标准的重要程度确定其权重系数。

（3）针对每条标准设计 4~5 个具体问题。

（4）制作调查问卷。

（5）发放调查问卷，进行市场调研，请顾客逐条评分。

（6）对调查问卷结果进行统计。

（7）根据消费者期望模型对统计结果进行分析，获得评价结果。消费者期望值模型公式为：服务质量 = 预期服务质量 – 感知服务质量。差值越小，表明服务质量越好；反之，服务质量越差。

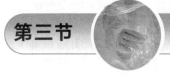

第三节　服务质量度量——SERVQUAL 及其应用

（一）SERVQUAL 模型

SERVQUAL 为英文 "Service Quality Model" 的缩写。美国营销学家帕拉苏拉曼（Ananthanarayanan Parasuraman）与其合作者们于 1988 年提出了一套名为 SERVQUAL 的调查研究技术，从有形性、可靠性、响应性、保证性和移情性五个维度的 22 个问题来衡量服务质量。它是一种建立在对顾客期望服务质量和顾客接受服务之后对服务质量感知的基础之上的依据全面质量管理理论而提出的全新服务质量理论。它的核心内容是"服务质量差距模型"（也称期望-感知模型），即服务质量取决于顾客所感知的服务水平与顾客期望的服务水平之间的差距程度，用户的期望是开展优质服务的先决条件，提供优质服务的关键则是要超过用户的期望值。SERVQUAL 评价方法主要包括衡量服务质量的五个评价维度，即有形性、可靠性、响应性、保证性、移情性。这五个层面又可以细分为若干个不同的问题，通过问卷调查、顾客打分等形式让顾客针对每个问题给出实际服务感知的分数、最低可接受的分数以及期望服务水平的分数，然后通过综合计算得出服务质量分数。

SERVQUAL 评价方法对顾客感知服务质量的评价是建立在对顾客期望服务质量和顾客接受服务后对服务质量感知的基础之上的。PZB 提出的衡量服务质量的五个评价维度包括有 22 个问项，学者后来将其称为 SERVQUAL 评价方法。表 12-1 为 SERVQUAL量表。

表 12-1　SERVQUAL 量表

要素	组成项目
有形性	有现代化的服务设施 服务设施具有吸引力 员工有整洁的服务和外表 公司设施与他们所提供的服务相匹配
可靠性	公司向顾客承诺的事情能及时地完成 顾客遇到困难时，能表现出关心并提供帮助 公司是可靠的 能准确地提供所承诺的服务 正确记录相关的服务
响应性	不能指望他们告诉顾客提供服务的准确时间※ 期望他们提供及时的服务是不现实的※ 员工并不总是愿意帮助顾客※ 员工因为太忙以至于无法立即提供服务，满足顾客需求※
保证性	员工是值得信赖的 在从事交易时顾客会感到放心 员工是有礼貌的 员工可以从公司得到适当的支持，以提供更好的服务
移情性	公司不会针对不同的顾客提供个别的服务※ 员工不会给予顾客个别的关怀※ 不能期望员工了解顾客的需求※ 公司没有优先考虑顾客的利益※ 公司提供的服务时间不能符合所有顾客的需求※

注：① 问卷采用 7 分制，7 表示完全同意，1 表示完全不同意。中间分数表示不同程度。问卷问题随机排列。

②　※表示对这些问题的评分是反向的，在数据分析前应转换为正向得分。

该模型自提出以来已经被管理者和学者广泛使用。尽管服务质量评价方法门类较多、方法繁多，但 SERVQUAL 评价方法无疑是其中最重要的方法。多年的应用实践表明，该评价方法不仅仅是一种度量服务质量的方法，与此同时，也为其他一些评价方法在不同程度上起到了借鉴作用，随着该模型的普遍推广，目前该模型已被广泛应用到医疗、护理等与健康相关的方方面面，如中医、专科护理、社区健康管理、长期照顾管理中心等。

SERVQUAL 评价方法是一种建立在服务质量五个维度基础之上的衡量顾客感知服务质量的工具。它通过对顾客感知到的服务与所期望的服务之间的差距的比较分析来衡量。

（二）SERVQUAL 评价方法的应用

SERVQUAL 评价方法在服务性企业管理中有着广泛的应用，用以理解目标顾客的服务需求，并为企业提供了一套管理和度量服务质量的方法。该模型既可以横向地与同一行业的不同企业的服务水平做出比较，结合其他的评价手段，找出本企业在服务质量上与其他企业存在的差距，从而找出弥补差距的途径与方法，也可以纵向地了解企业内部在服务水平上所存在的问题，有利于企业及时弥补服务的缺陷，提高服务质量水平。此外，还可以结合其他的评价方法对企业未来的服务质量进行较为准确的预测等。

1. 能够更好地了解顾客的期望与质量感知的过程

通过评价方法的应用，可以更好地了解顾客的期望与质量感知的过程，从而达到提高服务质量的目的。某社区根据社区居家养老的老年人的服务需求，基于服务质量SERVQUAL 模型，构建社区养老服务质量评价问卷、老年人一般资料问卷，调查老年人对社区养老服务质量评价。结果显示老年人对社区养老服务质量各维度的感知均低于其期望，说明目前社区养老服务尚不完善。影响老年人对社区养老服务评价的因素较多，因此社区养老的发展应以不同层次老年人的需求为导向，从有形性、可靠性、保证性、响应性、移情性各方面入手，切实提高社区养老服务水平。

2. 能够横向地比较分析行业内的服务水平

运用 SERVQUAL 评价方法可以结合其他的评价方法对同一行业的不同企业的服务水平进行比较分析。通过计算本企业现在的服务水平与其他企业的服务水平的差距，可以更好地做出决策以提高本企业的服务水平。如在我国护理领域，SERVQUAL 评价法是一种较客观、公正、科学的评价方法，将其应用于护理质量评价过程中，有利于发现服务质量问题所在，有的放矢地改进和提高护理服务质量。不同人群在评价护理服务时有不同的判断标准，针对不同人群感知护理服务质量进行评价是值得研究的问题，有助于护理管理者制定护理服务质量标准和明确的执行目标，从而提高病人满意度。

3. 能够预测企业服务质量的发展趋势

SERVQUAL 评价方法，在结合其他评价方法的基础上可以较好地预测企业服务质量的发展趋势。SERVQUAL 评价方法的对象不仅包括普通的顾客，也包括企业的员工，通过对企业员工的调查，可以更好地找出影响、阻碍企业良好服务向顾客传递的途径，从而找到解决这一问题的方法。如测评医院患者和职工的感知服务质量，了解患者就诊和职工工作的满意程度，以提升医疗服务质量。有研究根据 SERVQUAL 量表 5 个维度定义设计患者组与职工组两套量表，分别对医院门诊、住院患者和职工发放问卷，结果显示职工问卷的有形性的感受度满意，保证性与响应性的感受度次之，移情性和可靠性的感受度差。提升职工感知服务质量更能提升患者感知的医疗服务质量。

4. 有助于改善企业服务质量

通过不同顾客群体对服务质量维度重要性的认知，可找出在不同文化背景下，顾客感知服务质量方面的差异，从而可以有侧重点地对影响企业服务质量的因素进行改善。有研究通过运用该量表对某地以村医为基础的家庭医生团队服务质量进行评价，为提高农村家庭医生服务质量提供参考。根据 SERVQUAL 量表设计问卷，对某镇由家庭医生团队开展签约服务的试点村和仅由村医开展签约服务的非试点村居民进行调查，通过对比研究评价家庭医生团队服务的实施效果。结果显示农村地区开展家庭医生团队服务能提高医疗服务质量，但也存在不足，应进一步降低收费、提高诊疗水平、增加基层医疗机构药品种类和数量，以提高医疗服务质量。

但 SERVQUAL 评价方法所得出的结论不一定适用于所有行业，为此 PZB 提出两点：一是将 SERVQUAL 评价方法应用于不同的行业时，必须对表中的问项做出适当的调整，这样才能保证 SERVQUAL 评价方法的科学性；二是如果需要的话，对服务质量的五个维度也可以做出适当的调整，以满足不同类型企业进行研究的特殊需要。所以，在过去几十年里，PZB 对这种方法进行了多次的修正。

案例 12-4

日本作为世界上老龄化程度最严重的国家之一，养老机构依托全民性长期护理保险迅速发展，如今其养老服务建设已经相当完善，形成了一套独特的评价机制，采用"机构自评""老年人评价"和"第三方评价"的三方综合评价方式，评价指标体系侧重点各有不同。机构自评主要侧重于养老机构设施环境及服务过程，其中较为著名的北海道养老机构自评服务标准指标体系包括基本事项、服务体制、服务内容、业务管理与运营 4 个方面，共 70 多项指标；指标多侧重于反映服务过程质量指标，在保证机构完善的设施环境及运营基础上，老年人对服务过程的满意度成为机构自评的主要内容。老年人评价则旨在对老年人的服务感受和满意度等准确把握，以老年人的角度定位实际服务过程中的潜在问题；指标体系主要涉及机构运营管理、合同、服务、服务内容与技术、危机管理 5 个方面。包括保密、投诉等权益保护性评价指标；费用公开透明等契约明确性指标；服务计划评估等服务规程性指标；饮食、清洁、护理等服务内容性指标。该指标体系简明，但也最为直接地体现养老机构质量。日本的养老机构每 3 年需要接受 1 次以上的第三方评价，第三方评价内容相对较为全面且客观，指标体系包括养老机构基本政策和组织、运营管理、服务实施 3 个方面内容，其中包括机构方针理念制定、管理者职责等。

第四节　提高服务质量的策略

一、服务质量低下的常见问题

（一）服务质量低下的表现

根据服务质量的定义，服务质量实际上包括有形产品质量和无形产品质量两个方面。服务质量低下在这两方面表现如下：

1. 有形产品质量低下

（1）服务设施设备：不能满足顾客需求，无法正常工作。

（2）实物产品：不能满足顾客的物质消费需要，如酒店菜肴味道差、提供的餐巾纸质量差。

（3）服务环境：不够整洁和美观，无序，安全无保障。

2. 无形产品质量低下

（1）服务设计与开发：盲目的服务产品开发、糟糕的服务设计。

（2）员工表现：员工缺乏基本的礼貌礼节，不遵守职业道德，服务态度恶劣，服务技能差，业务不熟练。

（3）人员状况：人员调动频繁。

（4）办事作风和效率：投诉得不到及时反馈；员工互相推诿，出了问题不知道找谁解决；置客于不顾，我行我素；聚集聊天，心不在焉；视而不见，充耳不闻。

（5）组织与协调：没有明确的服务蓝图，顾客无法便利地了解、参与服务；对提高满意率不采取措施；缺乏责任心，工作不主动；不测评顾客的满意情况。

（6）沟通交流：缺乏有效的沟通平台，内外部交流信息不准确、无价值。

（二）导致健康服务质量不高的原因

由于服务质量管理中存在许多企业难以控制的因素，上述看似表面的现象，在其背后反映的却是管理上的问题。在管理措施的制定和实施中，导致健康服务质量不高的原因主要是以下几个方面：

1. 缺乏统一规划

由于很多的健康体检中心与普通的医疗机构的运行模式有所差异，且相应的建设、投入情况差异也使得不同的体检中心缺乏统一的规划。在此情况下，健康体检中心则极有可能出现误诊、漏诊、健康体检者与非健康患者混杂体检、交叉感染、医源性感染等临床事故，给体检者造成不必要的损失与损害。

2. 角色模糊

服务质量在健康领域，由顾客、服务者、管理者共同参与、相互作用，方可得以提升。但很多管理者在服务提升过程中，简单地将优质健康服务要求强压在服务者身上，不能协调好服务者提供健康服务与提升服务质量之间的关系，简单地将很多带有医疗性质的健康服务等同于常规化的服务，服务人员和管理人员没有达成共识，导致角色模糊。由于服务人员不了解管理人员的具体要求，在与顾客面对面的服务过程中就无法依照质量标准做好服务工作，无法满足顾客的需求。

3. 品质难以保证

很多的健康体检中心筹备、建立的时间段较短，环节较少，体检中心迅速建立但品质难以保障。体检中心的市场竞争激烈，恶性竞争屡见不鲜。例如发布虚假健康管理的消息形成错误健康观念、为了招揽生意以低价竞争导致体检过程中难以享受高品质的检查服务等。

4. 服务质量难以满足顾客健康服务需求

随着医疗技术的进步和人们健康素养的增长，顾客对健康服务的期望在不断变化，很多健康服务企业的管理人员不重视社会的发展及其带来的健康服务需求的变化，不能理解这些变化对服务及服务质量的影响，从而使其企业的服务质量难以满足顾客健康服务的需求。

二、提高健康服务质量的策略

1. 政策层面

"健康中国建设"已上升为国家战略，要实现这一宏伟战略目标，首先得解决影响健康服务质量和可及性提高的重大问题。一要落实法律保障。应更多地考虑如何依法落实中央关于把人民健康放在优先发展的战略地位和把健康融入所有政策的决定。二要加强健康宣传。建议多部门共同努力，大力开展健康知识宣教，培养国民良好的生活习惯和行为。三要推行分级诊疗。当前，要实现分级诊疗，一方面要解决对基层人员的激励政策，另一方面要解决基层健康服务人员能力不足的问题。四要重视慢病防治，让残疾病人尽可能恢复健康，大量减少以后的疾病诊治费用和社会负担。

2. 人员策略

健康服务企业应该不断地对员工进行培训，通过提高员工的专业知识和技术水平，培养员工具有先进的服务理念和良好的行为方式等方法来提高服务人员的素质，从而提高服务质量。经过正反馈的作用，使人员策略成为提高服务质量的重要手段。对于健康服务企业来说，一是要加强职业道德教育，树立良好的职业修养，倡导奉献精神，以良好的职业素质形象赢得顾客及社会的尊重。二是培养良好的慎独修养，既有利于提高健康质量，又有利于将健康服务工作向深层次发展，有利于将工作做到精、细、到位。在实际工作中，有许多"弹性"工作做与不做完全取决于员工的积极性、主动性及慎独修养。多巡视、多观察、多动手、多动口，将健康照护工作真正做到位，就可避免或减少各种隐患，减少矛盾的发生。

3. 有形展示策略

通过有策略地提供服务的有形线索，如加强服务设施的建设、改善服务环境，使顾客能够体验服务质量的提高，克服服务无形性对服务营销不利的一面，进而达到提高服务质量的目的。如医院的体检中心配有专用通道、直达电梯，体检区域与患者分开，避免交叉感染。宽敞、明亮、整洁、现代化的体检大厅为体检者提供舒适的受检环境和良好的感受。专注于细节的严谨，让健康更有保障。

4. 品牌策略

健康服务企业要维护好自己的品牌，在提供服务时要考虑到顾客的需求特点，从顾客的角度考虑问题，并提供一些个性化、特色化服务，使得顾客的体验服务质量高于顾客的预期服务质量，这样才能获得好的服务质量评价。健康服务企业可以打造具有影响力的的健康产业生态圈，引领医疗服务产业的健康有序发展。用高品质、专业的健康体检为基础，以移动大数据为根源，围绕专业预防、健康保障、医疗管家式服务等领域展开服务，为目标企业和个人客户提供一流的健康管理服务，助力国内健康服务产业健康有序的发展。

案例 12-5

我国互联网商业健康保险服务优化建议

从加强产品设计、通俗化条款设计、发挥"人"的作用等方面下手，进行细致的分析。产品设计方面，建议保险公司重视慢性病群体的保障，在合理提升费率的基础上推出适用于慢性病患者的健康保险，以弥补重疾与小病之间的医疗费用空缺。同时着重收入保障险及护理保险的产品开发，抢占市场先机，解决我国老龄化程度加深造成的种种护理问题，承担社会责任。面对调研中出现的互联网健康保险被了解度不高的情况，建议保险公司通过各个渠道进行产品宣传，借助第三方互联网机构的强大号召力推广产品及品牌，但也要加强对第三方渠道的维护，保留客户黏度。最后针对保险科技与互联网健康保险的结合提出建议，以联合医疗系统建立覆盖广泛的健康管理体系。通过移动穿戴设备对保户身体状况进行检测，以实现动态费率定价，实现双赢局面。对医疗系统来说，保险公司通过增加线上问诊等就诊渠道，可以缓解医疗资源紧张的现状。在注重保险科技发展的同时，对保险公司自身严格要求，保证数据安全，严守互联网信息挖掘道德底线，做好与保护的必要沟通。

（资源来源：丰欣婕. 我国互联网商业健康保险服务质量研究[D]. 长沙：湖南大学）

三、健全健康管理质量控制的方法——以健康体检为例

1. 健全人才培养机制，提高健康管理从业人员专业素养

人才是科室持续发展的动力和保证，是健康管理中心质量控制的基础。人才队伍的建设理应放在首位，特别是要注意年轻人才的培养，年轻人精力旺盛，接受能力强，更容易接受新的知识。在工作中完善护理分级管理，对新进人员进行系统化培训，定期邀请专家以"小讲课"形式进行继续教育，专业人员须经由临床科室培养后方可使用。以健康管理中心发展需求为指导，积极制定人才引进计划，为优秀人才提供力所能及的工作环境，以事业留人才，以感情和待遇留人才。并结合现有人才的专业及意愿，专门培养、统筹兼顾、优势互补，尽量将各专业学科人才配备完善。保证人才无断层，各年龄、各职称人才结构合理。

提高人才队伍层次建设，全面提高从业人员水平，以实践为基础，加强学习、加快培养年轻的业务骨干。总之，坚持以人为本，用好现有人才，留住关键人才，引进特需人才。专业素养不但包括专业水平，还应该包括服务态度和人性化的服务。有关研究表明，工作人员的专业水平、服务态度、绿色就医通道和出色的检后服务是广大体检客户最看重的。

2. 完善流程，强化健康管理质量控制制度建设

人才是健康管理质量控制的主观因素，是基础。在完善人才建设基础上，必须构建良好的制度，使健康管理的日常工作趋于标准化、规范化，才能保证质量控制的有效进行。质量控制制度建设的内容贯穿健康体检的检前、检中、检后。根据工作内容和性质的不同，分医疗组、功能检查组、前台接待组、资料整理组、外联组、导检组、检后回访组等，根据各组的实际工作需求制定详尽的岗位职责和工作流程，制定各种紧急情况的应急预案，并严格落实，作好记录，并根据质控会议讨论的结果对规则进行修改。检前的"危险因素调查表"须规范填写，由此制定的体检项目才贴合实际需要，具有时效性。

在健康体检环节，体检客户信息录入是否完整、正确，体检项目的完成是否规范，体检人数安排是否合理，体检流程的安排是否便捷，体检设备的使用记录是否完整、保养维修是否按时完成，这些都是评价检中服务的必要指标。检后环节的质量控制更加复杂，重大阳性结果和危急值预警是否及时汇报并及时通知体检客户进一步处理方式，各项体检结果是否综合分析并合理关联，总检报告的书写是否规范，内容是否通俗易懂，体检报告是否及时完成发放，预警内容是否及时随访预后，慢性病危险因素是否后续按时提醒体检客户注意等，质控过程中发现的问题应及时采取改进措施进而有效杜绝。成立质量控制小组能够显著提高客户满意度、提升体检报告准确率、降低院感率等。质控小组一般由健康管理中心负责人、护士长、各组组长及高年资从业人员组成。

应至少每一个月开展一次质量控制会议，梳理体检流程，总结近段时间里出现的问题、各项流程的完成情况、客户的满意度，讨论如何避免在今后的工作中继续出现问题。最后形成结果，包括对责任人的处理、对制度流程的修改等。原国家卫生与计划生育委员会颁布的《医疗质量管理办法》，使医疗质量的管理有了制度遵循，而近年来，不但国家卫生健康委员会成立了多个专业质控中心，多个省份也成立了区域性健康管理质控中心，旨在通过行政与专业的共同努力，提升医疗质量，保证医疗安全，实现不同地区、不同层级医疗机构的同质化要求，充分体现健康体检质控工作的重要性。

思考与练习

1. 思考题

（1）服务质量有哪些特征？

（2）请分析健康管理服务业的内涵及其发展趋势。

（3）提升服务质量的策略有哪些？

2. 训练设计

请选择一家你熟悉的健康服务企业，探讨用 SERVQUAL 模型进行评价。

参考文献

[1] 克里斯托弗·洛夫洛克，约亨·沃茨. 服务营销（全球版）[M]. 韦福祥，等，译. 北京：机械工业出版社，2017.

[2] 张敏，冯跃林，伍林生. 健康管理产业持续性发展策略探讨[J]. 卫生经济研究，2020，37（3）：23-25.

[3] 武留信. 中国健康管理与健康产业发展报告[M]. 北京：社会科学文献出版社，2020.

[4] 张静波，李强，刘峰，等. 健康管理服务模式的发展趋势[J]. 山东大学学报（医学版），2019，57（8）：69-76.

[5] 庄玮，顾晓芬，李豫凯. 基于需求侧的健康产业链整合发展模式探析[J]. 中国卫生经济，2018，37（12）：74-76.

[6] 郑洪锐. 服务营销理论、方法与案例[M]. 北京：机械工业出版社，2018.

[7] 张毓辉，王秀峰，万泉，等. 中国健康产业分类与核算体系研究[J]. 中国卫生经济，2017，36（4）：5-8.

[8] 刘艳飞. 健康管理：概念、产业边界及发展动力[J]. 中国卫生事业管理，2016，（9）：647，660.

[9] 田橙，余爱华，梁直厚. 员工健康管理[M]. 武汉：武汉大学出版社，2011.

[10] 赵秀竹，赵凤美，那琳娜，等. 健康是促进人的全面发展的必然要求——论中国特色的卫生发展战略[J]. 卫生经济研究，2013（9）：3-8.

[11] 黄奕祥. 健康管理：概念界定与模型构建[J]. 武汉大学学报（哲学社会科学版），2011，64（6）：66-74.

[12] 焦宏官，徐俊，丁然. 基于 CNKI 的健康管理领域研究文献计量分析[J]. 中国中医药图书情报志，2021，45（1）：25-30.

[13] 国务院. 国务院关于促进健康服务业发展的若干意见：国发〔2013〕40号[A/OL].（2013-10-18）[2020-06-05]. http://www. gov. cn/zhengce/content/2013-10/18/content_6067. htm.

[14] 新华社. 中共中央国务院印发《"健康中国 2030"规划纲要》[EB/OL]. （2016-10-25）[2020-06-05]. http://www.gov.cn/xinwen/2016/10/25/content_5124174. htm.

[15] 查永如. 放射工作人员健康管理中几个问题的探讨[J]. 职业医学，1992（6）: 362-364.

[16] 唐汉超，刘锦峰，刘爱明. 煤矿基层接尘工人健康管理[J]. 职业医学，1992（6）: 372-375.

[17] 郭清. 健康管理学[M]. 北京：人民卫生出版社，2015.

[18] 孙建. 零售企业营销策略与绩效分析思考[J]. 读天下，2016（21）: 164.

[19] 谭覃令姐. 关于健康管理企业服务营销优化策略研究[J]. 商讯，2020，4（3）: 126.

[20] 黄建始，陈君石. 健康管理在中国的历史、现状和挑战[J]. 中华全科医师杂志，2007，6（1）: 45-47.

[21] 黄建始，陈君石. 健康管理的理论与实践溯源[J]. 中华健康管理学杂志，2007（1）: 8-12.

[22] 陈君石，黄建始. 健康管理概论[M]. 北京：中国协和医科大学出版社，2006.

[23] 孙贵范. 健康教育与健康管理：预防医学[M]. 北京：人民卫生出版社，2010.

[24] 田利源. 健康管理在中国[J]. 健康中国观察，2020（6）: 26-28.

[25] 于洪涛. 大学生心理因素对身体健康的影响分析[J]. 科技资讯，2014（10）: 235.

[26] 王敏. 性格特征左右人的健康[J]. 健身科学，2002（2）: 26-27.

[27] 林晓嵩. 健康管理在我国人口老龄化进程中的作用[J]. 中国全科医学，2006，11: 1748-1750.

[28] 赵春海. 吉化松花湖疗养院健康管理服务营销策略研究[D]. 长春：吉林大学，2007.

[29] 王月辉，杜向荣，冯艳. 市场营销学[M]. 北京：北京理工大学出版社，2017.

[30] 苏朝晖. 市场营销：从理论到实践[M]. 北京：人民邮电出版社，2018.

[31] 陈钦兰，苏朝晖，胡劲，等. 市场营销学[M]. 北京：清华大学出版社，2012.

[32] 陈君石，黄建始. 健康管理师[M]. 北京：中国协和医科大学出版社，2007.

[33] 董蓉，马经义. 大健康市场营销原理[M]. 北京：电子工业出版社，2020.

[34] 郑锐洪. 服务营销[M]. 北京：机械工业出版社，2020.

[35] 李伟，孔祥金. 医药市场营销[M]. 北京：科学出版社，2017.

[36] 安贺新. 服务营销实务[M]. 北京：清华大学出版社，2011.

[37] 熊凯，刘泉宏. 服务营销[M]. 北京：北京大学出版社，2013.

[38] 杜兰英. 服务营销[M]. 武汉：华中科技大学出版社，2011.

[39] 杨丽华，邓德胜. 服务营销理论与实务[M]. 北京：北京大学出版社，中国农业大学出版社，2013.

[40] 林徐勋，王海燕. 影响健康管理服务消费的因素[J]. 管理科学学报，2020，23（11）.

[41] 周明. 服务营销[M]. 北京：北京大学出版社，2009.

[42] 韦福祥. 服务营销学[M]. 北京：对外经贸大学出版社，2009.

[43] 克里斯托弗·洛夫洛克，约亨·沃茨. 服务营销[M]. 韦福祥，等，译. 8 版. 北京：中国人民大学出版社，2018.

[44] 郑锐洪. 服务营销：理论、方法与案例[M]. 2 版. 北京：机械工业出版社，2019.

[45] 黎开莉，魏锦. 服务市场营销[M]. 大连：东北财经大学出版社，2011.

[46] 许晖. 服务营销[M]. 北京：中国人民大学出版社，2015.

[47] 王永贵. 服务营销[M]. 北京：清华大学出版社，2019.

[48] 安贺新. 服务营销[M]. 上海：上海财经大学出版社，2016.

[49] 许晖. 服务营销[M]. 北京：中国人民大学出版社，2015.

[50] 菲利普·科特勒，凯文·莱恩·凯勒. 营销管理[M]. 15 版. 何佳讯，于洪彦，牛永革，等，译. 上海：格致出版社，上海人民出版社，2016.

[51] 张洋. 服务品牌传播研究[D]. 北京：北京大学，2007.

[52] 薛维娜，杨星，伍红艳. 健康管理专业人才核心能力培养研究[J]. 中国卫生产业，2018（18）：123-125.

[53] 李玉明，呼文亮，李浴峰. 关于健康管理人才专业化培养的思考[J]. 武警后勤学院学报（医学版），2014（3）：244-247.

[54] 张建. 日本高校健康管理专业建设现状及启示[J]. 医学教育研究与实践，2018（6）：914-917.

[55] 吴沚桦，刘肖肖，任建萍. 基于职业岗位能力需求的健康服务与管理专业人才培养[J]. 健康研究，2020（4）：381-383.

[56] 向桢，向月应，董薇，等. 国内健康管理专业人才培养模式的创新探讨[J]. 中国健康教育，2017（7）：659-661.

[57] 施毓凤，杜小磊，万广圣. 海峡两岸健康服务与管理专业人才培养模式比较分析[J]. 教育教学论坛，2018（35）：92-94.

[58] 李坦英，俞双燕. 健康服务与管理人才培养路径——基于国内外比较研究[J]. 中国农村卫生事业管理，2018（10）：1278-1281.

[59] 安贺新，张宏彦. 服务营销[M]. 北京：清华大学出版社，2015.

[60] 李克芳，聂元昆. 服务营销学[M]. 2版. 北京：机械工业出版社，2016.

[61] 郑锐洪. 服务营销：理论、方法与案例[M]. 2版. 北京：机械工业出版社，2019.

[62] 熊晶晶，黄云云，王维帅，等. 基于服务蓝图理论的移动O2O门诊医疗服务流程研究[J]. 中国医院管理，2021，41（2）：65-69.

[63] 许珊珊，李丽端，林春燕. 服务剧本在早产儿入院、出院宣教中的应用[J]. 当代护士，2020，27（36）：89-91.

[64] 马盼盼，李君，赵冬旭，等. 高端医疗中商保直付服务流程优化探究[J]. 中国医院管理，2019，39（4）：72-73.

[65] 茶山. 关于服务设计接触点的研究——以韩国公共服务设计中接触点的应用为中心[J]. 工业设计研究，2015（1）：111-116.

[66] 褚振海，刘建琪，李娜，等. 服务蓝图理论在E医院门诊流程分析中的应用研究[J]. 中国卫生标准管理，2017，8（19）：13-16.

[67] 王媛. 健康视域下社区居家养老服务质量评价研究[D]. 上海：上海工程技术大学，2020.

[68] 江文超. 上海市流动人口健康服务质量评价研究[D]. 上海：上海工程技术大学，2020.

[69] 王稼祺. 上海提升社区健康服务质量的制约瓶颈及破解路径研究[D]. 上海：上海工程技术大学，2020.

[70] 刘华平. 开展延续性护理标准化服务 提升全程健康服务质量——论建设北京市延续性护理标准化服务体系相关问题及对策[J]. 健康中国观察，2020（4）：64-67.

[71] 李世博，丁淑贞，付馨瑶，等. 基于SERVQUAL的乡镇卫生院健康服务质量评价模型研究[J]. 中国农村卫生事业管理，2020，40（2）：87-93.

[72] 田维科，雷蓉，李芸，等. 健康管理服务质量控制的现状与思考[J]. 医学信息，2019，32（8）：39-40，43.

[73] 郭丽芬. 健康管理视域下居家养老服务质量评价体系的实证研究[D]. 杭州：浙江中医药大学，2018.

[74] 杨宇霞. 新农合制度下农村基层医疗服务质量及其治理研究[D]. 重庆：西南大学，2012.

[75] 王海燕，张斯琪，仲琴. 服务质量管理[M]. 北京：电子工业出版社，2014.